BREASTS: THE OWNER'S MANUAL

EVERY WOMAN'S GUIDE TO REDUCING CANCER RISK, MAKING TREATMENT CHOICES, AND OPTIMIZING OUTCOMES

乳房健康手册

美国医学院
科学防癌完全指南

[美] 克里斯蒂·芬克 (Kristi Funk)_著

马飞/马楠/雍寅_主译　　王子函/宁力_副主译

中信出版集团 | 北京

图书在版编目（CIP）数据

乳房健康手册：美国医学院科学防癌完全指南 /（美）克里斯蒂·芬克著；马飞等译 . -- 北京：中信出版社，2019.3

书名原文：Breasts: The Owner's Manual: Every Woman's Guide to Reducing Cancer Risk, Making Treatment Choices, and Optimizing Outcomes

ISBN 978-7-5086-9870-0

Ⅰ.①乳… Ⅱ.①克…②马… Ⅲ.①乳腺癌—防治—指南 Ⅳ.① R737.9-62

中国版本图书馆 CIP 数据核字（2018）第 287423 号

乳房健康手册——美国医学院科学防癌完全指南

著　　者：[美]克里斯蒂·芬克
主　　译：马飞　马楠　雍寅
副 主 译：王子函　宁力
出版发行：中信出版集团股份有限公司
　　　　　（北京市朝阳区惠新东街甲 4 号富盛大厦 2 座　邮编　100029）
承 印 者：北京通州皇家印刷厂

开　　本：880mm×1230mm　1/32　　　印　张：10.5　　字　数：230 千字
版　　次：2019 年 3 月第 1 版　　　　印　次：2019 年 3 月第 1 次印刷
京权图字：01-2018-7222　　　　　　　广告经营许可证：京朝工商广字第 8087 号
书　　号：ISBN 978-7-5086-9870-0
定　　价：68.00 元

献给这个美丽的世界上
所有拥有乳房的
美丽动人的女人和女孩儿

目录

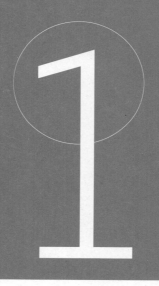

第一部分

乳房健康基本知识

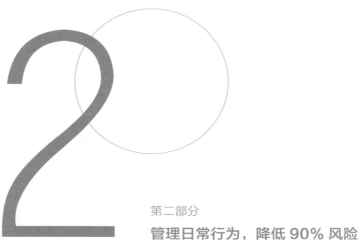

第二部分

管理日常行为，降低 90% 风险

第三部分

乳房风险因素和控制手段

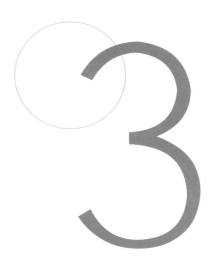

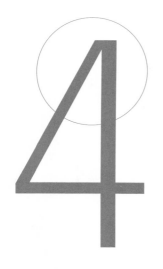

第四部分

理性做出医疗选择，与风险共存

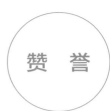

赞 誉

我太喜欢这本书了！在《乳房健康手册》中，克里斯蒂·芬克医生基于科学证据，为我们提供了打败乳腺癌和几大常见疾病的建议。

——迈克尔·格雷格（Michael Greger），医学博士，

网站 Nutritionfacts.org 的创办者，《纽约时报》畅销书作者

芬克医生的《乳房健康手册》充满了对抗癌事业的信念、热情，以及对广大女性朋友的关切。

——迈哈迈特·奥兹（Mehmet Oz），医生，《奥兹医生秀》主持人，

纽约长老会哥伦比亚大学外科教授，

综合医学中心、哥伦比亚大学医学中心主任，

《纽约时报》畅销书作者

《乳房健康手册》是一本给人力量的指导手册，涵盖了各类最新的健康信息，包括如何维持并改善健康，如何寻医问药，如何计划健康饮食，并试图消灭健康谣言。这本书的语言通俗易懂，我强烈推荐给大家。

——尼尔·巴纳德（Neal D. Barnard），医学博士，

乔治·华盛顿大学医学和卫生科学学院客座副教授，

《纽约时报》畅销书作者

乳房健康和乳腺癌是很复杂的话题，芬克医生在《乳房健康手册》中用详尽的语言、充分的论据向读者娓娓道来。她向读者清晰地展示了呵护乳房、预防癌症和改善健康应该保持的生活方式。书中虽然有大量的医学知识（事实上，这本书就是基于大量的医学研究成果写成的），但作者以对话式的口吻（很像芬克医生平常与患者聊天的口吻）、用通俗易懂的方式向读者娓娓道来。既能安定读者的内心，又能帮助他们重建信心。就像芬克医生所说的，知识就是力量，可以驱散恐惧，带给我们信心和快乐，鼓舞我们做出改变。所有人都应该把这句话记在心里，做出一些积极的改变，从而掌控我们的未来！

——彼得·拜茨克（Peter D. Beitsch），医学博士，
达拉斯乳房中心主任，美国乳腺外科医师学会前主席

芬克医生运用大量的科学依据、丰富的理论和丰富的临床经验，为我们提供了易懂且可行的经验。《乳房健康手册》必将成为广大女性朋友改善健康、降低乳房疾病风险必不可少的珍贵指导手册。

——德布·崔帕蒂（Debu Tripathy），医学博士，
得克萨斯大学安德森癌症研究中心乳腺肿瘤医学研究部主任和教授，
《治疗》杂志主编

在《乳房健康手册》中，芬克医生用直白、诙谐的口吻击碎了有关乳房的谣言，深入浅出地讲解了复杂的理论，并鼓励我们活出最健康的状态。对于想要掌控健康的读者而言，这是一本必读书。

——特拉维斯·斯托克（Travis Stork），医学博士，
医学节目《医生》主持人，急诊内科医生

《乳房健康手册》不仅为读者提供了有关乳房健康的建议，并且引导读者改善身体健康。那些不幸遭遇乳腺癌的朋友，我建议你们也读一读这

本书。

——罗宾·罗伯茨（Robin Roberts），《早安美国》联合主持人

克里斯蒂·芬克医生深入浅出地解释了癌症的形成与扩散等复杂的话题，并提出了具体可行的建议，同时为我们提供了最新的科学建议。《乳房健康手册》必将造福全球几代女性，成为乳房健康领域的福音。它的成就不是一般图书可以匹敌的，我强烈建议读者阅读这本书！

——卡洛琳·阿迪各（Carolyn "Bo" Aldigé），
预防癌症基金会创始人、主席

《乳房健康手册》简单易读，内容丰富，贴近实际。芬克医生提供的信息客观、真实。因此，如果你正在找一本全面介绍乳房健康的书，可千万不要错过这本！

——麦克·道（Mike Dow），心理学博士，心理治疗医师，
《纽约时报》畅销书作者

我相信《乳房健康手册》将带领女性朋友进行一场身体、精神与思维的转变，从而改变他们的生活，改善她们的身体健康状况。《乳房健康手册》内容丰富，信息充实，但芬克医生总能清晰地进行剖析、定义并整理好这些信息。你手中的这本书具有变革的力量，它可以变成希望之光，驱散乳腺疾病带来的黑暗。所以，珍惜你手中的这本书，开启阅读之旅吧。

——贝弗利·克劳福德（Beverly Clawford），
圣经研习团契国际教公会人员

我们女性都拥有或者曾经拥有乳房，但是有谁告诉过我们应该如何保养它们？有谁告诉过我们，什么该吃、什么不该吃，什么该做、什么不该做？又有谁为我们分析了无法控制的风险因素呢？另外，关于癌症筛查，甚

至是确诊后的治疗，还有很多鱼龙混杂的信息，让我们摸不着头脑。而阅读《乳房健康手册》，就像正喝着一杯咖啡，与一位懂得乳腺健康的亲密朋友聊天，在轻松愉快的氛围里消除所有的疑惑和不解。所以，现在让我们打开这本书，伴着咖啡好好读一读吧。

——凌志慧（Lisa Ling），电视台记者，

《与凌志慧漫谈人生》制片人与主持人

2015 年，在十八届五中全会上，推进"健康中国"建设被正式升级为国家战略。"树立大卫生、大健康的观念，把以治病为中心转变为以人民健康为中心""努力全方位、全周期保障人民健康"是我们卫生工作者的行动指南。

而在影响人类健康甚至生命的所有疾病中，癌症威胁最大，它也是实现"健康中国梦"的主要障碍。"健康中国"战略规划要求，到 2030 年，总体癌症 5 年生存率提高 15%。癌症防控任重道远！

2018 年正值我国改革开放 40 年，虽然癌症治疗效果在这些年取得了长足的进步，但其成果和人民的期待及临床肿瘤工作者的梦想——让癌症发病率下降，让癌症死亡率显著下降——还有一定差距。我从事肿瘤防治工作半个多世纪，最重要的领悟有两点：一是教育，它能延续我的学术生命；二是科普，把真理交给大众，与大众共同努力，才能实现我们的梦想。

我国 "87 年版" 的电视剧《红楼梦》中林黛玉的扮演者陈晓旭，得知患有乳腺癌之后，为了保留乳房，宁可不治而悄然离世。好莱坞广受全球影迷喜爱的影星安吉丽娜·朱莉知道自己有 BRCA（乳腺癌易感基因），为了预防乳腺癌的发生，她在 2013 年选择了做双侧乳房切除手术。朱莉的健康医疗行为，为医学界和社会大众带来了极大的冲击和震撼。为了避免罹患乳腺癌，她能如此坚决地放弃原本健康并引以为傲的乳房，这需要多大的勇气？我突然意识到，我们每天花费大量精力在与乳腺癌抗争，尽管我们治疗乳腺癌的水平已经取得了极大的进步。

我曾经统计，我院建院 60 年来已经有 60 多位女同事患过乳腺癌，但只有 3 位因乳腺癌去世，而且都有其特殊原因。经常出镜的明星和主持人中有很多人患过乳腺癌，其中健康生活最长的人比我年龄还大。但这依然消除不了大众的"谈癌色变"心理，不能减轻大众对癌症的恐惧和无助。我们是否应该反思，其中有没有我们的过错或缺憾？我们是否需要向大众普及更多科学的防癌与康复知识？我们能否高效、准确地向大家传递科学信息？

为此，我特别将这本由我的学生马飞教授参与出版的科普作品推荐给我国的"半边天"——亲爱的姊妹和年轻的晚辈。另外，我想提醒男同胞，这本书也值得你们阅读。一方面，它将教你如何对女性进行关怀和爱护；另一方面，男性也有一定的概率患上乳腺癌，学习一些知识是很有必要的。

如果读者能通过这本书进一步了解乳腺知识和乳腺癌的防治，及早实现全民的"健康中国梦"，我就非常欣慰了。

（孙燕）

中国工程院院士，

中国肿瘤内科学创始人，

国务院级政府特殊津贴享受者

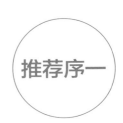

在所有影响人类身体健康甚至生命的疾病中，癌症是导致死亡的首位恶性疾病，也是实现"健康中国梦"的主要障碍。"健康中国"战略规划提出了到 2030 年实现总体癌症 5 年生存率提高 15% 的目标，癌症防控工作任重道远。

早在 1981 年，世界卫生组织提供的数据显示，有 1/3 的癌症可以被预防，1/3 的癌症可以被治愈，1/3 的癌症可以被治疗。这就是癌症的三级预防：一级预防，降低发病率；二级预防，提高早诊率；三级预防，降低致残率和病死率。我们以前过于把目标集中在癌症的治疗和康复上，忽视了预防与筛查。虽然目前的癌症治疗效果也取得了长足的进步，但是距离攻克癌症，实现 5 年生存率提高 15% 的目标，依然有很长的路要走。癌症的预防与筛查，是未来癌症防控"战役"的"军事重镇"，而科学普及癌症的预防与筛查知识，则是指导打赢这场战役的关键所在。

著名科普人李治中（菠萝）先生说："我们是兼职在辟谣，而别人是全职在传播伪科学。"不管是吃绿豆，还是喝芒硝，专业人员精力的缺乏或者不重视，就是把癌症防控科学普及战场的主导权交给了伪科学。科普工作，需要更多的权威专家，花费更多的心血和时间，用更朴实的语言或其他形式，潜移默化地把科学的知识更有效地传播给大众。

安吉莉娜·朱莉是我特别喜欢的一位好莱坞影星，为了预防乳腺癌，她在 2013 年选择了双侧乳房切除手术。她的这一行为，给医学界和社会大众带来了极大的冲击。作为肿瘤科医生的我由此切身感受到，为了避免患乳腺癌，女性可以如此坚决地放弃原本健康并引以为傲的乳房，这需要多大的勇气？这是对乳腺癌有多大的畏惧？

有很多女性到我的门诊处询问她们是否能够像朱莉那样切除乳房，以杜绝癌症的发生。这让我意识到，虽然我们每天花费极大的精力在与乳腺癌抗争，我们治疗乳腺癌的水平也已经取得了极大的进步，但依然消除不了大众的"谈癌色变"心理，依然不能减轻大众对癌症的恐惧和无助感。

我们是否需要在满怀斗志、抗击癌症的同时，分出一部分精力来关注癌症的预防和筛查？我们在和癌症患者交流治疗选择的同时，是否需要向她们及其家人普及更多科学的防癌与康复知识？我们是否应该反思一下，医生在与患者及社会大众交流时，是否真的高效、准确地传递了科学信息？

克里斯蒂·芬克，一位杰出的乳腺外科专家，安吉莉娜·朱莉乳房切除手术的主刀医生，这一次放下了手术刀，拿起了笔杆子，凭借渊博的医学知识和临床经验，倾注她所有的精力，试图用通俗易懂的语言，向女性讲述一段关爱乳房的科学故事。

在一段 3 小时的航程中，我读完了这本书。我十分惊讶，那些我想向患者讲述却又难以说清的话语，那些被我忽视、以为大家都懂的道理，还有那些我也没能掌握的知识，都在这本书中娓娓道来。这令我汗颜，我没有这么广博的跨学科学识，也没有在科普中投入过这么大的热情，更写不出这样震撼人心的文字。我能做的，就是鹦鹉学舌，把它介绍给需要的人，把它讲述给我的患者。

我希望女性的自我关爱之旅，从阅读这本《乳房健康手册》开始。

（马飞）

主任医师、教授、博士生导师，
国家癌症中心 / 中国医学科学院肿瘤医院内科副主任

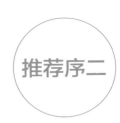

乳腺癌已经成为女性发病率最高的恶性肿瘤——无论是在这本书作者克里斯蒂·芬克医生所在的地球另一端的美国，还是在我们所工作和生活的中国。

刚刚取得外科学博士学位的时候，我其实并不知道自己未来将要与之搏斗终生的是哪一种疾病——肝癌？大肠癌？抑或是胰腺癌？

在随后逐渐深入的工作中，我发现了乳腺疾病所具有的特性，这些特性深深地吸引了我。

首先，乳腺疾病的患者绝大多数是女性。相对男性患者居多的胰腺癌、肝癌等疾病，乳腺癌的患者对医生有更深的"依赖"。性格本来偏于柔弱的女性，在忽然罹患乳腺肿瘤后，比男性患者更需要来自医生的支持和关爱。我的一位乳腺癌患者是一名教师，在同事面前，她是每年的年度优秀职工；在学生面前，她是能解决一切问题的班主任。然而正是这些超高的"人设"，让她无处宣泄自己的恐惧。她总会发送大段大段的文字信息给我，有些关乎病情，有些关乎她自己的忧虑。仿佛在我们两个人这种特定的关系中，我不仅仅是她的主治医生，还是她的班主任。无论是在她进行手术前做心理咨询的过程中，还是在她制订微创腔镜手术的方案中，甚至直到手术后我与她一起面对化疗带来的种种不适时，都是如此。我觉得正是她对我的这种超乎寻常的依赖，使我们有了某种特殊的化学反应，从而帮助她更为泰然和勇敢地承受了这一切，也让我感觉到自己是一个真实存在的医者，而不是一个照本宣科的"机器人"。

其次，乳腺癌是一种相对温和的癌症。如果把癌症比作"罪犯"，那么胰腺癌就是罪犯中的"恐怖分子"，其杀伤力和破坏性最大；胃癌、大肠癌如同罪犯中的"杀人犯"，危害极大、"教化"困难；而乳腺癌则是罪犯中的"抢劫犯"——有与之周旋的机会，存在生还的可能。正因为乳腺癌的这个特性，让我作为一名乳腺外科医生，愿意付出更多的精力去早期诊断、早期治疗乳腺癌，使患者获得长期的生存甚至治愈的机会！"治愈"这两个字，不仅仅对乳腺癌患者有强大的吸引力，也同样是外科医生追求的最高目标。

最后，乳腺疾病患者不仅想要根治疾病，还想保留乳房完美的外观与生理功能。没有任何一种手术比乳房手术更在意术后的美观了。我经常把切除乳房中的癌肿比作赶走闯入家园的侵略者，把保留乳房的外观或重建乳房的外形比作在战后的一片废墟中重建我们的家园，二者缺一不可。这就对乳腺外科医生提出了更高的要求：我们要在保证切净肿瘤的同时，懂得如何利用乳房重建技术或腔镜微创技术，让术后的乳房完美如初——这也正是作者克里斯蒂·芬克医生为安吉丽娜·朱莉所做的工作。除了美观的考量，乳房还有性生活和哺乳这两项重要功能。术后乳头和乳房皮肤能否完好如初？切除肿瘤后，乳房是否还能够继续哺乳？这些都给包括这本书作者和我在内的乳腺外科医生提出了挑战。也正是这些挑战，强烈地吸引着我们投身到与乳腺疾病的斗争之中。

当我受到这些挑战的召唤，真正成为一名乳腺外科医生、投身到更深入的临床工作中时，却发现很多女性对乳房保健与乳房疾病的认识存在大量盲区甚至误区。豆浆是否导致乳腺癌，哪些饮食又能预防乳腺癌？佩戴胸罩到底有益还是致癌？乳腺癌究竟遗传与否？乳房按摩有没有排毒或丰胸的奇效……太多的疑问困扰着女性朋友们，太多的谣言被"三人成虎"地疯传。经年累月地在门诊中解答和纠正这些误传与困惑，让我深深意识到了出版一本科学、权威却浅显易懂的书籍的重要性。在这个时候，我获得了参与出版克里斯蒂·芬克医生的著作《乳房健康手册》的机会。

克里斯蒂·芬克医生是一位在外科学界具有广泛影响力的乳腺外科医生。这本科普著作完美解答了几乎所有我们在日常生活中遇到的与乳房相关的问题：从甄别恼人的谣言，到推荐行之有效的乳房保健方法；从日常饮食的选择，到预防乳腺癌的具体建议；从尽早发现乳腺癌的筛查策略，到真正面对乳腺癌时的心理和生理准备……毋庸置疑，这是一部真正意义上的有关乳房健康的百科全书！

跟随克里斯蒂·芬克医生在这本著作中娓娓道来的讲述，你将扫除心底所有的疑虑。让这本书成为您的健康护卫吧！

（王子函）

首都医科大学附属北京友谊医院乳腺外科专家，

北京电视台《我是大医生》专家主持人

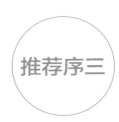

我还记得那个有些尴尬的场面，那是我第一次预约克里斯蒂·芬克，进入办公室见到她后，我下意识地扭头就走。因为我想，这个长得像杰西卡·辛普森一样美丽动人的女人，怎么可能是我的内科医生和妇科医生多次提及的、投身乳腺癌防治事业且医术高明的克里斯蒂·芬克呢？原来我大错特错！因为事后证明，与芬克的这次见面是我人生的一大幸事。到现在，她依然是女性乳腺外科医生的榜样。自那日相识后，她也成了我的朋友和鼓励我前进的动力。

2006 年 2 月，我预约了年度乳腺 X 线摄影检查。我感觉这一次比以往的检查都恼人，因为 5 天前我与未婚夫分手了，我心情极度低落，不想被这种琐碎而费时的事情打扰。我那段时间感觉自己健康得很，身材保持得不错：过去 3 年，我一直坚持骑车越野；家里没有乳腺癌病史；我受了伤都只需简单地处理一下伤口，一切就都平安无事了。

乳腺 X 线摄影检查后，我的妇科医生打电话给我，说发现照片上有些异常。她并不建议我在 6 个月之后复查，而是建议马上进行活检。在她的建议之下，我约了克里斯蒂·芬克见面。

我经历了一次痛苦的导丝定位活检手术，然后回家继续我的日常生活。4 天之后，我与克里斯蒂·芬克进行了一次术后交谈。克里斯蒂告诉我，尽管原则上我患浸润性癌症的概率极其微小，但我确确实实患上了浸润性癌症，需要进行手术。我震惊万分，恐怕这对于任何一个严格控制生活方方面面的人来说，都是一次巨大的打击。而我从克里斯蒂的脸上可以看出，这件事对她也造成了不小的震动。

在那之后，我平静地接受了手术，开始重建我的生活，恢复了身心健康。癌症绝对可以全盘扭转你的生活，给你最艰苦的磨炼。我不得不学会以己为重，而不因为自己是女人就奉献他人而委屈自己。我不得不学会拒绝他人，不因为他人的尊重和喜爱便处处忍让。我也必须意识到女人引以为傲的乳房对我来说意味着什么，必须说服自己面对现实。

学会接受现实似乎是癌症教给我的一课。从千千万万个愿意与我分享抗癌故事的女性朋友身上，我也能感受到她们心中的共鸣。除此之外，癌症改变着我的行为方式；我渐渐学会自我关怀，通过营养摄入和释放压力的方式来提高我的生命质量。

在过去几年中，我学到太多通过饮食、锻炼和药物改善身体状况的方法。每次听到身边熟悉、要好的人患上乳腺癌或者其他癌症的消息，我都会掩面叹息。一生中 1/8 的累计概率在短时间内大概不会改变，但我们可以学习更多预防的手段，直到某天，我们可以把癌症完全打败。诚然，早期的检测很重要，但归根结底，预防癌症才是最有效的方法。

认识克里斯蒂已经十多年了，我对她在抗癌战线上的执着心怀感激。我们需要了解的、要做的事情还有很多。巨大的信息洪流有时可能会令我们眼花缭乱，甚至困惑不解，难辨真假。在这种情况下，克里斯蒂的书对于寻找乳腺健康知识的我们来说，就是一件美好的礼物。她尽可能地把信息都分享给了我们，希望未来乳腺癌外科医生这一职业不复存在！

——雪莉·克劳

美国著名歌手

译者序

很荣幸，这本全面、科学的《乳房健康手册》即将与读者见面了。欣闻本书出版在即，我们的心情颇为激动。组建翻译团队并接下这本书时，我们都怀有一种使命感，热切希望可以带给读者一本前沿、科学、全面且贴近生活的女性健康读物。

这既是一本关于女性的温柔健康指导书，又是一本具有极佳的临床数据支撑和前沿研究成果的学术书。翻阅英文原版书后，书中的很多内容给我们留下了深刻的印象。比如，对乳房健康谣言的破解，如豆浆是否致癌、钢圈内衣是否致癌等；再比如，如何规范饮食，营养素的种类多少为佳，作者更是分享了她的私人食谱；还比如乳房自检手段和监测须知，如 12 种乳房预警外观和临床判断标准。另外还有致病基因的介绍、预防药物的选择及临床治疗科普。

我们都认为，临床工作再忙，学术任务再重，也应该翻译这本书。因为它对中国女性是"及时雨"般的存在，尤其对于年轻女性了解科学知识、调整生活习惯，从而预防疾病，具有极大的价值。我们在翻译之初，经过数次讨论，最终确定了本书的风格：沿袭原文的科学严谨之风，保证数据的准确性，在中文表述的过程中精雕细琢，选择符合女性认知的词语，用贴近生活的方式传播至关重要的乳房健康知识。

这本书分为 4 个部分，分别从乳房健康基本知识、日常生活规律、乳房风险因素，及乳腺诊断和癌症治疗手段 4 个方面，介绍了女性应该如何科学地保护乳房。遵循全书的架构，我们也发挥了各自的专业知识，投入到全书的翻译和审核工作中去。马飞教授作为国家癌症中心 / 中国医学科学院肿瘤医院主任医师、博士生导师及乳腺癌两全管理模式创始人，主要负责第四部分，即乳腺诊断和癌症治疗手段，利用其超过 20 年的专业优势和临床经验，充分保证了学术的准确性。王子函医生作为首都医科大学附属北京友谊医院乳腺外科专家，同时是北京电视台《我是大医生》的专家主持人，凭借丰富的知识积累和对大众心理的精准把握，给这本书的第一部分和第二部分增色颇多。宁力博士作为美国威斯康星大学医院的著名医生及北京裕和医院院长，结合国外临床经验，对第三部分，即乳房风险因素，进行了细致的核对和梳理。

全书的翻译工作和文字把控，由上海外国语大学高级翻译学院翻译硕士马楠和豆瓣资深译者雍寅保驾护航，力求达到翻译"信、达、雅"的标准。她们互为搭档，字斟句酌地修改和校对，才有了这本高质量的作品。

最后，我们之所以选译本书，不仅因为本书的作者在国际上享有盛誉，是安吉丽娜·朱莉的主刀医生；更是因为本书体系全面，内容细致。作者身兼女性和医生的双重身份，非常了解大众女性的知识空白和疑惑，同时能够提出科学的解释和处理方案。此书平易近人，结构严谨，浓缩了作者 20 余年的科研成果和临床经验，也带来了全球前沿的乳房健康知识和指导。

因此我们愿竭尽全力，奉献所能，给中国读者带来权威而实用的阅读体验。书中若有疏漏之处，尚祈读者不吝指正。

2019 年 1 月

　　1971 年 12 月，我的母亲 36 岁，她的 5 个孩子都不超过 14 岁（我才 2 岁）。那时她的健康处于顶峰，像个高水平的网球运动员。她坚持每日游泳。一天，她和往常一样去游泳，却意外中风，昏迷了 3 个星期。加州大学洛杉矶分校的医生多次告知我的父亲当晚不要离开医院，因为母亲的生命很有可能到次日凌晨就会终结。然而奇迹发生了，母亲醒了过来。后来，母亲在医院接受了一年的康复治疗后回到家里，因为轻偏瘫①，身体右侧再也不能活动，所以她必须重新学习说话和走路。我父母所谓的"朋友"们都不出现了，父亲把家里的房子改小了，但他对我母亲的爱始终不减，并且更加深刻了。2018 年，他们已经 80 多岁了，但我父亲仍对我母亲关怀备至。母亲就像一个勇士，无言地蔑视死亡，取得了胜利。这样的勇士如何不该得到关怀？

　　这是我的成长经历，也是我可以帮助你的原因。我拥有母亲不屈的意志力和韧劲，也拥有父亲的同理心和同情心。所以如果你的头脑里满是绝望和借口，我会让你勇敢面对现实；如果你感到恐惧和伤心，我会给你一个温暖的拥抱，修补你支离破碎的生活。

　　这一生我只关注两件事情：爱我的家人，消灭癌症。你选择了这本书，就是我的家人了，让我们开始对话吧。

---

① 　轻偏瘫是人体左右一侧出现的麻痹症状，最严重时将导致偏瘫。——编者注

　　从 4 岁开始，我就梦想着当一名女演员。（你是不是以为，我会说我想当一名医生？）我参与了学校的每一场剧本演出，从二年级的《睡美人》到大学主演的女生版《俄狄浦斯王》，一直没有中断过。然而，我最后并没有去好莱坞发展，而是学了心理学。我想通过戏剧表演，探索患病儿童的情绪和恐惧心理，帮助他们治愈疾病。

　　在斯坦福大学修习心理学的第二年，一次顿悟改变了我一生的道路，让我成为现在的我。当时我正在准备神经心理学的期末考试，绞尽脑汁地背诵着各种神经递质和功能。就在那个时候，我的神经突触持续接受着一种活跃的神经递质，我认为这是"上帝"给我的旨意。

　　他说，你以后将成为一名医生。

　　是不是很有意思？不过好像不太准。要知道，我的女偶像很早就成家了，所以受她影响，我唯一的理想就是拥有一个家庭，并拥有一份戏剧治疗师的工作。考试结束一周后，我去非洲进行预计几个月的夏季传教之旅。亲眼看到数百万的男女老少饱受疾病的困扰后，我的人生目标因此转变。我决定帮助人们保护好他们的身体，而不再从事戏剧或者心理治疗，因为好的身体是人们赖以存活的根本。疾病已经夺走了太多人原本快乐的生活，取而代之的是各种慢性病和死亡。这不是生命应有的样子。当我盘腿坐在非洲的茅屋旁，头顶着一颗土豆把部落的孩子们逗得哈哈大笑时，我决定倾尽一生夺回属于大家的快乐。就这样，我决定成为一名医生。

之后我便去医学院学习，完成了外科住院医师的实习，后来在雪松西奈山医疗中心拿到了乳房外科医师的资格证。我在那里成为乳房中心的病人教育主任，给许多团体和医生们上课。很多女性朋友不愿意听到癌症这个词，除非她们自己患病且不得不做出选择时。所以我决定不用一堆高深的医学术语使她们感到厌烦，而是通过介绍一些引人注目的研究，促使她们改变自己的行为。我对降低风险进行深入研究后，发现了影响健康的几大关键因素。我非常喜欢这份工作，患者也给予了我积极的反馈。于是我每天迫不及待地去乳房中心给学员们授课，为她们做检查，不断研究新的治疗方法。随着乳腺癌的诊断和术后整形变得越来越复杂，我也在诸多挑战中不断提高着自己的创造力。我从过去到现在一直在深耕的事业——帮助女性朋友提高健康水平，降低乳腺癌患病风险，教授诊断方法，帮助患者进行术后康复——促成了本书的编写。

关于乳房的研究数据和科学知识

世界半数人的胸部正前方都有两个隆起的器官——乳房，不管它们是挺拔或下垂、丰满或平坦。但荒谬的是，很多拥有乳房的人却对乳房健康一无所知。她们对自己的乳房不甚了解，不知道它们的用处，也不了解如何保养它们以维持身体其他部位的健康。尽管每个人都知道乳腺癌的存在，知道它是20~59岁女性的头号杀手，但她们从未具体咨询过降低风险的措施和原理。

任何关于乳房健康的咨询都需要关注两大问题：数据和知识。第一个问题是，数据可以证明乳腺癌是一种流行病。光是美国，1/8的女性将在一生中的某个时刻患上乳腺癌。每年全球范围内有170多万名女性患上乳腺癌，其中超过30万的病例发生在美国。有趣的是，不同国家的发病率大不相同，从中非的 0.027%，到东亚的 0.093%，再到比利时的 0.112%，数字相差 4 倍之多，但这种差距并不是气候造成的。这些数据确实令人震惊。

作为一个经过委员会认证，并帮助上万女性解决乳房健康问题的乳腺癌外科医生，我可以确定的是，我们完全可以通过可行的方法降低乳腺癌的风险。

然而，我们面临的第二个问题是，公众对于乳腺癌有错误的认知。很多女性认为乳腺癌只取决于家族遗传。实际上，多数乳腺癌患者患病并不是因为基因遗传，比如乳腺癌易感基因（简称 BRCA）等遗传性基因突变只占 5%~10%，而 87% 的女性乳腺癌患者并没有患过乳腺癌的一级亲属①。[1]

不用惊讶，让我慢慢解释给你听。

大部分的乳腺癌患者都错误地把病症归咎于家族病史、环境、压力、命运等不可控因素，而在过去 30 年中，医疗机构没能纠正人们的这种错误的认知。[2] 但是医学研究已经表明，如果女性在绝经之前能够保持良好的生活习惯，重视锻炼，不抽烟，不喝酒，把只吃乳制品和肉类的饮食习惯转变成以天然素食为主，她们患乳腺癌的风险就会降低一半。随着女性年龄的进一步增长，风险则会下降 80%。[3]

没错，你确实可以通过改变生活方式，从而改变乳房的健康状况。严格的科学研究以及我多年的临床经验可以证明，我所积累的风险防范和乳房保健方法都是行之有效的。我接待过的女性朋友都和你一样，非常关注乳腺 X 线摄影检查的新发现，十分留意自己身上的每一处疼痛、肿块、瘙痒和每一次的分泌物。她们很想知道有什么新方法可以抵御这种疾病。听了我在饮食、生活方式和服药方面的建议之后，她们常常大受启发，如释重负，信心大增。如果她们严格遵照我的方法去做，就会发现身体有不同程度的改善：纤维囊肿和疼痛感消失，肥胖和糖尿病症状有所改善，感觉自己每年都离癌症越来越远。

---

① 指一个人的父母、子女、兄弟姐妹（同父母）。——编者注

也就是说，我在书中提到的建议不只有利于你的乳房健康，还能帮助你降低胆固醇和脂肪含量，调节血压，降低心脏病风险；让你保持身材苗条，降低患糖尿病风险，缓解关节疼痛；让你精力充沛，睡眠充足，心情愉悦，性生活质量提高；让你头脑敏捷，降低痴呆的风险；让你的皮肤更加光滑，大便通畅；让你身上的每一个器官都降低患癌的风险，延长寿命。如果你照着我的建议去做，能大大降低慢性疾病和致命疾病的风险。你会因此感到愉快而满足，能更加轻松地完成你的人生目标，与过去的恐惧说再见。

乳房保养的前沿方法

我与爱人安迪·芬克自 2007 年在洛杉矶一同创办粉红莲花乳房中心以来，一直致力于探索最先进的乳腺癌筛查、诊断和治疗技术，并为人们提供疾病预防措施和关怀备至的护理。我们竭尽全力拯救生命，减少人们的恐惧，树立人们的信心，给恐慌中的人们带去希望。粉红莲花乳房中心旨在改革美国医疗机构的乳房健康护理服务，并尽可能地帮助每一位女性，不论她们的收入与社会地位如何。我们每年会接待数以万计拥有各种需求的病人，并尽力为她们提供医保等各种保障。对于低收入无保险或保额不足的女性朋友，粉红莲花基金会提供 100% 免费的乳腺癌筛查、诊断和治疗服务。

我有幸能与安吉丽娜·朱莉和雪莉·克劳这些明星合作，并通过她们呼吁全世界的人们关注乳腺健康和风险防控。在我为雪莉做完乳房切除手术的第三天，她拿着一张纸来办公室给我看，对我说："我要将这件事公开，你可以帮我审校这份通信稿吗？"同样的，在我为安吉丽娜做乳房切除术之前，我和她也一起策划了如何有效而诚实地向公众公开她的决定，之后她在《纽约时报》上发表了评论文章《我的医疗选择》，引发了热议。也因为我们的公开，全球对于 BRCA 基因检测的研究大大增多。安吉丽娜和雪莉出于慈善的动机，选择勇敢地站出来，开诚布公，利用自己的影响力，身体力行地唤起人们对乳腺健康的关注。她们引发了这个话题的讨论[4]，我也应该将这场讨论继续下去，把它当作一份荣誉和责任。

人人都知道我是一名外科医生，但与此同时，我也是一名内科医生，我的使命便是在患者不得已要动手术之前就给予他们及时的帮助。因此我尝试了各种方式来宣传乳房健康的知识，我上过电视节目，在粉红莲花的博客（Pink Lotus Power Up）上投稿，开过讲座，写过文章，做过研究，也赞助过乳房健康的宣传活动。我想用确凿的证据鼓励你，用各种方法帮助你了解自己的乳房健康，降低患癌风险，并教你癌症的预防方法和治疗手段，让你的生活因此而变得更好。

本书的使用方法

学习乳房保健，需要我们选择良好的生活方式。我们理应控制好自己可以掌控的东西。那我们可以完全控制乳腺癌吗？实际上，部分生活方式很健康的女性也会患乳腺癌。在找到有效的治疗方法和疫苗之前，我们的努力常常被不可控的突变和其他病因挫败。然而，我们仍然掌握着部分对抗疾病的力量，应该好好利用它们。

说到这里，我必须要说明的是：生活方式不健康，不代表未来一定会患乳腺癌；同样地，对于已确诊乳腺癌的患者，我们也不能断定患癌的原因就是不健康的生活方式。另外，即使生活非常有规律的女性也可能会患上乳腺癌（但是概率比较低）；她们可能会感到十分沮丧，想着"我明明在每个方面都很小心了！"[5]我们每天所做的选择都决定着我们是与癌症更进一步，还是渐渐远离癌症的威胁。最简单的癌症治愈方法，便是防止癌症的发生。

这便是我编写本书的目的。我建议读者们仔细读完整本书，完全理解书中的重要信息。不过，我也知道你们喜欢直接翻开自己最感兴趣的部分阅读，因此我会介绍本书的架构，便于你们直接跳到感兴趣的章节。

在本书的前半部分，我会重点介绍乳房的科普知识，并教你如何选择良好的生活方式以降低患乳腺癌的风险。

> » **第一部分**，你将会学习如何保养自己的乳房，消除对于癌症诱因的误解。我花了近 20 年的时间研究癌症和生活方式的关系，发现很多市面上流传的说法都是错误的。
>
> » **第二部分**，我将强调乳腺 X 线摄影检查和日常保养的必要性，并介绍乳房日常保养的多种方法。我会帮助你改变饮食和生活方式以降低患癌的风险，特别是教你与雌激素分泌相关的内容，因为 80% 的癌症都是由雌激素分泌异常引起的。最健康的饮食方式是以素食为主、低脂肪、高纤维：充足的新鲜水果、蔬菜（最好是有机的）、糙米、燕麦等 100% 全谷物、扁豆、黄豆、大豆等植物性蛋白和绿茶。我们每天在饮食和运动方面的选择，以及是否控制体重，是否接触有害物质，都会影响乳腺细胞微环境的健康。如果广大女性朋友都可以认识到这一点，那全世界至少可以减少 50% 甚至是 80% 的乳腺癌。

在本书的后半部分，我将探讨引起乳腺癌的不可控因素，并分别为高风险、新确诊、患有乳腺癌或处于康复阶段的群体提供不同的治疗方案。

> » **第三部分**，我会详细介绍降低患癌风险的药物和手术。我会解答人们对基因遗传和乳腺癌易感基因突变的疑问，并与读者分享关于突变的最新研究进展。防范不可控因素的关键是了解它们的原理，并根据这些信息调整自己的生活方式。如果你属于高风险群体，你需要根据自己的实际情况做出决策。

有的患者会选择做乳腺切除术，有的会选择服用预防性的药物，还有的会选择严格控制饮食和生活作息。

» **第四部分**，如果需要了解如何选择合适的方案，你可以阅读本书第四部分，我会帮助你找到适合自己的决策并树立信心。我会介绍相关的手术，解释乳房肿块切除手术和乳房切除手术、激素疗法、免疫疗法，以及射线疗法和化疗的区别，以此解答我所遇到过的常见疑问。

让我们开始吧！我始终坚信科学就是力量，它可以让我们克服恐惧，重获信心与快乐，并让我们行动起来，做出改变。我也相信，这些足以改变你的生活，并给你爱的人和爱你的人带来快乐。

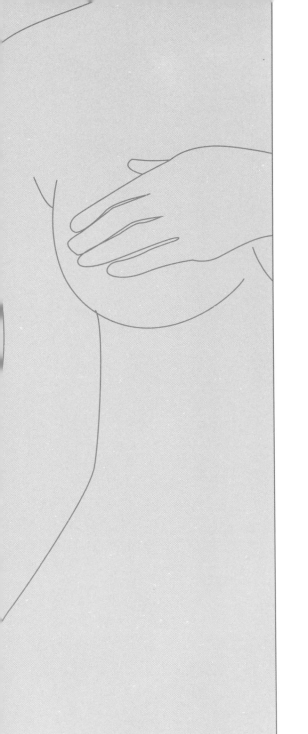

乳房健康
基本知识

BREASTS: THE OWNER'S MANUAL

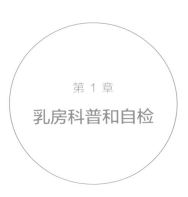

第 1 章

乳房科普和自检

　　女性与乳房有很深的情感联系，比如有些人很在意自己的胸部，有时甚至会梦见自己的乳房。同时，它影响着女性对自我的认知，不可避免地与女性气质、性别、身体形态和女人味有所关联，但我也希望有一天女性朋友们能说："乳房并不代表着我的全部。"因为我们对乳房的认知是多方面的，既有对它形态的骄傲，又有对它哺育新生命的敬畏，还有对它引发癌症的震惊和恐慌。关于最后一点，我想说，即使癌症让我们恐惧，我们仍然可以通过学习相关的知识来改善乳房健康，降低患癌风险，或在确诊后采取最佳措施，做出正确的康复计划。

　　首先，我要向大家介绍与乳房健康相关的基本知识，即乳房的结构和功能、女性身体的小秘密，以及照顾好身体、改善健康情况并延长寿命的方法。了解自己的乳房是降低癌症风险的第一步，只有这样，你才能照顾好它。尽管我们面临着一些不可控的风险——比如身为女人、不断衰老都是不可改变的，但是只要你充分了解可控的因素，并相应地调整你的生活方式，你所能掌控的一定比你想象的多。

乳房知识知多少

每次介绍乳房结构时，我总会想起诱人的果冻水果沙拉。我们可以把一个乳房想象成胸前的几串葡萄，最大的梗的顶端就是乳头。当想象这几串葡萄时，你能想到葡萄上连着的小梗，这些梗代表乳腺导管，在女性哺乳期可以传输乳汁（无论你是否怀孕，乳腺导管都是存在的）。小梗连着的葡萄代表着分泌乳汁的乳腺小叶。整个乳房有 15～20 个乳腺叶（相当于葡萄串），与小叶相连的乳腺导管汇集在一起，与乳头相连。乳头的表面共有 8～12 个乳腺导管开口。

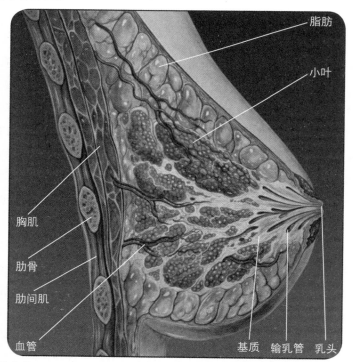

这整串"葡萄"连同"梗",便组成了我们所说的腺体组织,构成了乳房的形状,位于胸壁的肌肉上。"果冻"则代表乳腺周围的支持性结构,包括基质(一种结缔组织)、脂肪组织、韧带、淋巴和血管。其中,"葡萄"和"梗"即乳腺小叶和乳腺导管最容易发生癌变(光是乳腺导管就导致了75%的乳腺癌),而"果冻"即支持性物质极少发生癌变。例如,梅奥诊所的数据显示,在年龄超过59岁的女性当中,基质型乳腺癌(也叫原发性乳腺肉瘤)仅占乳腺恶性肿瘤的0.06%。[1]

女性乳房的大小千差万别,有些人可能因患有波伦综合征而乳房缺失,有些人则可能因胸部过大垂到膝盖。女性胸部罩杯的尺寸从AAA到L:美国女性的平均罩杯大小是D,俄罗斯、瑞典、挪威和芬兰女性的平均罩杯尺寸都比D大,澳大利亚、法国、意大利、英国、加拿大和南美女性的平均罩杯大小为C,非洲和亚洲国家女性为A或B。少数女性的左右乳房是完美对称的,大多数人左侧乳房比右侧乳房大20%(不过,短时间的一侧增大不是正常现象,应该咨询医生)。你的乳房大小和隆起程度主要取决于父母的基因遗传,后天的营养状况,雌激素、黄体酮和胰岛素水平,以及童年、青少年、孕期、哺乳期和绝经期的成长因素也会对乳房产生影响。此外,肥胖、运动、年龄、皮肤质量和激素等因素都会影响乳房的大小和形状。由于乳房有一部分脂肪含量是因人而异的,因此乳房大小也会随着体型的变化而变化。有些人以为患乳腺癌风险与乳房大小有关;实际情况是,它们并没有直接的关系。

乳房实际所占的身体空间比我们认为的要大。之后我会详细解释,我们在做每月乳房检查时也要牢记这一点。我们的乳房并不只限于胸罩内的两个"小山丘"。严格来说,乳房上连锁骨,正中连着胸骨,底部为乳房下方的弧线(乳房下皱襞),后侧与胸壁相连(即两边的背阔肌前侧)。另外一部分乳腺组织呈泪滴状,延伸至腋窝的毛发处，称为腋尾。有时，这些乳腺组织会延伸至腋窝正中，被称为腋窝副乳腺组织。当腋窝副乳腺组织过度生长时，它就会在皮下鼓起来。取决于这发生在一侧还是双侧，你可能会感觉自己长了三或四个乳房。腋下副乳头甚至能连接乳腺组织与皮肤，所以你有一天可能会用 3 个乳头哺乳。

所有乳房都是凹凸不平的，并不是只有癌变的乳房才是如此。曾经有人把乳房比作瓜类，我打赌他肯定没有感受过乳房的形态。瓜坚硬而圆滑，你不去戳它，它便不会动弹。乳房事实上更像一条山脉，有山谷和山峰，上面覆盖着皑皑白雪（那就是脂肪），并包裹于皮肤之下。当你用手轻抚乳房上的皮肤，你能感受到雪一般的柔软；当你用力向下压，你会感受到乳房就像一座崎岖的山峰，凹凸不平，两边有山谷。如果你要判断乳房的形态是否良好，你可以咨询医生，或了解正常的乳房结构。所有乳房都是凹凸不平的，这很正常；乳腺组织越密集，乳房的凹凸程度就越大。基因决定着乳腺的密度，你体内的雌激素水平也是影响因素之一。

最后，乳房表面覆盖着动脉和静脉，血液流动滋养着乳房的皮肤。一些皮肤较薄的女性甚至可以看到乳房周围的血管；此外，一些情况也会促使血管扩张，让血管更加明显，比如运动、怀孕或是癌症。乳头颜色或深或浅，触感或平滑或粗糙；可能向外突出、平坦或向内凹陷；乳头大小也各不相同，可能像橡皮、糖块一样，或很平坦、毫无凸起；这些都是正常现象。乳头周围深色的区域被称为乳晕，直径小如硬币或大似茶碟（范围约为 4~10 厘米）。有些人有额外的乳头，它们被称为多乳头，位于连接左右腋窝、乳头、腹股沟的两条竖直乳线弧上。大约每 8 000 人中有 1 个人有多乳头，可能只是平坦的色素痣，也可能呈凸起状。[2] 很多明星也有多乳头，比如马克·沃尔伯格（3 个）和哈里·斯泰尔斯（4 个），所以多乳头根本不是什么丢脸的事儿。

如果你用放大镜观察乳晕，会有很多新的发现。所有女性朋友在乳晕边缘的毛囊处都会长出毛发。我们的皮肤大约有 5 000万个毛囊，所以难免有些毛囊里会长出一些令人讨厌的毛发，尤其当我们身上的激素水平发生变化时：比如处于青春期、怀孕、月经、绝经，或者服用避孕药时。你可以用镊子拔掉这些毛，也可以用电解除毛术除去。但是有时候用镊子拔毛会导致毛囊长出内生毛发，结果皮肤上的小脓包或皮脂开始聚集，这令你怀疑去毛是否值得。乳晕上的白色小疙瘩是一种小皮脂腺，可以润滑乳头；不过这个功能看上去并不是很实用，而且它们根本没长在乳头上，这在解剖学原理上似乎也有点说不通。但我可以向大家保证的是，它们是正常的、良性的，不会因为你的挤压而消失。你也有可能在乳晕的边缘长黑头，只要不时像洗脸一样洗去死皮就好了。如果你发现乳头或乳晕发痒、脱皮、长皮疹，那就需要去看医生。

更多关于乳头的小秘密！

- 有些人一出生就没有乳头，这种现象被称为乳头缺失症。世界上大约有 7 000 例确诊案例。

- 乳头刺激和生殖器刺激影响的是大脑的同一区域。有 1/3 的女性只通过抚弄她们的乳头，就可以达到性高潮。

- 用放大镜看，你一定能发现所有成年人的乳晕周围都有毛发。

- 如果多出来的乳头长在乳线之外，则称之为异位，它可能长在胸口，也可能长在脚底。

- 为什么男人也有乳头呢？因为胎儿在子宫中，乳头比性器官更早发育，然后就保留了下来。

为了健康，学会 3 分钟自检

为保持乳房健康，我们有必要在家里定期进行乳房自检，但我们无须有太大心理压力。本节的目的就是让我们了解自己乳房的形态和触感。这样，当乳房有一些新的变化时，我们便能很快察觉。早期检测是仅次于降低风险的第二位对抗疾病的好方法。因此，我建议女性朋友们最好在青少年时期就养成乳房自检的习惯，一个月进行一次自检。虽然青少年患乳腺癌的可能性几乎为零，但养成自检的习惯可以让她们从此熟悉自己的乳房。无论什么年龄段的女性，最好都在月经结束一个星期后进行自检，因为那时乳房的粗糙程度与胀痛感最小，最容易辨别。已经绝经的朋友，可以把每月的第一天作为检查日。整个检查只需花三分钟的时间，就会让你特别安心。而一旦发现异常，相信你的直觉，然后联系医生。现在，你准备好了吗？

1. 首先，仔细观察你的乳房。把腰以上的衣服脱光，站在镜子前，凝视你的乳房。观察它们的形状、大小和轮廓变化，看看乳房上的皮肤有没有变厚、发红、凹陷、收缩或鼓起。检查你的乳头朝向是否发生变化——朝前、朝左、朝右、朝内还是朝下。

2. 其次，用两个姿势在镜子里检查你的乳房组织是否有凹陷或鼓起的现象。第一个姿势是，把手放在你的臀部然后向前推，这样可以拉伸你的胸肌，使你更容易观察到乳房的凹陷或鼓起。第二个姿势是，把手高举过头顶，就像被"逮捕"一样。

3. 最后，可以开始检查啦！你可以半躺在床上或者站立——选择你喜欢的方式就好——然后在手指上涂一点沐浴露增加润滑度，方便你抚摸乳房，感受乳腺组织。接着，你可以选择以下四种方式中的一种检查你的乳房：（1）沿乳房垂直从上到下；（2）沿乳房像书上的文字一样从左到右；（3）从乳头开始像靶子形呈同心圆式移动；（4）像轮胎的辐条一样放射性地向外抚摸。无论你选择哪种方式，结果都是一样的：只要在之后的每个月都使用同样的方法就好，手指会无意识地记下乳房组织的触感。

4. 先从左胸开始，把左臂举过头顶，尽可能展平你的乳腺组织（不过我知道，有些乳房下垂得比较严重，很难展平）。之后，用右手中间三根手指的指腹轻按乳房检查，感受乳房的凹凸或增厚。按压先从腋窝开始，然后把手移动到乳房上方的轮廓，按照第3步中的任意一种方式，在整个乳房上画圈移动。在这个过程中，手指与乳房皮肤始终保持接触。你需要把整个过程重复3次，力度从轻度、中度到重度逐渐加强。

5. 轻轻挤压你的乳头并保持几秒。在你人生中的某些阶段，你的乳头可能会流出分泌物，因为我们的乳腺导管内一直有少量的液体。当你挤压或者刺激乳头时，液体自然而然就会流出来。但是，在你没有接触乳头的情况下，乳头是不会自动流出液体的（比如弄脏你的胸罩或睡衣）。如果你挤出血状或清水一般的液体，抑或乳头自动流出液体，那就需要去咨询医生。如果不是血状物，不像清水，也不会自动流出液体，那你就不用担心了。

6. 在右胸重复上述动作，本月的自检就完成啦。

7. 你可以登录 **easybreastexam.com**，查看视频详解。

乳房自检时，你应该观察的 12 种征兆

2017 年，世界乳腺癌机构发布了一张图片，用放在鸡蛋盒上的各类变质柠檬来模拟乳腺癌表现，并配以标题"乳腺癌看起来或感觉起来像什么"，引起了巨大反响。

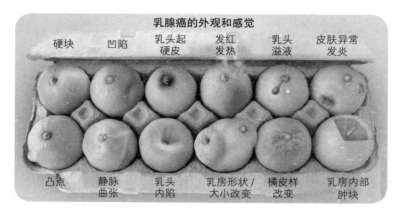

乳腺癌的外观和感觉

| 硬块 | 凹陷 | 乳头起硬皮 | 发红发热 | 乳头溢液 | 皮肤异常发炎 |
| 凸点 | 静脉曲张 | 乳头内陷 | 乳房形状/大小改变 | 橘皮样改变 | 乳房内部肿块 |

资料来源：Worldwide Breast Cancer, "What Breast Cancer Can Look & Feel Like,"
© Worldwide Breast Cancer, 2017. Used by permission. Knowyourlemons.org.

这种做法太巧妙了，我特别欣赏！有时候，乳腺癌的某些特征不是可以感知的，需要你通过外观来察觉，所以观察自己的乳房很重要。这张图片的有趣之处在于它用柠檬来模拟，不会让我们感到不安或尴尬，反而使我们容易联想到阳光和柠檬水等令人愉快的事物。

以下是这张图片显示的特征：

» 硬块

» 凹陷

» 乳头起硬皮、发痒、疼痛、起疹、干裂、脱皮、出血

- » 发红发热
- » 乳头溢液（特别是血状或清水一般的液体）
- » 皮肤异常发炎（不同于普通的皮肤炎症）
- » 凸点
- » 静脉曲张
- » 乳头内陷，乳头变平或向内收缩
- » 乳房形状 / 大小改变（特别是只有一侧乳房发生变化的情况）
- » 橘皮样改变（毛孔粗大、变红）
- » 乳房内部肿块

此外，我们还需注意的有：

- » 淋巴结部位肿胀或有肿块：腋下，锁骨旁或者脖子处
- » 某处持续有痛感，而且不会随着月经周期变化

如果发现上述症状，你就有必要去咨询一下医生了。谨慎无可非议，不过其实大多数时候，你会发现身上的问题并不是癌症引起的。所以，如果你发现你的乳房有上述异样，就去查一查吧。另外，如果你担心自己识别不了异样的话，可以定期去医院进行乳房成像检查，或每年进行一次乳房检查。

不同年龄段女性的乳房健康之道

女性朋友在任何年龄都可以改善自己的乳房健康状况，但我们也要保持一定的警惕，了解不同年龄段应该采取的措施。下面我会根据年龄段分别推荐最佳的乳房健康之道。美国人患乳腺癌

的中间年龄是 62 岁，所以一半女性在 62 岁时或之后确诊，另一半在此之前。如果你的年龄在 62 岁前后，就应该额外注意乳房健康问题。

如果你正值青春期，那这正是你保养乳房的黄金时期。只要养成终身的好习惯，你就可以不必随着年龄的增长担心乳房健康了。你要学会做乳房自检，在每月月经开始一周后进行一次，因为你越早学会识别肿块，今后就能越熟练地识别乳房的变化。我的朋友玛丽·安·瓦希尔曾成立了一家"保持联系"基金会，为年轻的女性朋友提供乳房自检知识，从而帮助她们消除误解，更加了解自己的乳房。你也可以登录 getintouchfoundation.org，学习如何更好地传播乳房自检的知识和技能。

如果你的家族成员中有 50 岁以下患乳腺癌的，你的父母（和其他与之有血缘关系的亲属）都应该为自己安排一次基因咨询和风险评估，而他们的结果对你来说也有一定的参考作用。总的来说，青少年患乳腺癌的概率是极小的，小于 1/1 000 000。

年龄在 20～39 岁的女性朋友要更加重视自己的乳房健康。如果你正处在这个年龄段，需要每月月经开始一周后做一次乳房自检；绝经的女性则在每月第一天进行自检。此外，最好每三年找妇产科医生做一次临床乳腺检查；如果有亲属患过乳腺癌，最好安排一次基因咨询和风险评估。40 岁以下的乳腺癌女患者携带的肿瘤侵袭性更强，所以我们有必要保持谨慎。

当你 40 多岁时，你需要每月坚持乳房自检，并且每年进行一次临床乳腺检查。此外，你还要每年进行一次乳腺 X 线摄影检查；如果你的乳腺密度高，我建议你再做一次超声检查。不管是 50、70 还是 90 多岁，你都应该每年坚持进行检查。

如果你属于高风险人群，在这些措施的基础上，我将为你提供一些额外的建议。很多因素会导致患乳腺癌的风险升高，其中突出的两大因素包括乳腺组织是否受过明显损伤，有多少亲戚曾患过乳腺癌，特别是 50 岁以下的病患。根据亲属最早的患病年龄，你需要与医生商量，提前十年左右的时间增加乳腺检查的频率，至少要保证一年两次临床乳腺检查，每年一次乳腺 X 线摄影检查，最好再做一次超声波检查或 / 和核磁共振检查。此外，你也可以考虑服用降低风险的药物，或者进行手术。我会在第三部分更详细地说明这方面的内容。

如何降低"风险因素"

在本书中我们将会花很长的篇幅探讨风险因素，所以我首先要解释什么是风险因素。简单地说，风险因素就是任何可能增加患病概率的因素，但并不一定会真的造成疾病的发生。我们无法了解所有导致乳腺癌的因素，所以没办法消除每一个可变因素，然后宣称自己成功预防了癌症。也就是说，我们没办法 100%"预防"癌症，却可以降低风险——你就是身体的主导者。

你可以这样想：开车超速不一定等同于你会出车祸，但是超速确实会增加出车祸的概率。车祸是由一辆车与其他物体碰撞导致的，而开车超速只是导致碰撞的风险因素之一。雨天在一条黑暗的马路上，不顾危险边超速边车边发短信，这种行为固然会大大增加车祸的风险，但我们还需要认识到，车祸的直接原因是树干打碎了窗户，而不是风险本身。

所以我们要如何避免与乳腺癌碰撞呢？了解你的乳房和相关知识，并学会呵护你的乳房。呵护乳房包括制订系统性的计划，改善饮食和生活习惯，我将在之后一一呈现。就像我之前在作者序中所说的，研究已经表明，如果女性朋友们在绝经前（1）多运动，（2）不喝酒，（3）不抽烟，（4）少吃肉类和乳制品，养成以素食为主和吃天然食品的饮食习惯，那么她们患乳腺癌的概率将会下降50%，绝经后的患病率会下降80%。而在乳腺癌治疗中，接受化疗的患者的生存率只比放弃治疗者高10%。由此可见，健康的饮食和生活习惯何等重要。

为什么如此重要的信息，你之前却毫无所知呢？其实这并不是你的错。平常关于乳房健康的科学研究信息并未系统地发布过，只是碎片化地出现在杂志或晨报上，乳腺癌预防的相关内容更是少之又少。我们可能偶尔会听到一两条健康小贴士，但因为太零碎，便在繁忙的生活中被我们遗忘了。比如，你偶然了解到肉桂有助于乳腺健康，但类似的信息太多了，你很快就忘了它，而且没有人指导，你也不知道应该怎么去食用肉桂。我们养成了固定的饮食习惯并沉浸在习惯带来的舒适感中，所以很难做出改变。接下来在这本书里我将教教你该怎么做。

另外，我认为现在的教育体系也是有缺陷的。在四年本科、四年医学院、五年基础外科训练，以及乳腺专科医生规范化培训期间，我发现营养摄入只是其中被轻描淡写的一个部分，仅在某一节课中间提到克雷布斯循环时涉及——对一些医生是20~40年前的。很多医生都不曾注重科学饮食和生活方式的影响，更不用说其他人了。当我向癌症病人们介绍乳房健康知识时，我无数次听到她们说："天啊，之前我对这些一无所知。每次我问医生，我接受治疗之后还该怎么做，要如何注意饮食的时候，他们总跟我说，你已经做完所有应该做的事情了，这样就可以了，别担心，按照你以前的方式来就行了。"朋友们，不是这样的，你需要做的还有很多。

即使一部分医生意识到疾病与营养之间的联系，他们也不一定会告诉你，因为在美国这涉及保险公司支付的诊金范围问题。我们都知道，保险公司不会为你的健身卡、减肥项目或者压力管理课程买单；同理，保险公司不会因医生花费时间为病人提供详细的疾病防治策略付款。另外，医生每天忙于各种事务，如为病人提供乳腺癌筛查建议、最佳治疗方案，所以他们没有时间做研究并向你提供这些免费的建议，不会对你说："嘿，你知道每天喝三杯绿茶就可以把患乳腺癌的风险降低一半吗？"

所以，综合以上原因，你就会明白营养方面的乳腺保健常识为何如此稀缺了。你可能了解食物与生活方式的选择对于心脑健康的影响，却对它与乳房健康的关系一无所知，有趣的是乳房与你的重要器官共存于一个身体。不过好消息是，随着全球健康水平的下降，食品科学的重要性渐渐凸显，医生和病人都开始关注营养和生活方式对风险降低、疾病溯源和疾病治疗的影响。

我在本书里重点关注的是乳房（还有心脏，毕竟女性的头号杀手是心脏病；你很幸运，我提供的建议可以一箭双雕）。90%造成乳腺癌的风险因素掌控在你的手里，不在于你的基因、你的医生，也不在于命运。所以，多花点时间呵护与你朝夕相处的乳房，它们的健康情况将大有改观！

关于乳房的谣言

为什么不对待你的乳房特别点儿呢？

在接下来的几个章节，我们将会探讨如何保持你的乳房和身体健康，但是让我们先来辟辟谣，消除公众对于乳腺癌的一些误解。这些谣言在科学上是站不住脚的。（我实在是痛恨谣言，所以在本书中，我会不断引用科学研究作为证据，消除公众的误解。）如果你想要最大限度地保持乳房健康，就容不得任何错误的信息。

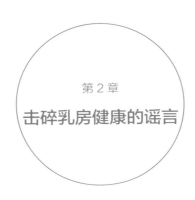

第 2 章

击碎乳房健康的谣言

在本书中，我们将引用可靠、有趣的科学研究，详细谈谈如何通过饮食、运动和行为方式变化最大限度地保持乳房健康，减少患癌风险。但是即使我们有大量有用的信息，也时刻被过多谣言所误导、蒙蔽，无法了解真实的信息。我遇到太多这样的例子了：很多病人偶然听到或看到某些谣言，称他们之前或者现在的某种做法正在摧毁他们的身体，于是惊恐万分地跑来找我求助。谣言五花八门，关于基因、激素、饮食和环境等，简直让我应接不暇，比如：

» 我不该把手机放进胸前的口袋里。
» 我的营养师让我吃草喂的牛肉，说这样可以降低癌症风险，对吗？
» 是体外受精导致我乳房上长了肿块吗？

亲爱的女性朋友们，让我们一起击碎谣言，摒弃一直以来存有的误解和焦虑，转而做一些有意义的改变，帮助你拥有更健康的生活吧。那些泛滥的谣言曾经让你紧张得出汗，让你恨不得把手机丢到十米远。现在，是时候击碎谣言，消除不必要的疑虑了。

关于基因、性别和概率的真相

就像我前面提到的，基因并没有你想象中那么重要。如果某位女性患上乳腺癌，那么她的同卵双胞胎妹妹之后患癌的概率仅有20%，实际上与非双胞胎妹妹的患癌概率相同。[1]这对双胞胎姐妹的DNA完全相同，如果癌症真的由基因决定的话，那么双胞胎妹妹的患癌概率会达到100%。但实际上，基因真的没有那么重要。

很多病人都曾跟我说，她的家族并没有乳腺癌的先例，所以她以为自己也不可能患乳腺癌。事实上，85%被诊断出乳腺癌的女性之前都没有一级亲属患病。只有5%~10%的乳腺癌被证明是遗传所致，即突变基因由父母传给孩子。除了遗传因素占10%以外，非遗传因素占乳腺癌成因的90%。因此，本书的主要目的就是教读者朋友们如何降低患非遗传癌症风险。与其坐以待毙，不如积极防范！

病人们通常认为乳腺癌的基因与母亲的家族史关系较大。实际上，母亲和父亲的基因各占50%，它们的比重是相同的，甚至许多医生都有所误解。所以当你下次评估遗传风险时，不要只关注母亲家族的基因，你应该检查双亲一到三级亲属的患病史：其中一级亲属包括父母、兄弟姐妹、你的子女；二级亲属包括（外）祖父母、叔伯／舅舅／姑姑／阿姨、外甥（女）／侄子（女）和你的孙子（女）；三级亲属包括（曾）祖父母、父母的叔伯／舅舅／姑姑／阿姨、表兄弟姐妹、兄弟姐妹的孙子（女）以及你的曾孙（女）。你分析父亲家族的基因时，要仔细检查远房亲戚中有没有患过乳腺癌和卵巢癌的人。如果父方家族树的女方亲属比较少，那就多关注其他与基因突变相关的癌症，比如早发的结肠癌、前列腺癌和胰腺癌等。

说到男性，大多数人可能觉得他们不会患乳腺癌。但其实男性通常也有乳腺组织，所以他们也有患癌的可能性。全球每年大约有2 470件男性乳腺癌案例，占乳腺癌总数的0.8%。[2] 在美国，男性一生当中患乳腺癌的概率为0.001 3%。[3] 值得注意的是，男性乳腺癌患者的生存率与女性持平；但因为男性对乳腺癌的了解较少、重视不够，所以确诊时通常已在晚期，因而增高了总体死亡率。

人们对乳腺癌还有一大误解，认为它与年龄有关，只发生在年长者身上。虽然绝经前患乳腺癌的女性少于绝经之后的，但这并不说明乳腺癌是由年龄变化引起的。在美国，对于患有乳腺癌和因乳腺癌死亡的人群，50岁以下的女性人数分别占19.7%和11%（具体来说，50岁以下女性被诊断为扩散性乳腺癌的人数达到48 080，被诊断为原位癌的人数达到14 050，因乳腺癌死亡的人数达到4 470）。[4] 事实上，美国女性患乳腺癌的中间年龄为62岁，也就是说，小于62岁的人群与等于或大于62岁的人群各占一半。总之，无论你现在几岁，只要养成健康的生活方式，都可以大大提高抵御癌细胞的能力，所以我们可以学习书中各个年龄段的抗癌措施。

除了对性别、年龄的误解之外，人们还错误地认为所有女性患乳腺癌的概率为1/8。这个数据的确是对的，但人们错误地理解了它的含义，它并不说明女性每天患上乳腺癌的概率是1/8。果真如此，那么你下个月可能就会患上乳腺癌了。事实上，乳腺癌的风险是随着年龄的增长而变大的。一名女性到了20多岁，患乳腺癌的概率是1/1 567（不是1/8），到了30多岁，概率变为1/220；40多岁为1/68，50多岁为1/43，60多岁为1/29，70多岁为1/25，到了

80 岁的时候，才积累达到人们所说的 1/8，这是一个积累的过程。[5]
你知不知道那些画，画上有八个经常出现在卫生间门前的代表女性
的图标？画上的标题写着"八位女性里有一位一生中会患有乳腺
癌"。说真的，我觉得用这些图标表示是不准确的；我们需要添加
一些拐杖和轮椅，以更准确地说明这是一个人随着年龄增长累计而
成的概率。

切记，你的饮食至关重要

有些人错误地认为饮食不影响乳腺健康，这实在是一个很危险
的误解。你的饮食会影响雌激素的分泌、炎症的出现、血管的生成、
细胞的新陈代谢和自由基的产生——这些都与癌症相关。另外，一
个细胞内的核心基因突变与上百个基因相互串扰，进而控制基因编
码，为癌细胞创造有利条件。因此，癌变不是单个基因突变的结果，
而是一系列基因突变的产物。一项针对男性前列腺癌患者的研究显
示，只通过饮食和健康生活方式的干预，可以使 453 个致癌基因的
串扰器失灵，使 48 个健康基因的串扰器运作。[6] 是的，营养摄入非
常重要，完全可以决定你的健康状况。在接下来的两个章节中，我
将会分别详述促进乳房健康和不利于乳房健康的食物。不过在此之
前，我要先谈谈人们对于饮食的诸多误解，粉碎关于食物的谣言。

首先，让我们重新认识咖啡。我遇到的很多女性朋友都相信，
咖啡会导致乳腺癌，但两者绝对没有任何联系。[7] 事实上，越来越多
的证据表明，咖啡甚至有预防乳腺癌的功效。[8] 虽然咖啡因不总是
对乳房有益，有时还会加剧女性的乳房疼痛和乳房囊肿（对于患有
乳腺纤维囊性病变的年轻女性更是如此），但咖啡因绝对不会导致癌
症。所以如果没有感到乳房疼痛，你大可以放心享受一杯美味的拿

铁咖啡。

说到拿铁，我们就会想到乳制品，乳制品导致乳腺癌的说法是没有科学依据的。40多个病例对照研究和12个群组研究均显示，乳制品和乳腺癌之间没有关系。[9]人们常常凭直觉相信，乳制品中的激素、生长因子、脂肪、抗生素，以及在其中发现的化学污染物会导致癌细胞扩散，特别是对激素敏感的乳腺癌细胞，但研究证明，我们的直觉出错了。乳制品是饱和脂肪的主要来源，在第4章中我将会介绍脂肪对乳房健康的影响。

粗看各种研究结果，我们似乎可以得出：食用红肉、白肉和鱼肉与乳腺癌之间不存在因果联系。[10]你可千万不要信以为真！我研究了上百份关于肉类与乳房健康的研究，虽然过程极其复杂艰辛，但最终总算找到了真相。肉类对于乳房健康来说简直是剧毒无比，少量的肉类都会产生很大的影响。只有当你设置一个零肉食摄入的小组，将它与不同肉食摄入量的其他几个小组对比时，你才会发现，原来摄入一丁点儿肉类都会给身体带来明显的变化。所以，尽可能少吃肉吧，看了第4章你就懂得为什么了。

最后，我听到很多注重营养的患者说，酸性食物会改变身体的酸碱度平衡，进而导致乳腺癌。但真相是这样的：无论你吃什么，你的身体都精确地调节着血液的pH值，使之保持在7.35～7.45。超出这个范围，即使是极为微小的变化，也会导致严重的症状，威胁生命。美国癌症研究所表示，"食物改变酸碱度"这一谣言与人体的化学常识是相违背的。pH值没有太多的浮动空间，在6.8～7.8之外则等同于死亡。另外，不要傻傻地靠检测尿液酸度得出你身体的pH值。如果你检测得出尿液的pH值不是完美的7.35，那是因为你的身体不断微调多余的酸碱来保持血液pH值的平衡，并以尿液的形式排出。

换句话说，癌细胞确实更容易在酸性的环境中生存。[11]但癌细胞会自行分泌酸性物质创造生存环境，而人体摄入的酸性食物并不会导致癌症，癌细胞也无须借助这些食物制造酸性环境。[12]另外，人体胃酸的 pH 值为 1.5～3.5，你喝的碱性水会经过食道被胃酸中和。所以，碱性食物也不会改变人体的 pH 值，不会中和癌细胞的酸性环境。多吃碱性食品，是因为碱性食品可以通过提高抗氧化水平，控制 DNA 损伤，增强免疫系统来抵御癌细胞，不是因为这些食品可以改变我们人体的 pH 值。

美与危机：文胸、止汗剂和直发剂

我们将在第 5 章深入探讨生活方式的变化对健康的影响，但在此之前，我会首先消除流行至今的众多谣言。

我们来谈谈胸罩。我们需要胸罩对乳房的支撑，幸运的是，它们并不会引起或刺激乳腺癌，我们大可以放心使用。穿钢托胸罩、紧身胸罩，穿着胸罩睡觉，或者每天穿胸罩 12 小时以上都不会造成任何风险。但我听说过很多似乎很有道理的，关于胸罩与乳腺癌有关的说法。我听到的说法大致分两种。一种称胸罩会挤压乳房的淋巴系统，导致乳腺组织内毒素堆积，有害地改变细胞。这在乳房解剖学与生理学上都没有依据。我们治疗乳房淋巴水肿（乳房内的淋巴液阻塞经常于癌症手术与放射治疗之后发生）的其中一个策略，就是挤压乳房。[13]另一种说法称，胸罩上的钢圈本身会传导环境电磁波。这个假设听起来很高明，却是错误的。事实上，就算这个假设成立，电磁波也不会导致乳腺癌。

2014 年的一项研究比较了绝经后患有和没有浸润性乳腺癌妇女的胸罩使用习惯。研究人员发现，罩杯大小、有无钢托、第一次穿胸罩的年龄和平均穿戴时间等因素都与乳腺癌风险无关。[14] 所以，女性朋友们请放心地使用胸罩。

下一个话题是止汗剂和除臭剂。你可以放心使用这些产品，因为没有科学研究可以证明它们因毒素堆积、铝暴露或产生甲苯酸钾而致癌。[15] 一方面，止汗剂通过铝的水合物等收敛剂成分阻塞毛孔，使毛孔无法出汗，防止细菌累积和气味产生。另一方面，除臭剂并不妨碍出汗，因为香水中的丙二醇能够阻止细菌生长并释放香味，中和过量细菌的气味，起到掩盖的作用。

一项与癌症相关的理论认为，止汗剂中阻塞毛孔的铝化合物含有雌激素样活性，会在乳房附近被吸收。[16] 下面我们会提到，雌激素可以为大部分乳腺癌细胞提供养料，加速癌细胞生长。因此，含有雌激素样活性的化合物可能会增加癌细胞的分裂。第二项研究表明，铝本身会直接对乳腺组织细胞产生不利影响。[17] 但 2014 年有学者围绕铝的潜在健康风险，对同行评审文献进行系统性研究，结果发现人们所说的铝与乳腺癌风险的关系是不成立的。[18]

除了铝，可能导致乳腺癌的物质还有哪些呢？一份公开发表的论文提到，研究者在 20 个乳腺癌肿瘤的微小样品中发现了一种叫作对羟基苯甲酸酯的防腐剂。[19] 对羟基苯甲酸酯是一种"内分泌干扰物"，显示类雌激素样属性，但是最终这项研究没有发现其与乳腺癌之间的任何联系，也没有结论确定为何癌细胞中含有对羟基苯甲酸酯。而对于那些不使用腋下产品的女性患者，她们的肿瘤里也被检测出含有对羟基苯甲酸酯。[20] 此外，在人体中引发突变所需的对羟基苯甲酸酯剂量远远高于腋下产品中所含剂量。另外，很多品牌其实已不再使用对羟基苯甲酸酯了，所以如果你仍然对此感到担忧，可以选择包装上明确说明不含对羟基苯甲酸酯的产品。

另一个广泛流传的传闻称，止汗剂抑制了通过出汗从体内排出的毒素，使毒素在淋巴结上积累，导致乳腺癌。为了消除疑虑，我们需要进行流行病学研究并设置一组对照组，比较除了除臭剂因素不同以外其余因素相似的两组人。2002 年，西雅图福瑞德·哈金森癌症研究中心的研究人员进行了一项流行病学研究，研究出汗问题和其他止汗剂相关毒性与乳腺癌的关系。他们比较了 1 600 名患有和未患乳腺癌的女性，发现乳腺癌和有无使用止汗剂、有没有刮毛之间没有联系。[21] 伊拉克学者还进行了一项类似但规模较小（104 名女性）的研究，同样没有找到两者的联系。[22]

在唯一提出具有竞争力的观点的一项公开流行病学研究中，研究者观察了芝加哥地区的 437 名乳腺癌幸存者，并按照腋下产品的使用习惯对她们进行分类。[23] 研究发现，从统计数据上看，女性开始使用止汗剂／除臭剂的年龄越小，使用频次越高，并且有腋下刮毛的习惯，则越可能在早期发展成乳腺癌。因此研究者提出，这些产品中发现的铝盐物质在刮毛时会通过皮肤上的刮痕进入淋巴系统。但是，这项研究并没有严格的论证和充分的证据，无法证明腋下产品的使用习惯与乳腺癌真的存在联系。此外，研究犯了一个致命的错误：没有设置一组未患乳腺癌的女性作为对照组。研究者还忽略了一点，有些女性较早使用除臭剂和刮毛，是因为她们较早进入青春期，而大量数据能够证明，越早进入青春期（月经初潮），患乳腺癌的风险越高。

一方面，美国国立卫生研究院、美国癌症协会、美国国家癌症研究所以及美国食品药品监督管理局报告称，没有确凿的证据证明止汗剂或除臭剂会增加患乳腺癌的风险。另一方面，有人认为在一些发展中国家，女性一般不使用止汗剂或除臭剂，因而乳腺癌的发病率也较低。然而，在欧洲，女性同样很少使用止汗剂，但欧洲女性乳腺癌的发病率明显高于美国，[24] 所以这样看来，应该有其他因素比止汗剂和除臭剂对女性的影响更大。

谈到各类化学制品，我顺便说说直发剂，非洲裔美国女性很担心直发剂会致癌。毋庸置疑，一些护发产品含有致癌化合物，但幸运的是直发剂不会致癌，喜欢垂直、柔顺秀发的女性朋友们不必担心。直发剂通常是液体或乳霜形态，通过改变头发的内部结构将卷发拉直。产品成分可能通过灼伤的头皮、创口和溃疡深入体内。数百万非洲裔美国人使用直发剂来降低头发的卷曲度。一项研究发现，在 45 岁以下接受调查的非洲裔美国女性中，94% 的人曾经使用过直发剂。[25] 因此，直发剂已成为产品检测的重点，人们对它是否致癌格外关注。在美国国家癌症研究所的资助下，研究人员用 6 年的时间随访了超过 48 000 名非洲裔美国女性，[26] 对调查对象的健康和习惯方面的多种参数进行评估，包括直发剂使用时长、使用频率、首次使用年龄、烧伤次数和直发剂种类等因素。其中，部分调查对象使用直发剂长达 20 年或以上，每年用 7 次或更多。研究者对这些对象中 574 例新增乳腺癌病例进行研究，却尚未找到上述因素与乳腺癌的任何联系。

也许我们应该关注的不是直发剂本身，而是众多护理产品背后累积的巨大健康隐患——尤其对非洲裔美国人群体。具体而言，护发产品包括香波、护发素、发油、染剂、直发剂等，或多或少含有雌激素和胎盘提取物，渗入人体中可以发挥与雌激素相同的作用。一般认为，非洲裔美国人正是因为较早使用这些护发产品，所以在 8 岁时进入青春期的人数比例约是白人的 4 倍（分别为 48.3% 和 14%）。[27] 据此，我们要检查护发产品上的标签，避免使用含有雌激素、胎盘素和其他激素的产品，在购买幼儿或孕妇产品时更应谨慎。[28]

如果你有乳头穿孔与文身

如果你担心做乳头穿孔和文身会给你带来患癌风险，那么阅读完这一节的内容后，你就不必那么紧张了。乳头穿孔不会导致乳腺癌。研究表明，乳头穿孔会导致乳房感染，或在理论上造成母乳喂养困难，但不会导致乳腺癌。[29]

文身也可能导致感染和过敏反应，使用无菌针头和未受污染的油墨可以最大限度地降低风险。不过，与穿孔不同的是，文身仍属于"不确定"的类别，尚无充分证据证明文身是否致癌。一方面，研究表明，某处皮肤因文身患癌的概率并不与预期的一样高，[30]这也让乳腺癌患者在乳房切除术后可以放心文上3D乳头和乳晕，或在化疗前文眉，以防化疗引起的眉毛和睫毛脱落。另一方面，在我为上肢有文身的病人或癌症病人移除淋巴结时，病理医师通常可以识别一两个被文身墨水堵住的淋巴结，因为皮肤淋巴管引流会将墨水引向那个位置。对此，没有报告发现文身会增加乳腺癌风险，或者带有墨水的淋巴结更可能包含转移性乳腺癌。然而，墨水确实含有邻苯二甲酸盐、碳氢化合物和其他潜在的致癌物和内分泌干扰物，[31]这些物质有可能会增加患乳腺癌的风险（见第5章）。美国食品药品监督管理局警告采取乳房切除术的病人要慎重选择文身，对这些病人来说，更好的选择是使用漂亮、真实、可重复使用的硅胶乳头假体。乳头假体可以匹配不同的肤色，而且只需进行植入手术，不会产生副作用。

手机、微波炉和高压线辐射

在日益依赖技术的世界中，许多患者担心辐射会带来患乳腺癌的风险，特别是移动电话（手机）和输电线的辐射。根据现有的研究，辐射似乎没有什么影响。

2018年，手机用户数（68亿）接近地球上的人类总数（75亿）。设备发射的射频信号和电磁场已无处不在，公众因此担心这将带来不利影响。真正的争议主要集中在手机的使用与脑癌的风险上，但乳房健康也渐渐引起越来越多人的关注。

据我们所知，手机不会导致乳腺癌，即使你把它们塞进胸罩，它们也不会发出特定类型的能量（或足够高的能量）来破坏乳腺细胞内部的 DNA。为了与服务塔进行通信，手机会发射电磁场。在正常情况下使用手机时，身体组织会吸收一些辐射，但接触手机的是你的脸部和大脑，不是你的乳房。不过为了免去双手的麻烦，许多女性朋友会把手机放进衬衫口袋。这时我们需要明确一个重要的概念：移动手机电磁场是非电离的，能量波太弱，无法打破 DNA 和其他生物化学键。除了你的手机，其他非电离射频信号源也包括微波炉、电视、无线电和红外线。[32]

与非电离电磁波不同，X 射线、γ 射线和紫外线辐射会发射电离电磁波，产生足够的能量引起 DNA 突变，就可能导致癌症。常见的电离来源包括阳光照射（紫外线）和医疗 X 射线，如 CT 扫描和乳腺 X 线摄影。上述电离电磁波的能量是手机非电离电磁波的 48 万倍。[33]

一些著名的研究试图探寻脑肿瘤和手机的关系。[34] 在这些研究中，只有一个研究者观察到手机使用频率增高会增加脑肿瘤风险，而其他的研究则无法表明这种相关性。[35] 至于乳腺癌，现在仍没有研究显示使用手机会导致乳腺癌。如果你将手机放在胸罩附近，我更担心你会不会把乳房照片无意中发给别人，而不是担心它对你的乳房细胞 DNA 造成损伤。

和使用手机一样，生活在输电线附近也不会导致癌症的发生。输电线发出的电磁能太弱，不足以损伤乳房细胞 DNA。此外，墙壁、汽车和其他物体会屏蔽并进一步削弱输电线辐射的能量。2013年，美国研究人员曾对纽约州长岛乳腺癌发病率高的环境原因进行研究。[36] 一种理论是电磁场导致癌症加剧。研究者没有通过电磁场范围或与输电线的距离，来间接测量电磁场的暴露情况，而是选择在同一地点居住长达 15 年的女性，进行全面的家庭磁场评估。他们将约 600 名患有和没有患有乳腺癌的当地妇女的数据进行对比，最后发现疾病与输电线发出的电磁场之间并不存在联系。除此之外，一项基于芬兰全国的研究和一项基于西雅图的研究也得出结论认为，高压输电线产生的电磁波并不会提高成人患癌症的风险。[37]

与手机电磁场类似，输电线只会产生低频、非电离形式的辐射，不会对乳房健康带来影响。很多人认为弱电磁场可能会产生灾难性的生物学效应，其实是因为他们不太了解物理学；对一位物理学家来说，这简直是无稽之谈。[38] 我们要知道这一事实：来自地球本身的磁场比输电线强 150～250 倍。如果一根输电线的小磁场就会导致乳腺癌，那我们只在地球上住几年，全身的基因就会都突变一遍。

避孕、流产与患癌风险

许多女性朋友担心某些健康习惯会影响她们的雌激素水平，从而增加患癌风险，因为雌激素是乳腺癌的营养来源，但很多担忧实际上是没有必要的。

我多次听说，口服避孕药会导致乳腺癌。不过，一般而言，意外怀孕会比避孕药造成的乳腺癌风险更高。我们可以从 54 项研究中获得结论：对于目前使用口服避孕药的女性，其患癌风险只增加了 24%，停止用药后的 1～4 年内风险增加了 16%，5～9 年内风险则变为 7%，停止 10 年后风险已归为 0。[39] 为什么我把 24% 称为"小"呢？如果你现在 20 多岁，到 30 岁患癌的概率就是 1/1 567，那么即使你的患癌风险忽然增加了一倍，概率也仅仅是变成 2/1 567。由于研究表明风险增长率是 24%，口服避孕药所造成的新风险实际上只有 1.24/1 567。它很小，对吧？

所以我们知道，口服避孕药对乳腺癌风险的影响微乎其微，这一小小的缺点可以被它的优点抵消：避孕药可以将结直肠癌风险降低 14%，将子宫内膜（子宫）癌风险降低 43%。[40] 如果你携带 BRCA，口服避孕药还会给你带来一个好处。在使用口服避孕药长达 6 年后，BRCA-1 和 BRCA-2 导致的卵巢癌风险可以分别减少 50% 和 60%——乳腺癌的风险并没有增加。[41] 因此，所有绝经前没有怀孕计划的 BRCA 携带者可以口服避孕药来降低患卵巢癌的风险。

已经或正在考虑体外受精的女性也不必担心它会导致乳腺癌。因为身体的激素水平与乳腺癌存在一定的因果关系，而在卵巢受到刺激时，雌激素和黄体酮水平是正常值的 10 倍，所以人们一直怀疑生育治疗会增加得乳腺癌的风险。[42] 实际上，没有充分的证据证明生育药物会引起患癌风险的增加。众多研究可以证明，准妈妈们使用任何与体外受精相关的卵巢刺激药物，包括氯米芬柠檬酸盐（克罗米芬）、促性腺激素释放激素（促性腺激素释放拮抗剂，醋酸亮丙瑞林），绒毛膜促性腺激素，促卵泡激素，促黄体素和黄体酮，并不会有更高的乳腺癌风险。[43] 自 2012 年以来，众多相关著作不仅表明了乳腺癌和生育药物没有联系，甚至还发现卵巢刺激可以对女性起到保护作用，例如对超过 150 万接受体外受精的不孕不育女性进行调查的两项元分析① 研究结果。[44] 对于那些经受了 7 个周期体外受精的女性，我有一个令人欣慰的消息：你的坚持最终得到了回报，迄今为止一个规模最大、最全面的研究（研究对象涵盖荷兰的

---

① 对众多现有实证文献进行再次统计的分析方法。——编者注

25 000 例不孕症女性，时间跨度长达 21 年）发现，接受 7 个或更多周期体外受精的女性与接受 1～2 个周期的女性相比，乳腺癌风险明显下降了。[45] 这项长达 21 年的研究也发现，从长期和整体的角度来看，接受体外受精的女性患乳腺癌的风险与其他女性无差异，当然也有少数例外。例如，澳大利亚还有一项值得注意的研究，研究发现，24 岁以下开始接受体外受精治疗的女性其患癌比例有所上升。但这是比较特殊的情况，组内的女性在年轻时就多次接受体外受精治疗，而从整个调查群体的所有年龄段而言，研究并没有发现体外受精会导致患癌风险上升。[46]

尽管堕胎和死胎与孕妇怀孕期间雌激素激增有关，但它们也不会导致乳腺癌。我希望每一个终止妊娠的女性朋友都可以继续读下去，消除你心中的顾虑。堕胎通常称人工流产。流产通常是由胎儿的基因或环境问题导致。此外，怀孕 5 个月后胎儿在子宫内死亡则被称为死胎。死胎的具体原因是未知的，但常见的可识别原因包括母亲摄入尼古丁、酒精或药物，身体创伤，脐带问题，新生儿溶血病和辐射中毒。

一些关于堕胎和乳腺癌的研究可能会进一步减轻你的顾虑。涵盖 16 个国家和 83 000 名乳腺癌妇女的 55 项研究表明，乳腺癌与自然流产和人工流产都没有联系。[47] 2003 年，美国国家癌症研究所创建了一个由 100 多位世界领先专家组成的小组，对关于堕胎和乳腺癌风险的科学证据进行严格的审查。[48] 他们得出结论，乳腺癌和流产之间没有相关性，无论是自然流产还是人工流产。他们认为这些经过审查的科学证据已经十分完善，并处于研究的最高水平，因而确凿可信。

流产向来是一个备受关注的话题，因此在研究其与乳腺癌的关系时，我们必须做到绝对准确。所以，我们一定要用事实说话，容不得个人的偏见；我们应该，也完全有能力运用最尖端的科学研究，在分析中得出结论。因此，美国国家癌症研究所和美国妇产科医师学会也秉承了这一宗旨，分析最细致、精确的研究结果。抛开道德和政治的捆绑，我们可以实事求是地宣布一个好消息：全世界的流行病学研究都表明，包括人工流产和自然流产在内，所有形式的终止妊娠都不会增加女性患乳腺癌的风险。[49]

隆胸和缩胸会导致癌症吗？

你可能担心创伤（意外或手术）会扰乱身体的自然状态，但改变你的身体构造是不会导致乳腺癌的。

一方面，让我们先来谈谈隆胸。无论是生理盐水或硅胶、胸肌以上或以下、几十年前或全新、有纹理或光滑、圆形或其他形状的植入物，都不会导致乳腺癌。[50]事实上，一项针对3 139名在1953—1980年隆胸的女性的研究表明，在平均15.5年后，这些女性患乳腺癌的比例比预期低31%。[51]相似的研究还有很多，一项17项研究的元分析预防也显示，隆胸女性的癌症发病率显著下降了1/3。[52]不过，这无法说明隆胸和预防乳腺癌有直接关系。我们还有两个因素需要考虑：隆胸女性的身体质量指数通常比没有隆胸者低；而且她们更多在30岁之前生育。这两点是降低乳腺癌风险的重要因素。[53]对隆胸女性来说，乳房植入物可能会使现有的乳腺癌检测复杂化，所以我建议做过隆胸的女性朋友进行更严格的筛查。一般来说，对于同时期确诊的隆过胸的乳腺癌患者和没有隆胸的乳腺癌患者，其生存率大致相同。[54]

然而，值得注意的是，世界卫生组织已确认乳房植入物与罕见的间变性大细胞淋巴瘤之间可能存在关联，这是一种免疫系统（不是乳房）癌症，不属于乳腺癌。[55] 与乳房植入物相关的间变性大细胞淋巴瘤的发生率约为 1/5 000，主要群体是具有纹理植入物（很少具有光滑的植入物）的女性，肿瘤在乳房植入平均 8 年之后以液体的形式存在于乳房周围。谢天谢地，只需移除围绕乳房周围的植入物和胶囊物，就可以完全治愈 97.5% 的女性。如果需要的话，患者还可以接受一种名为本妥昔单抗的靶向抗体药物，极少需要进行化疗和放疗。

我们也知道，虽然植入物不会导致癌症，但是隆胸和乳房切除术后的植入物可能会造成长期并发症，包括乳头或乳房感觉的改变、植入体破裂、植入物周围的瘢痕组织紧密（囊状挛缩）或持续疼痛。

另一方面，你还应该知道的是，乳房缩小术（乳房缩小成形术）与乳腺癌之间没有联系。事实上，你可能还会看到患乳腺癌风险的降低。医学文献普遍认为，乳房缩小术可以将乳腺癌风险持续降低30%～40%，当每个乳房减少两个罩杯大小的乳腺组织（大于600 克）时，风险降低率会更高。[56] 一个理论认为，移除附带的导管和小叶可以相应减小癌变的可能性。[57] 另一个普遍的理论是，乳房缩小术可以去除脂肪组织，有利于改变乳腺细胞所在的微环境。[58]

当我们谈论这个话题时，你还应该清楚地认识到，乳房的大小并不能直接影响患癌风险，小胸女人的风险并不低于大胸女性。不过，乳房大小与乳房的结构有关。[59] 乳房内的导管和小叶越多，可能癌变的细胞就越多，而乳房内的脂肪组织与此正好相反。为了证明这一点，一项前瞻性的研究用 8 年时间，比较了88 826 名绝经前妇女自报的胸罩大小以及她们的癌症风险。[60] 研究人员分析了一系列常量，以排除乳房大小这一变量的干扰。按身体质量指数分层后，他们发现了一个重要的趋势：乳腺癌风险会随着罩杯变大而增大的群体只有一个——更瘦的女性。对于超重或肥胖的女性，乳腺癌风险与罩杯大小无关。

换句话说，较瘦且乳房较大的女性患乳腺癌的概率相对较高，因为她们乳房内的脂肪较少，而有着更多的腺体组织。更多的腺体组织意味着更高的乳腺癌风险。不过，在 420 位身材较为苗条的乳腺癌患者中，96% 的女性乳房罩杯小于 D 杯，也就是说其中仅因为乳房较大而患癌风险增大的人较少。大多数女性乳房较大，是因为乳腺组织周围的脂肪含量较多（之前提到过，脂肪几乎不会癌变）。反过来，乳房较小的女性所含的脂肪含量较少，并与乳房较大的女性拥有相同的乳腺组织含量。因此，最终看来，不论乳房体积如何，女性患乳腺癌的风险都应该是差不多的。大多数研究试图将乳房大小与风险相关联，但它们最后得出的结论是：不存在这种关联。[61]

别笑，乳腺癌会传染吗？

你想知道自己会不会感染得乳腺癌，或者会不会把乳腺癌传染给其他人吗（无论是通过空气呼吸，还是母乳、血液和唾液之类的液体接触，抑或共用器具，亲吻或有性行为等身体接触）？这可能看起来很荒谬，但真的有人这样问过我，所以让我来告诉你真相。

当乳腺细胞内的 DNA 突变时，该细胞失控地分裂和扩散，这就是癌症的开端，也是它开始的唯一方式。接触别人的突变乳腺细胞对你自己细胞的 DNA 没有任何影响。然而调查发现，很多人仍然错误地认为乳腺癌是有传染性的，这也说明我们很有必要开展有关乳腺癌的知识教育普及工作。[62]

令人欣慰的是，在 1964 年，澳大利亚珀斯 20% 的居民认为癌症具有传染性；而在 40 年后，只有 3% 的居民仍保留这样的错误观念。[63] 换句话说，教育普及可以改变人们的健康观念。我们需要以社区教育的形式，对易受影响的人群（近期的移民以及社会和经济地位比较低的人）进行知识普及。打破谣言可以改变人们的行为习惯，进而改善人们的健康状况。

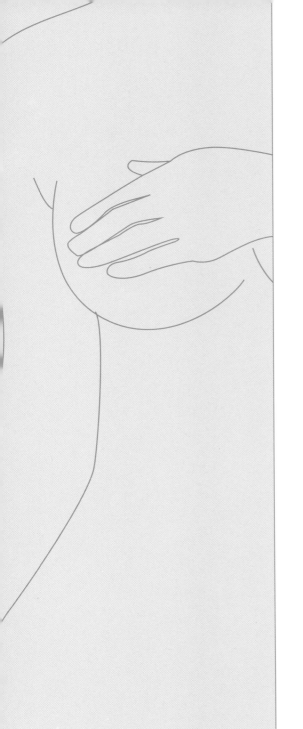

管理日常行为，
降低 90% 风险

BREASTS: THE OWNER'S MANUAL

第 二 部 分

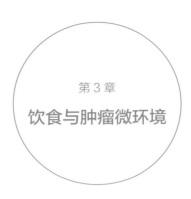

第 3 章

饮食与肿瘤微环境

　　"嗨，亲爱的，你可以跑到第五个过道拿一罐类黄酮吗？它就在各种多酚旁边……"想必，大多数女性朋友并没有这样的专业知识，对抗癌、抗氧化的产品也不是十分了解。但别担心，我将告诉你最简易的方法，让你从普通食物中找到最合适的营养物质，以支持你的乳房和身体健康。它们不会晦涩难懂、难以下咽、昂贵无比，我会向你介绍美味又实惠的健康产品，在普通超市就可以买得到。

　　吃食物与吃营养补充剂不同，我们不摄入单一营养素，如吞下一勺必需氨基酸，我们吃的是各种食物里不同的原料组合。所以，我们很难精确地把握食物里面营养素的具体含量，也无法定义吃几克某种食物会降低多少癌症风险。但是，当你阅读大量的乳房保健资料时，你会发现食疗已成为一大趋势，比营养补充剂受欢迎得多，所以让我们紧跟时尚的潮流吧！

被忽视的天然药房：植物营养素

　　在学会正确通过食物预防乳腺癌之前，你需要知道关键的一点：

食物能够改变以下内在因素：雌激素水平、生长因子、血管再生、炎症和免疫系统功能。

这些因素影响着我们所说的肿瘤微环境，其中的液体和细胞可能会支持和加剧癌细胞的生长，也可能追踪癌细胞并摧毁它们，由你来选择。当你的微环境呼喊"支持癌症！"时，癌细胞可以形成和快速繁殖。而我想要教你的是，你可以通过规律地摄取食物让你体内的微环境阻止癌症生长，对此最有利的武器就是天然的植物化学物质。植物化学物质是提取自植物、具有高效抗癌和抗炎特性的分子，可以精准地阻止癌细胞发展成肿瘤。

想象一下，一个正常的细胞在人体内愉快地唱着歌，可是出乎意料地，在几天之内，它因为太阳的紫外线、香烟烟雾或致癌食物等因素发生突变，转化为癌症种子。这颗种子是否生根发芽，是否最终变成摧毁你生命的癌症，取决于你体内的微环境——这片土壤决定癌症种子是蓬勃发展还是消亡。1974 年，美国国立卫生研究院资助了一项研究，研究表明植入雌性大鼠的乳腺癌细胞以疯狂的速度扩散至血液。只是 1 立方厘米的乳腺癌细胞——也就是 1 颗 MM 豆或糖块的大小——每 24 个小时就有 320 万个肿瘤细胞排入血液。[1] 这种速度快得让人窒息，不是吗？那么是不是每个癌症故事都有致命的结局呢？实际上，大部分细胞会通过功能性免疫系统迅速在血液中被清除，并且如果乳腺癌细胞到达像肝脏这样的陌生区域，它们通常会停止分裂并灭亡——除非它们发现了有利于生长的"土壤"。

我们应该如何创造阻止癌症种子发芽的土壤呢？科学史上最全面的关于人类营养的研究，是由柯林·坎贝尔编写的《中国健康调查报告》。坎贝尔博士观察到，在癌症控制中，与控制起始致癌物（种子生产者）剂量相比，通过营养控制癌症生长（土壤）更为重要。[2] 换句话说，健康的细胞可以穿着营养盔甲，使它们暴露在不良物质前时不发生突变，所以不会变成癌症种子。此外，即使一些细胞突变成恶性种子，只要我们维持好体内的抗癌微环境，种子就会慢慢枯萎。但在一个亲癌症的人体内，突变的细胞会快速繁衍并分裂，再过几周、几年，恶性细胞的数量就会增长至几十倍，而身体此时已经无法像控制正常衰老细胞一样控制这些癌变细胞。最终，那个"小僵尸"会自行供应血液，以获取更多的营养来快速变大，直到某天你突然感觉到乳房有肿块，现实让你喘不过气来："什么？昨天还不是这样的！"

我要介绍一些抗癌功能强大的植物化合物，比如萝卜硫素和吲哚 -3- 甲醇（花椰菜、羽衣甘蓝）、染料木黄酮（大豆）、二烯丙基硫化物（大蒜）和鞣花酸（浆果、核桃），它们都对身体大有益处。植物比人类更先存在于地球，进化出了一些强大的"武器"来保护自己，以对抗太阳紫外线、微生物和昆虫等"敌人"。[3] 植物的抗癌作用因此越来越受到科学界的重视。植物就像小药房，会自动利用各种分子杀死细菌、病毒和真菌，不受它们攻击。你觉得吃完植物后，它们保护自己的能力会延展到人类身上吗？答案是肯定的！民间的草药就是真实存在的证据，充分说明了植物有很高的药用价值。制药公司出售的无数药物都提取自亚马孙丛林的植物，它们是大自然的馈赠。[4]

众所周知，许多抗癌的天然化学物质是从果实和植物中提取出来的。当癌症种子形成时，这些植物化学物质就会加强或改变体内各处的土壤微环境，不仅是乳房的微环境，还可以是肝脏、肺部、骨骼和脑部等所有乳腺癌喜欢"旅行"的地方。植物营养素包括姜黄素（姜黄），表没食子儿茶素没食子酸酯（EGCG，在绿茶中），白藜芦醇（葡萄、葡萄酒），ω-3 脂肪酸（亚麻籽，鳄梨），原花青素（浆果），染料木黄酮（大豆）、番茄红素（番茄）、花青素（苹果）和柠檬烯（橙子）。研究揭示了植物化学物质通过以下方式发挥强大的抗癌

能力：[5]

> 提供抗氧化活性并清除自由基，阻止我们摄入和遭遇的有害物质（致癌物质）引起细胞癌变
> 防止 DNA 损伤
> 修复破损的 DNA
> 破坏体内有害细胞
> 调节癌细胞的生长速度
> 抑制肿瘤细胞的新血液供应（抗血管生成）
> 刺激免疫系统
> 调节激素代谢
> 减少炎症
> 提供抗菌和抗病毒作用

你身边的抗氧化剂

维生素 C、维生素 E、β- 胡萝卜素和番茄红素等最常见的植物化学物质都可以充当抗氧化剂。但什么是抗氧化剂，它们有什么作用？别担心，这不是一堂生物化学课，不会有太多艰深晦涩的内容，但你需要了解什么是氧化应激。自由基是坏的氧分子，就像一条没有骨头啃的"饿犬"。它们急需电子使自己保持稳定和快乐，于是就从旁边的细胞中窃取电子；旁边的细胞就变得不开心了，也从旁边的细胞中窃取电子，依此类推。什么才能阻止这种疯狂的氧化呢？抗氧化剂可以阻止自由基形成并破坏细胞损伤。它是一个善良、赋予生命的分子，对氧化剂说："嘿，狗狗，拿我的电子吧。即使没有骨头，我也可以非常稳定。你需要它，而我不需要。"

自由基在某种程度上是必要的，因为它们有助于我们呼吸；它们可以抵御感染，杀死由它们自己造成的癌细胞（有些讽刺，但事实如此）；它们还可以对伤口做出炎症反应，让身体进行自我修复。[6]但是，一旦"坏"的自由基多于"好"的自由基，就会产生氧化应激。这种不平衡的状态日复一日、年复一年，你身体内的细胞和DNA就会遭受损伤，疾病由此产生。基本上，自由基损伤最多的器官会决定患什么疾病。如果血管损伤过大，你就容易得心脏病；如果肌肉损伤过大，你就会长期疲惫不堪，或有纤维肌痛；如果是大脑，你就容易得老年痴呆症；如果肠道受损，你就会感到食欲不振、消化不良。如果有大量自由基损伤你的乳房组织，结果可想而知……而如果人体可以消除氧化应激，你或许就可以长命百岁了。

抗氧化剂调节氧化应激的作用只是植物营养素抗癌能力的一小部分，正如上面十个能力中，抗氧化活性只是其中之一。如果你真的想要战胜癌症，就要选择正确的食物。

下面我要分享的内容可能会永远地改变你的饮食习惯。我们的每一餐都会产生破坏性的自由基以消化食物，氧化应激支配着餐后的消化过程。事实上，标准美国饮食的有害氧化程度非常高，大多数人每晚睡过觉，醒来之后体内的抗氧化剂含量都会大大减少。怎么扭转这种状况呢？一项研究让一组参与者享用了标准的早餐，并测量了他们每小时的氧化低密度脂蛋白胆固醇水平。[7]测量得到的胆固醇含量一直上升，到了中午，参与者仍处于过度氧化状态，此刻他们已经准备继续下一餐的美国标准饮食了。另外一组参与者吃同样的食物，只做出一个改变——加一杯草莓，接下来会发生什么呢？两组参与者享用同样的早餐，第二组只是多加了一杯富含抗氧化剂的草莓，到了中午，第二组人的氧化应激水平能恢复到起始状态！再想象一下，如果这顿饭不是煎饼和培根或牛排、鸡蛋加草莓杯，而是燕麦浆果加草莓杯呢？那会使你积累健康的因子，而不只是将身体的有害物质中和。有一点很重要：你需要每顿饭都吃抗氧化的食物（仅仅早上吃一杯蓝莓是不能让你一劳永逸的）。每顿饭都是一场氧化和抗氧化的"战争"，所以每次吃饭时，记得多吃点富含抗氧化剂的植物性食品。

地中海饮食常被视为健康的饮食方式，以植物营养素为重，重视水果、蔬菜、全谷物、橄榄油、鱼和适度的红酒。理论上，地中海饮食为人体创造了一个抗癌的微环境，那实验的结果如何呢？最近，共有 19 项研究一致表明，地中海饮食能显著降低患病的死亡率，比如心脏病发作、中风、认知能力下降和癌症。[8] 地中海国家（如西班牙、意大利、希腊）的乳腺癌发病率比美国、北欧和中欧国家（如英国、丹麦）都低，这是否归功于地中海饮食呢？[9] 西班牙的一项多中心研究证明，坚持地中海饮食能减少各种乳腺肿瘤的发生率，而最值得注意的是，浸润性三阴性乳腺癌（简称 TNBC）的发病率下降了 68%。[10] 荷兰的一项研究用 20 年对超过 62 000 名女性进行调查，发现得益于地中海饮食习惯，其 TNBC 的发病率下降了 40%。[11] 最后，欧洲的一项十国研究用 11 年调查了 330 000 名女性，发现有地中海饮食习惯的女性患 TNBC 的比例减少了 20%。[12] 由此看来，地中海饮食凭借丰富的抗氧化剂顺利通过了长寿测试！

如何搭配合理膳食

一盘富含抗氧化物质和其他抗癌营养素的美食是怎样的呢？最理想的膳食以植物为主，有丰富的新鲜水果和蔬菜，健康的脂类、全谷物、豆类，偶尔有鱼或瘦肉（或没有，我们之后会讨论），边上再放着一杯绿茶——有时候还可以是葡萄酒。

蔬菜

多吃羽衣甘蓝、菠菜等绿叶蔬菜，还要摄入不同颜色的蔬菜以获得多种类型的植物营养素：绿西兰花、红番茄、白蘑菇、橙色油桃果、南瓜、紫薯。

水果

要吃整个水果，包括果皮。不要喝果汁。浆果、苹果、香蕉、柑橘等都是营养价值很高的水果，可以多吃。

饮品

最好喝白开水、气泡水，用柑橘、薄荷、黄瓜等天然食材调味的水；茶和咖啡也是很好的选择。你可以用杏仁奶和豆浆代替牛奶。每天喝酒不要超过一杯，不要喝果汁和糖水，也不要喝苏打水。

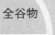

蔬菜

全谷物

健康的蛋白质

水果

全谷物

100% 全谷物食品通常都会在包装袋上标明，包括全麦面包、意大利面、米饭、燕麦、藜麦、大麦、蒸粗麦粉。不要吃白面包。

健康的蛋白质

大豆（豆腐、豆豉、毛豆）、麸质、扁豆、豌豆、坚果、藜麦、野生稻。这些食物可以提供健康的蛋白质，所以尽量少吃肉类、家禽、鱼类、乳制品和蛋。不要吃加工过的肉类（香肠、熟食切片和培根等）。

健康的脂类

健康的脂类来自鳄梨、坚果、种子、坚果和种子榨油、橄榄油等天然食物。除此之外，你可以吃少量的特级初榨橄榄油或压榨的菜籽油。

　　在任何一餐中，你的盘子都应该装着 70% 的新鲜水果、蔬菜，特别是绿叶蔬菜（羽衣甘蓝、菠菜等），还有 30% 的全谷物和蛋白质（豆类）。不要害怕淀粉类蔬菜，如红薯和南瓜。多吃彩色的蔬果，因为它们含有植物营养素（叶绿素生成绿色；类胡萝卜素生成黄色和橙色；黄酮类化合物生成蓝色、红色和奶油色）。例如，培养皿中的红茉莉花米提取物可以减少人体乳腺癌细胞的迁移和侵袭，棕色的麸皮提取物也发挥着相同的作用，但白米提取物就没有这种功效。更重要的是，研究人员给移植了人体乳腺癌细胞的小鼠喂养黑米提取物后，可以明显观察到肿瘤生长和血管生成受到抑制，[13] 所以多吃点色彩缤纷的蔬菜和谷物吧。此外，发芽、浸泡或发酵过的全谷物更容易被消化。

　　对我来说，一顿完美的膳食要遵循 7 ∶ 3 的比例。我会吃一大份沙拉，底部垫着一半美味的全谷物和一半豆类，再把羽衣甘蓝、芝麻菜和西兰花芽堆在上面，之后再根据我的心情选 5～10 种食物：生西兰花、樱桃番茄、洋蓟菜心、甜黄椒、新鲜的蓝莓、鳄梨、一堆鹰嘴豆泥和南瓜子。我的酱料是混合的苹果醋、碎大蒜、胡椒粉和香草。不过，如果你暂时不习惯这样的搭配，可以拌一点千岛酱或奶油。我很高兴看到你的盘子装满了抗氧化剂，这说明你已经赢得了这顿饭的氧化应激战。

芬克医生的理想一餐

我们都认识各式各样的水果和蔬菜，甚至非常喜欢它们中的大部分。但当我开始决定吃天然食品，探索替代肉类的美味蔬菜时，我还是不断刷新着自己对植物性食品的认识，并发现了很多美味佳肴。让我为你一一介绍。

- 健康的脂类：鳄梨，坚果（核桃、山核桃、开心果、腰果、夏威夷果、杏仁），种子（磨碎的亚麻、奇亚籽、向日葵籽、芝麻），坚果和作物种子油（杏仁、腰果、向日葵籽），橄榄，豆腐，毛豆，纯度至少为 **70%** 的可可黑巧克力，特级初榨橄榄油，有机压榨菜籽油。

- **100%** 全谷物：全麦、全麦面包和面食，糙米、野生稻、黑米、红米，全燕麦，藜麦，法罗麦，无添加爆米花，全黑麦，整粒大麦，荞麦，全麦蒸粗麦粉，碾碎干小麦，苋菜，高粱，苔麸。

- 豆类：菜豆类（芸豆、鹰嘴豆、利马豆、蚕豆、黑豆、大豆），豌豆类（四季豆、荷兰豆、黑眼豆），特殊坚果类（花生、大豆坚果）和扁豆类（褐色、绿色、红色、黑色、黄色）。

饮食习惯与健康风险

在享受色彩缤纷的美食前，我们先来上一节数据统计课。你需要认识两个重要的术语——相对风险和绝对风险，然后你才能明白饮食和生活方式的选择如何影响癌症风险。

相对风险指一个群体暴露在一定风险下，与未暴露在该风险下患某种疾病概率的比值。我们可以类比吸烟和肺癌，谁都知道吸烟者患癌的相对风险远高于不吸烟者。我们以乳腺癌为例，比较纤维摄入不足和食用大量纤维的人的患病风险。如果你每天只摄入不足 30 克纤维，那么你患乳腺癌的风险会增加 50%。这意味着相较高纤维食用者，你患乳腺癌的概率增加了 50%，但你应该更关心绝对风险。绝对风险不只涵盖"纤维"这个变量，还要分析女性的整体情况，当然也包括纤维的因素。我们知道女性到 80 多岁时患乳腺癌的累计概率为 1/8，那么纤维摄入不足者"50%"的相对风险是如何体现的呢？1 的 50% 是 0.5，所以相对风险增加 50%，使你的绝对风险从 1/8 增加到 1.5/8。

我可以用两种更有趣的方式来解释这些数字的关系。首先，在我们的例子中，一个人如果喜欢吃富含纤维的食物，他患乳腺癌的概率会相对减少 50%。1 的 50% 为 0.5，但这次相对风险下降使绝对风险从 1/8 变为 0.5/8。当你了解完本书中所有与癌症相关的因素之后，你就可以运用强大的运算法则，算出一生当中患癌的绝对概率，并根据结果调整预防措施，使你的健康状态最优化。其次，风险会出现，也会消失，特别当我们改变自己的习惯，实施防癌措施时，风险更会大大下降。有时，你只需关注短期内的绝对风险，而不需要过多担心长期的风险。例如，如果你现在 42 岁，那么你今年患乳腺癌的绝对风险是 1/680。[14] 如果你没有食用大量的麸皮谷物和富含纤维的水果，你的风险只是变成了 1.5/680，这样 50% 的相对风险也没那么可怕了。

所以当你在书上看到"喝某种饮料会使乳腺癌风险增加 300%"的消息时，要记住将绝对风险与相对风险联系起来。如果 42 岁的你没有喝那种饮料，患乳腺癌的概率就是 1/680；如果你喝了那种饮料，概率就变为 4/680。所以你无须恐慌，但也不能掉以轻心。你始终要记得，每日所选择的食物或习惯决定着你的相对风险，而相对风险就像小树一样，假以时日可能会变成森林，决定着你的乳房健康状况。

植物营养素中的"抗癌明星"

尽管探究单一营养素的抗癌能力很难，但科学家们已经确定了数万种植物化学物质，并持续研究其复杂功能。如今，我们知道这些营养素成了抗癌游戏的主角。西兰花和浆果等食物蕴藏着精妙而不可知的力量，通过复杂的旅程从你的胃最终到达人体每个细胞的内部。这趟旅程可以被拍成一部赏心悦目的电影，但是如果电影的主角换成巨无霸汉堡等垃圾食品，那将会变成一部恐怖片，对此，我们将在下一章详细阐述。

下面我要展示植物营养素中的"一线明星"，它们应该每天出现在你的生活中。从今天开始，把这些食物加入购物车。[15]

植物营养素	富含这些营养素的食物	它们的作用
异硫氰酸盐、吲哚、类胡萝卜素（绿叶蔬菜）、类黄酮（叶状青菜）	所有十字花科蔬菜：西兰花、菜花、绿叶蔬菜（羽衣甘蓝、菠菜、白菜、豆瓣菜和芝麻菜）、布鲁塞尔豆芽、卷心菜、小萝卜、大头菜、芜菁	• 降低乳腺癌患病风险 • 减少炎症 • 中和致癌物质 • 抑制癌细胞生长 • 刺激癌细胞自杀 • 限制自由基伤害 • 保持大脑记忆力 • 降低心脏病患病风险
黄酮类化合物、木脂素、酚酸、植酸、蛋白酶抑制剂、皂苷	100% 全谷物：糙米、野生稻、全燕麦、藜麦、全黑麦、大麦、全麦面食、爆米花、荞麦、全麦蒸粗麦粉、小米、碾碎干小麦、苋菜、高粱、埃塞俄比亚画眉草	• 降低乳腺癌患病风险 • 抑制癌细胞生长 • 降低心脏病患病风险

植物营养素	富含这些营养素的食物	它们的作用
鞣花单宁、黄酮类化合物（花色素苷、儿茶素、山奈酚、槲皮素）、紫檀芪、白藜芦醇	黑莓、蓝莓、山莓、草莓、葡萄、葡萄酒	<ul><li>降低乳腺癌患病风险</li><li>减少炎症</li><li>抑制癌细胞生长</li><li>刺激癌细胞自杀</li><li>限制自由基伤害</li></ul>
类胡萝卜素（β-胡萝卜素、番茄红素）	番茄	<ul><li>降低乳腺癌患病风险</li><li>抑制癌细胞生长</li><li>刺激癌细胞自杀</li><li>限制自由基伤害</li></ul>
类胡萝卜素（α-胡萝卜素、叶黄素、β-胡萝卜素、玉米黄质、β-隐黄素）	所有橙色的食物：胡桃、橡子、南瓜、意大利面、胡萝卜、番薯、杏子、哈密瓜、芒果	<ul><li>降低乳腺癌患病风险</li><li>中和致癌物质</li><li>抑制癌细胞生长</li><li>刺激癌细胞自杀</li><li>限制自由基伤害</li></ul>
葱属化合物（大蒜素、烯丙基硫化物）、黄酮类化合物	大蒜、洋葱、韭菜、青葱、韭菜、香葱	<ul><li>降低乳腺癌患病风险</li><li>中和致癌物质</li><li>抑制癌细胞生长</li><li>降低心脏病患病风险</li></ul>
异黄酮（大豆素、染料木黄酮、黄豆黄素）、酚酸、蛋白激酶抑制剂、鞘脂	大豆类：豆豉、味噌、纳豆、大豆、毛豆、豆浆、豆腐	<ul><li>降低乳腺癌患病风险</li><li>抑制癌细胞生长</li><li>减缓潮热</li><li>减轻乳房疼痛</li></ul>
木脂素	亚麻籽	<ul><li>降低乳腺癌患病风险</li><li>减少炎症</li><li>抑制癌细胞生长</li></ul>
肌醇、黄酮类化合物、木脂素、多酚、蛋白酶抑制剂、皂苷、甾醇、三萜类化合物	菜豆类（芸豆、黑白斑豆、黑豆、白豆、四季豆、鹰嘴豆），豌豆类（嫩豌豆、荷兰豆、菜豆、碎豌豆、黑眼豌豆）	<ul><li>降低乳腺癌患病风险</li><li>减少炎症</li><li>抑制癌细胞生长</li><li>刺激癌细胞自杀</li><li>降低胆固醇</li></ul>
黄酮类化合物（β-胡萝卜素、柚皮素、番茄红素）、类胡萝卜素、柠檬苦素	柑橘类水果：葡萄柚、橙子、橘子、小柑橘、橘柚、柠檬、酸橙	<ul><li>降低乳腺癌患病风险</li><li>抑制癌细胞生长</li><li>刺激癌细胞自杀</li><li>限制自由基伤害</li><li>保护视力</li><li>降低心脏病患病风险</li></ul>

植物营养素	富含这些营养素的食物	它们的作用
黄酮、异黄酮、多酚、麦角硫因	蘑菇：香菇、牡蛎、褐菇、灰树花、白蘑菇	• 降低乳腺癌患病风险 • 减少炎症 • 增强免疫功能 • 抑制癌细胞生长
鞣花单宁、黄酮类化合物、酚酸、植物甾醇	坚果	• 降低乳腺癌患病风险 • 中和致癌物质 • 抑制癌细胞生长 • 刺激癌细胞自杀 • 限制自由基伤害
黄酮类化合物（花色素苷、表儿茶素、槲皮素）、三萜类化合物	苹果	• 降低乳腺癌患病风险 • 抑制癌细胞生长
咖啡因、黄酮类化合物（表没食子儿茶素没食子酸酯——非花草茶）	茶（绿茶、抹茶、芙蓉红茶、白茶、南非有机茶、印度茶、菊花茶）	• 降低乳腺癌患病风险 • 中和致癌物质 • 抑制癌细胞生长 • 刺激癌细胞自杀 • 限制自由基伤害
咖啡因、二萜、酚酸（绿原酸、奎尼酸）	咖啡	• 降低乳腺癌患病风险 • 减少炎症 • 中和致癌物质 • 抑制癌细胞生长 • 刺激癌细胞自杀 • 降低心脏病患病风险

2009 年，研究人员利用美国国民健康和营养调查收集的美国人每日饮食习惯，以及美国农业部有关营养成分的数据，结合其他文献探究"植物营养素缺口"——人们离"每日摄入 5～13 份水果和蔬菜"的目标有多远。[16] 他们将最重要的植物营养素按以下 5 种颜色进行分类。基于这份报告，你就能知道该吃哪种彩色的成分，不该吃哪种成分了。

» 69% 的人摄入的绿色植物不足（猕猴桃、蜜瓜、西兰花、羽衣甘蓝、菠菜、鳄梨、豌豆）

» 78% 的人摄入的红色植物不足（苹果、葡萄柚、覆盆子、番茄、甜菜、芸豆）

» 86% 的人摄入的白色植物不足（梨、菜花、鹰嘴豆、大蒜、洋葱、蘑菇）

» 88% 的人摄入的紫色 / 蓝色植物不足（李子、葡萄、蓝莓、茄子、芜菁）

» 79% 的人摄入的黄色 / 橙色植物不足（香蕉、菠萝、桃子、柠檬、胡萝卜、甘薯）

在理想的情况下，你应该每天食用 10 份水果和蔬菜（大概 5 杯的分量）。如果你不清楚各种颜色的蔬果应该摄取的比例，一种简单的方法是每天从每种颜色的蔬果中摄取两份。选择颜色最鲜艳的食物，因为颜色通常能反映植物营养素的含量。

乳房保健十佳食品

让我们一起揭晓预防乳腺癌的十佳食品。

1. 十字花科蔬菜和绿叶蔬菜

十字花科蔬菜和绿叶蔬菜包括西兰花、花椰菜、卷心菜、抱子甘蓝、芜菁、小萝卜、西洋菜、羽衣甘蓝、芝麻菜、白菜和瑞士甜菜。

十字花科蔬菜中丰富的异硫氰酸酯可能是降低乳腺癌发病率的主要原因。[17] 为了充分利用营养素，你可以选择稍微蒸煮或生吃，通过充分咀嚼打破细胞壁，然后让分子混合，产生萝卜硫素——所有异硫氰酸酯中抗癌效果最好的一种物质。萝卜硫素在寻找并摧毁乳腺癌细胞上表现出惊人的天赋。[18] 西兰花芽含有的萝卜硫素是西兰花的一百倍。除此之外，绿色蔬菜还能提供吲哚 -3- 甲醇，这可以促使我们通过尿道把过量的雌激素排出体外。[19] 近 52 000 名非洲裔美国女性接受了一项长达 12 年的研究，研究发现每周食用超过 6 份十字花科蔬菜的女性在绝经前患癌的风险降低了 41%。[20]

2. 膳食纤维

全麦、豆类和蔬菜富含膳食纤维。80% 的乳腺癌由雌激素的不正常分泌引起或加剧，但有针对性的饮食可以抑制雌激素分泌。不幸的是，很多人现在还不知道这一点。纤维在胃肠道中与雌激素和毒素结合（之后你会把毒素排出去），改善胰岛素敏感性，并释放一连串抗氧化维生素和抗癌化合物，从而粉碎癌症的阴谋。[21] 大量摄入膳食纤维甚至有助于平息更具侵略性的雌激素阴性乳腺癌。[22] 每天努力消耗超过 30 克纤维，可以使患乳腺癌的风险降低 50%。[23] 即使每天只吃 20 克，癌症风险也能下降 15%。[24]

30 克是什么概念？就是每天摄入 3～5 份高纤维食品，如下所示。

» 一杯煮豌豆、扁豆、黑豆（15 克），利马豆（13 克），焗豆（10 克），青豆（9 克）

» 一个鳄梨（13.5 克）

» 半杯百香果（12 克）

» 一个中等大小的菜蓟（10.3 克）

» 一杯覆盆子（8 克）

» 一杯全麦意大利面（6.3 克）或珍珠大麦（6 克）

» 一个中等大小的梨（5.5 克）

» 3/4 杯麸皮片（5.5 克）

» 一杯西兰花（5 克）

有多少美国成年人日常摄入的纤维不足？97%！[25] 让我们坚持摄入膳食纤维，成为健康饮食的 3% 吧！

3. 浆果

野生蓝莓、蔓越莓、黑莓、覆盆子、草莓和樱桃的抗氧化能力及自由基清除能力依次递减。浆果中的鞣花酸、花青素、原花青素等化合物可以干扰癌细胞信号，促使癌细胞自杀（细胞凋亡），抑制血管生成。[26] 冷冻浆果比新鲜浆果更快释放多酚，但不管是新鲜的或冷冻的，我们一般都要搭配燕麦片、奶昔和沙拉。我也喜欢印度醋栗，它在体内协同消除自由基的氧化损伤，抗氧化能力是蓝莓的124 倍。[27] 你也可以把它磨成粉，像我一样做成抗氧化奶昔，在本章最后，我会为大家提供我的食谱。

4. 苹果

一天一个苹果，乳腺癌远离我？应该就是这样的！所有苹果皮中的儿茶素和黄酮醇，以及红苹果中的花色素苷都能有效阻断癌症的新陈代谢路径。[28] 每日吃苹果的人（苹果派不算）与少吃苹果的人相比，乳腺癌风险下降了 24%。[29] 实验同时发现，果皮的抗癌能力是果肉的 10 倍，所以我们最好把整个苹果吃下去，或者把它搅拌成苹果泥，而不单单是喝果汁。[30]

5. 番茄

番茄鲜红的颜色主要归功于番茄红素。它是一种类胡萝卜素，在番茄皮上含量最高。作为一种强大的抗氧化剂，番茄红素有很强的消炎和抗血管生成能力，这就是为什么喜欢吃番茄的女性患乳腺癌的概率会大大下降。[31] 一般植物化学物质在生吃时营养价值最高，而番茄红素却有所不同，加热番茄 15 分钟可以使其生物利用度提高 300%。[32] 番茄红素是脂溶性的，所以我们可以选择炒番茄，或抹一点橄榄油之后烤番茄，使之吸收率更高。

⬤ 6. 蘑菇

蘑菇不是真正意义上的水果或蔬菜，甚至也不是植物——它们是真菌，但它们同样很美味、营养丰富。白蘑菇朴实无华，但是相比褐菇、鸡油菌和平菇等，它的黄酮和异黄酮含量更高。[33] 白蘑菇是雌激素阻断能力最高的菌类，它能够抑制芳香酶，而芳香酶会导致雌激素转化成具有致癌活性的前体。在中国，每日摄入超过 10克白蘑菇（相当于半个白蘑菇）的女性患乳腺癌的概率比不吃蘑菇的女性下降 64%；如果她们另外再喝半杯绿茶，概率就会继续下降89%。[34] 灵芝、云芝、香蕈和舞茸等药用蘑菇在亚洲被广泛用于治疗各种癌症，并且成效显著。研究发现，药用蘑菇中的多糖可以刺激免疫反应，直接对抗肿瘤。[35]

⬤ 7. 大蒜、洋葱、大葱、青葱、细青葱、韭葱

碾碎、切碎或咀嚼这些新鲜食材，可以充分释放食物中的大蒜素——一种抗增殖和抗氧化的植物化学物质。[36] 法国一项研究表明，坚持每周摄入 11～12 份大葱和洋葱等葱属蔬菜，患乳腺癌的概率会减少 75%。[37]

⬤ 8. 姜黄和香料

姜黄素是辛辣的黄色草药——姜黄根中最活跃的成分，它或许可以解释为什么在印度乳腺癌的发病率比西方国家低了整整 5 倍。姜黄素降低了雌激素水平，诱导癌细胞凋亡，抑制炎症（COX-2 抑制剂），并抑制自由基。[38] 在一组实验中，人体血液样本暴露于自由基一周，在接下来的一周中，同一个人的新鲜血液

样本以相同的方式持续暴露一周，最终后者的 DNA 氧化损伤却是之前的 1/2。为什么一周之内会发生这样的变化呢？原因是受试者每天多吃了一片姜黄。[39] 此外有研究发现，黑胡椒中的胡椒碱可以把姜黄素的生物利用度提高 2 000%。[40] 胡椒碱本身就可以抑制动物乳腺肿瘤的生长和扩散。[41] 混合 1/4 茶匙姜黄粉或 1/4 英寸①新鲜姜黄根，加上 1/4 茶匙黑胡椒以及 1 汤匙磨碎的亚麻籽等脂类帮助吸收，一份沙拉、米饭或蔬菜的配料就完成了。虽然单独摄入姜黄素所产生的作用足够强大，但实验显示，单独摄入的姜黄素远不及姜黄根粉的抗癌效果强，所以你可以选择姜黄根粉，用搅拌机将它与食物混合在一起。[42] 但是请注意，如果你有胆结石，应避免使用姜黄，它会刺激胆囊收缩，可能导致胆囊炎发作。[43]

香料对食物的贡献远不止调色和调味，它们还可以减缓炎症，抑制有害自由基形成和癌细胞增殖，诱导癌细胞凋亡，抑制血管生成并发挥免疫作用。[44] 所以我建议平常做饭时使用丁香（抗氧化效果仅次于醋栗）、姜、辣椒粉、小茴香、肉桂、鼠尾草、迷迭香、牛至、百里香和其他香料，它们不仅能让你的食物更加美味，还能起到抗癌的作用。[45] 顺便说一下，决明子肉桂比锡兰肉桂含有更多的血液稀释剂和香豆素。每日摄入香豆素过多，可能会损伤肝脏，因此如果你经常吃肉桂，还是选择锡兰肉桂吧。[46]

嘿，给生活加点调味料！

一点这个，一点那个，平淡而有些无趣的食物就会变得美味又好吃，让你忍不住多吃几口！研究者已经探索了超过 180 种香料含有的植物营养素以及它们的健康功用，所以你

---

① 1 英寸为 2.54 厘米。——编者注

可以考虑在家里备上一些香料，为生活增味。[47] 如果你习惯了盐和胡椒，可以试试加入以下这些对乳房有益的草药和香料，体验抗癌的美味佳肴。

• 多香果	• 孜然	• 洋葱
• 小檗	• 咖啡粉	• 牛至
• 罗勒	• 莳萝	• 肉豆蔻
• 月桂叶	• 茴香	• 匈牙利甜红辣椒粉
• 黑胡椒	• 葫芦巴	• 欧芹
• 葛缕子干籽	• 大蒜	• 迷迭香
• 豆蔻	• 生姜	• 鼠尾草
• 辣椒	• 山葵	• 藏红花
• 辣椒粉	• 印度山竹子	• 大葱
• 细葱	• 韭葱	• 青葱
• 芫荽叶	• 柠檬草	• 百里香
• 肉桂（锡兰）	• 马郁兰	• 姜黄 / 姜黄根
• 丁香	• 薄荷	
• 胡荽	• 芥末粉	

9. 海藻

海藻可以通过促进排尿减轻体内的雌激素负担，同时改变肠道细菌。[48] 韩国的一项研究显示，每日摄入海藻类食品，可以使乳腺癌患病风险低于50%。[49] 普通海藻包括紫菜、裙带菜、海草、孢子叶、昆布、掌状红皮藻、爱尔兰苔藓和螺旋藻。你要尝试用紫菜代替薯片当零食，或吃些紫菜蔬菜卷和彩色饭团。将一茶匙粉状螺旋藻加入奶昔或沙拉酱，既可以代替盐来调味，又有益健康。

10. 可可

可可粉含有类黄酮和原花青素，可以把它加入浆果奶昔，满足喜爱甜食的你。[50] 摄入 1.5 盎司① 纯度超过 70% 的黑色可可巧克力可以起到抗癌的效果，它含有的抗氧化成分比可可脂和糖都多。[51]

为大豆制品正名

我们该好好讲讲大豆这种食物了，之前人们对这种有益的食材多有误解。大豆含有异黄酮，有些异黄酮属于植物雌激素（提取自植物的雌激素样化合物），而雌激素会促进乳腺癌细胞生长，所以我敢打赌有人曾经告诉你："千万别吃大豆！"大多数医生对这个领域相对陌生，所以他们只能保持谨慎保守的态度，建议你避开所有植物雌激素。我猜他们对此并无研究，也没有好好阅读相关的证据，那就让我来揭晓真相。

我们体内有两种完全不同的雌激素受体（简称 ER），分别是ER-α 和 ER-β。当任何来源的雌激素刺激这些受体时，受体细胞就会发挥它的编码作用。在乳房中，ER-α 向癌细胞发送繁殖和分裂的信号，而 ER-β 实际上发挥了抗雌激素作用。事实证明，我们天然的雌激素喜欢 ER-α（是的，就是与癌症密切相关的受体）；但大豆植物雌激素如染料木黄酮，反而更亲 ER-β，与之结合的数量是与ER-α 结合数量的 1 600 倍。[52] 当大豆植物雌激素与 ER-β 结合时，大豆同时便阻止了雌激素与 ER-α 结合。而当大豆植物雌激素与 ER-α结合时，它所发出的信号仅是雌激素真正能力的 1/100～1/10。因此，大豆的作用类似于他莫昔芬——一种癌症患者使用的占用ER-α 受体并使之失活的药物。[53] 除此之外，大豆可以阻止其他

---

① 1 盎司约为 28.35 克。——编者注

类固醇转化为雌激素。[54] 这样的话，是不是说明摄入的大豆雌激素水平会有所下降呢？是的。得克萨斯州的一项研究是，一组绝经前的女性受试者每天喝三杯 12 盎司的豆浆，为期 1 个月。结果，所有受试者的雌激素水平都下降了 30%～80%，而且在之后 2～3 个月内的水平仍低于起始线。[55] 大豆真的可以减缓雌激素生成！

进一步想，如果我们通过每天食用大豆降低雌激素水平，是否说明患乳腺癌的风险可以由此降低？没错，一项调查了超过 73 000 名中国女性的饮食研究发现，在童年、青春期和成年时摄取大豆可以预防乳腺癌，特别是在青少年阶段。[56] 在加利福尼亚和夏威夷的亚裔女性中，童年的大豆摄入量超过每周 1.5 次的人群，成年后乳腺癌的发病率降低了 58%，所以各位家长可以督促孩子多吃点豆类食品。[57] 这个规律甚至对韩国 BRCA 突变基因携带者也适用，她们的病因在很大程度上受 DNA 损伤影响，但摄入足够的大豆后，乳腺癌的患病率可以降低 43%。[58]

现在我们知道了大豆能阻断雌激素对 ER-α 的影响，降低血液中的雌激素水平，防止乳腺癌发生。但是，如果已经患有雌激素引起的癌症，并已经开始使用他莫昔芬等阻断雌激素作用的药物，大豆中的异黄酮会干扰这些药物吗？直到 2009 年，我们对此还没有定论。一项癌症流行病学研究对 1 954 位来自各个种族，并服用他莫昔芬（针对雌激素导致的癌症）的乳腺癌康复者进行了 6 年的随访，发现豆腐和豆浆产品摄入最多的女性与大豆摄入量低的女性相比，乳腺癌复发率降低了 60%。[59] 异黄酮不仅可以与雌激素协同作用，还有抗增殖、抗氧化、抗血管生成和减轻炎症的作用，因此大豆甚至可以抵抗雌激素阴性肿瘤。[60] 迄今为止，有关乳腺癌患者与大豆的最大规模的研究长达 9.4 年，随访了超过 6 200 位来自美国和加拿大各个种族的乳腺癌患者。[61] 研究发现，每周摄入 0.5～1.0 份大豆的人与少摄入的人相比，全因死亡率降低了 21%，雌激素阴性乳腺癌患者的全因死亡率降低了 51%；而对于没有接受抗雌激素治疗的雌激素阳性乳腺癌患者，全因死亡率下降了 32%。另一项研究涵盖 5 000 例乳腺癌患者，对于大豆摄入量高的患者，死亡率下降了 29%，复发率下降了 32%，与受体状态无关。[62] 每天只需一杯豆浆，就可以提供充足的植物雌激素，使复发率降低 25%。[63] 因此，乳腺癌患者康复后可以放心摄入大豆，它不但十分安全，还能起到保护作用。

大豆不会增加患乳腺癌的风险，实际上，2009 年以来每一项相关研究都显示，大豆可以降低患乳腺癌的风险，并减小患者的复发率。[64] 我们应该如何选择健康安全的大豆呢？我们要选择 100% 的有机大豆或非转基因大豆。虽然市面上 96% 的大豆都是转基因作物，但实际上，要找到非转基因大豆也没那么难，因为大多数转基因大豆都用来饲养牲畜，只要你不吃这些牲畜，就不会受到影响。[65] 大豆是一种"完全蛋白质"，这意味着它含有生物功能所必需的氨基酸。你每天要尽量吃够 2～3 份大豆食品。天然的大豆远远优于加工产品，豆豉、味噌、发酵酱油和纳豆等发酵豆制品都是很好的选择。大豆的自然发酵过程应该具备两个要素：利用益生菌减少气体和气体膨胀；并把异黄酮转化为最活跃的状态，进一步提高这种超级食物的营养价值。豆腐、大豆（毛豆）、焗大豆和豆浆都是非常好的选择。不要饮用大豆蛋白或经大豆分离制成的豆浆，而要尽量选择标签上写着"有机大豆"的产品。加工过的大豆产品虽然在生产过程中失去了部分营养价值，但它也是肉、酱汁、奶酪、鸡蛋、酸奶和牛奶很好的替代品。

维生素、矿物质等必需营养素

如果你的细胞可以写一篇题为"在身体里的一天"的文章，我猜它们一定会滔滔不绝地讲述 30 种无法在体内合成的必需维生素和矿物质。细胞利用这些原材料执行着数百项维持生命的任务。你的细胞还会说，它们更喜欢吃天然食物，而不是营养补充剂或单一的维生素药丸，因为天然食物里含有超过 25 000 种植物化学物质，其复杂性远远超过我们的想象。单一的营养补充剂或药丸固然可以发挥功效，但天然食品中的各类营养素可以互相配合、协同作用，一起对抗疾病。例如，我们知道维生素 C 是一种抗氧化剂，但吃一整个橙子可以解锁更多营养物质，如柠烯（它可以在乳腺细胞内积聚，发挥类似化疗的作用）。[66] 你的维生素 C 咀嚼片就不含有这种柠烯化合物！除了维生素 B_{12}、叶酸和维生素 D 等少数特例，在一般情况下，均衡饮食是获取足够维生素和矿物质最安全和最有效的方法。下面我会介绍一些很重要的维生素。

维生素 A：芬维 A 胺（200 毫克 / 天）是维生素 A 的类似物，可以使绝经前妇女的乳腺癌患病率和复发率降低 35%。[67] 它主要存在于胡萝卜、番薯、羽衣甘蓝、菠菜、西兰花和黄色南瓜中。

β- 胡萝卜素：包含 11 项研究的元分析显示，18% 的女性因摄入 β- 胡萝卜素而使乳腺健康状况有所改善。[68]β- 胡萝卜素在体内会转化成维生素 A，所以杏、哈密瓜和甜红辣椒等富含 β- 胡萝卜素的食物也会为你提供足够的维生素 A。

维生素 B_6：维生素 B_6 可将乳腺癌患病风险减少 30%。[69] 富含维生素 B_6 的植物有鳄梨、黑白斑豆、糖蜜、葵花籽、芝麻和开心果等，肉类包括金枪鱼、鸡肉和火鸡胸肉。

维生素 B_{12}：维生素 B_{12} 在绝经前女性的乳房保健中发挥着 64% 的积极作用。[70] 贝类、鱼类、肉类、家禽、肝脏、乳制品、鸡蛋和强化谷物都含有丰富的维生素 B_{12}。年龄在 65 岁以下的素食主义者或维生素 B_{12} 获取不足的成年人，可以选择每周服用 2 500 微克氰钴胺素（不是甲基钴胺素）补充剂，[71]65 岁以上则最好每天摄入 1 000

微克氰钴胺。[72]

叶酸：叶酸与维生素 B_6 和维生素 B_{12} 一起合成谷胱甘肽，它是细胞内抗氧化功能最强大的化学物质，可以解毒并消除致癌物质。[73]你可以在豆类、坚果、菠菜、羽衣甘蓝、芦笋和全麦食品中找到叶酸。在护士健康研究中，人体血清中较高水平的叶酸可以使乳腺癌患病风险减少 27%。[74] 在这项研究中，每天饮酒一杯或超过一杯的人，若在食物或营养补充剂中补充足量叶酸，其患癌风险会暴跌89%。原因在于，酒精会抑制体内的叶酸转化为可用于修复 DNA 的甲基叶酸。因此，一般饮酒者（一次或超过一次）每天应考虑服用800 微克甲基叶酸（不是叶酸），或者适度控制饮酒量。

维生素 C：一说起维生素 C，你可能会想到橙汁。实际上柑橘类水果，如橙子、橘子、葡萄柚、柠檬和青柠都含有丰富的维生素C，可以使患乳腺癌的概率降低 10%。[75] 如果再加上维生素 C 的其他来源（如胡萝卜、番薯、绿色蔬菜和西兰花），多重的植物营养素可以让你将保护率提高到 31%。[76]

维生素 D：我们平常都说要晒晒太阳，帮助体内合成维生素 D。适量的维生素 D 可以对女性提供健康保护：每天摄入超过 800 国际单位的维生素 D，能帮助绝经后的女性将患乳腺癌的概率减少 34%。[77]如果你不涂防晒霜，在阳光下晒 12 分钟，皮肤大约会合成 3 000 国际单位的维生素 D，再加上每天通过饮食摄入的 2 000 国际单位，患癌的概率能降低一半。[78] 如果不幸罹患癌症，适量的维生素 D 能将乳腺癌的致死率降低 50%。[79] 优质的维生素 D 来源包括营养强化奶、豆奶、豆腐、谷物、暴露在紫外线下的蘑菇（在阳光下晒足两天）、沙丁鱼、鲑鱼，以及最重要的——晒太阳。

如果你居住在北纬 40 度的地方（纽约、巴塞罗那、罗马、多伦多、皇后镇、布达佩斯、苏黎世、维也纳、慕尼黑、巴黎），或者你已经 60 多岁，又或者你的肤色较深且每天暴露在阳光下的时间不到半小时，那么你就要多补充维生素 D 了。在没有阳光的冬季，每天需要补充 4 000 国际单位的维生素 D。[80] 最新研究表明，血清中的维生素 D 含量为 40~80 纳克 / 毫升时，你可以最大限度地降低患癌概率，而这就要求你摄入 5 000 国际单位或更多的维生素 D。所以下次看医生时，你可以顺便检查血液中的维生素 D 含量，并在需要的情况下咨询医生如何优化你的维生素 D 补充方案。[81]

钙：每天补充 1 250 毫克的膳食钙，可以降低 20%～50% 患乳腺癌的概率。对于尚未绝经的女性，钙能把患乳腺癌的概率降低 74%。[82] 钙的抗癌特性，可能是由于它能减少脂肪诱导的细胞增殖，中和脂肪酸，与致突变性胆汁酸进行结合。[83] 甘蓝、西兰花、所有深色绿叶蔬菜、酸奶、奶酪、牛奶、大豆、强化谷物和谷物都含有丰富的钙。

长链 Ω-3 脂肪酸：不吃鱼的朋友可能无法摄入足够的长链 α-亚麻酸（详见下一节关于脂肪的内容）。为了让大脑达到最健康的状态，你要确保自己摄取足量的长链 Ω-3 脂肪酸。同时，不吃鱼的读者需要食用 Ω-3 鱼油，或每天从酵母或藻类中补充 250 毫克长链 Ω-3 脂肪酸。[84]

"好"脂肪与"坏"脂肪

人们一度对脂肪很反感，以为不吃脂肪就不会发胖。结果却是，如果你不吃脂肪，你压根儿就活不下去。脂肪能有效储存能量，提供能量并调节体温；脂肪包围着你的神经、脑组织和眼球，就像泡沫包装包裹着茶杯一样；脂肪能传输维生素，产生类固醇，支持细胞生长和发挥功能，让你的皮肤看起来不会像沙皮狗一样皱巴巴的。[85] 但你知道"好"脂肪和"坏"脂肪的区别吗？我们在这一节谈谈"好"脂肪。

什么是最健康的脂肪？就是不饱和脂肪。这类含不饱和脂肪酸的物质，常被我们称为多不饱和脂肪酸（PUFAs）。多不饱和脂肪酸在室温下是液体，对于人体必不可少，人体却无法制造它，只能从食物中获得。活动肌肉或者被割伤止血时都需要用到这种脂肪酸。在亚麻籽、核桃、菜籽油、未氢化大豆油，以及鲑鱼、鲱鱼、沙丁鱼和鲭鱼等油性鱼类中，你都可以发现 Ω-3 多不饱和脂肪酸，它也被称为 α- 亚麻酸。

有益脂肪还包括单不饱和脂肪酸，它存在于橄榄油、油菜籽、芝麻油、核桃油、花生油、杏仁油、亚麻籽油、琉璃苣油、高油酸油、红花油和葵花籽油中；鳄梨、橄榄、杏仁、腰果、山核桃、夏威夷果和坚果黄油等天然食品也含有单不饱和脂肪酸。另外，油类可能同时含有多种不同的多不饱和脂肪酸、单不饱和脂肪酸及饱和脂肪。

我们最好只摄取不饱和脂肪，尽可能少吃红肉、鸡肉、油（避免红花籽油、葵花籽油、氢化豆油、玉米油、椰子油、棕榈油，具体原因我会在第 4 章说明）、黄油和奶酪，把饱和脂肪摄入量降到最低，或者干脆不再食用。许多研究证实了单不饱和脂肪酸和 Ω 多不饱和脂肪酸的益处。[86] 在规模最大的一项关于脂肪与癌症关系的研究中，欧洲研究人员在 11 年内追踪了 10 个国家的 337 327 名女性的脂肪摄入和身体情况。[87] 研究发现，最常摄入饱和脂肪的女性患乳腺癌的可能性比普通女性高 30%。

还记得妈妈告诉你要吃蔬菜吗？妈妈总是对的。新的证据证实，女性在 10～15 岁时多摄入植物脂肪（多不饱和脂肪酸和单不饱和脂肪酸）和坚果，绝经后患乳腺癌的概率会显著下降。[88] 护士健康研究显示，女性在高中时期提高植物脂肪摄入量，之后可以减少 42% 的患癌概率。[89]

为了更好地了解"好"脂肪的力量，我们看看亚麻籽（一种单不饱和脂肪酸）。它拥有含量最为丰富的 Ω-3 脂肪酸，其木脂素含量也是其他食物的 100 多倍。[90] 木脂素具有抗乳腺癌的各种特性，能降低雌激素水平并阻止癌细胞生长。[91] 在一项研究中，进行乳腺活检的 45 名女性体内含有癌前细胞，这些女性面临着很高的患癌风险。她们每天只需吃一茶匙亚麻籽，一年之后复查活检的结果显示，32% 的癌前细胞恢复到了正常水平，而 80% 女性体内的 Ki-67 抗原（细胞分裂的标志物）都减少了。[92] 所以，你可以在今天吃午餐时，往沙拉里撒上满满一勺亚麻籽，或者像我一样把它混到奶昔里。如果你在阅读本章之后只能做出一个改变，那我推荐你养成一个习惯：每天吃 1～2 汤匙的亚麻籽。

● 营养丰富的脂类：特级初榨橄榄油

和葡萄酒一样，橄榄的质量因地区而异，不同的加工过程也影响橄榄油的最终品质。其中，特级初榨橄榄油排名最高，因为它含有最丰富的抗癌与抗氧化成分：酚类、多酚类和木脂素类。同时，它的角鲨烯含量也很高，角鲨烯分子能抑制原癌基因表达。[93] 橄榄油中含有的刺激醛是一种植物营养素，其化学特性与布洛芬十分相近，可以减少体内的炎症。[94] 除了消除炎症，特级初榨橄榄油还能调节胰岛素分泌，降低血糖水平，创造抗癌的微环境，让癌细胞无所适从。[95]

很多研究试图验证特级初榨橄榄油是否有对抗乳腺癌的作用，它们最后都得到了肯定的结论。[96] 一项研究地中海饮食的随机试验是，给 4 152 名年龄在 60～80 岁的女性（没有个人癌症病史）随机分配三种不同的饮食搭配，分别是地中海饮食搭配特级初榨橄榄油、地中海饮食搭配混合坚果，以及一个地中海饮食对照组（建议减少脂肪摄入）。[97] 这项研究对受试者进行了 4.8 年的随访，最终有 35 人患乳腺癌（橄榄油组 8 人，坚果组 10 人，对照组 17 人）。地中海饮食加特级初榨橄榄油组患乳腺癌的可能性比对照组低 68%。如果特级初榨橄榄油进一步加工，失去了维生素、矿物质、纤维和其他植物化学物质，它便会失去强大的功能。因此，食品始终是天然的好，也最有利于乳房健康。

不要用特级初榨橄榄油做饭，这样会破坏橄榄油中所有的营养元素。你可以使用有机油菜籽，或尝试用肉汤、醋和水来代替。记得把油储存在阴凉处，防止营养成分降解。橄榄油开瓶 3 个月就更换一瓶新的。沙拉酱、酱汁、香蒜酱和奶昔里都可以加入橄榄油，只需在做好的菜上面淋上几滴油；橄榄油还可以代替黄油或人造黄油。相信我，不是所有的脂类都会让你发胖；事实上，特级初榨橄榄油可以帮助你减肥！ [98]

喝这些饮品，把毒素都冲走！

让我来考考你：什么是百岁老人最常喝的饮品，水、葡萄柚汁、茶，还是红酒？

如果你猜到是茶，恭喜你，你太聪明了！ [99] 茶是长寿的秘诀，而对于乳房来说，最健康的饮料包括茶、咖啡，还有永远的赢家——水。

● 茶

对我来说，茶简直是液态的黄金。它能抑制自由基损伤细胞并释放多酚，通过血液流动阻止肿瘤增殖、侵袭和转移。[100] 茶中的表没食子儿茶素没食子酸酯（简称 EGCG）含量很高，有很强的抗氧化和抗癌能力。你可以选择各种类型的茶，如绿茶、红茶、白茶、乌龙茶和普洱茶，它们都有益健康。不过，花茶不来自茶树，所以不含儿茶素类黄酮，如 EGCG，但它仍然富含抗癌酚类化合物，具有很高的抗氧化活性。[101] 在乳房保健中，绿茶的功效高于其他所有茶。每天喝 3 杯绿茶，可以将乳腺癌患病风险降低 50%！ [102]

研究人员对绿茶进行研究，将洛杉矶县超过 500 名患乳腺癌的亚裔美国女性与 594 名没有得癌症的女性进行了比较。研究发现，每天喝绿茶小于 85.7 毫升（1/3 杯）的女性，患乳腺癌的概率降低了 29%；每天喝绿茶超过 85.7 毫升（1/3 杯）的女性，患癌概率与不喝绿茶的女性相比减少了 47%。[103] 一项元分析结合了 7 项对于饮用绿茶与癌症发病率的研究，得出基本相同的结论。[104] 既然绿茶可以降低癌症发病率，那它还可以减少癌症复发的可能性吗？一项研究显示，处于乳腺癌 I 期的日本女性每天喝 3 杯以上绿茶后，其癌症复发的可能性减少了 57%，而 II 期患者的复发可能性减小了 31%。[105] 对绝经前患乳腺癌的妇女而言，饮用更多的茶可以减少阳性淋巴结的数量，提高生存率。[106] 茶叶的这种功效，对于人类表皮生长因子受体 2 过表达的侵袭性亚型乳腺癌效果更为显著。[107]

冲泡过的红茶和乌龙茶会破坏像 EGCG 这样的儿茶素，因此对于正在对抗乳腺癌的朋友们来说，最好可以生吃绿茶茶叶。[108] 即使你不太喜欢绿茶，我也建议你好好利用它，捏住自己的鼻子，努力把 3 杯绿茶喝下去。你还可以把绿茶放进奶昔中（我将绿茶研磨，加工成抹茶粉放入奶昔中，这样就可以吃下整片绿茶茶叶了）。在一般情况下，3 杯绿茶的咖啡因含量等于 1 杯咖啡。如今市面上有去除咖啡因的绿茶，但它的抗氧化剂成分只有普通绿茶的 1/3。不过，即使你喝的是无咖啡因的绿茶，同样可以受益。冲泡的热绿茶、茶包、冰绿茶和绿茶饮料的多酚含量依次减少，因此冲泡的热绿茶最有益健康。[109] 如果你是茶爱好者，就会知道茶包里都是最低品质的茶叶，也就是我们所说的碎茶和茶粉，它的新鲜度、味道和成本都不及茶叶。不过现在市面上也有一些品质较好的茶包，你可以在茶包里看到茶叶。泡茶的时候，只需将 1 茶匙绿茶叶放入杯中，倒入 4 盎司热水，盖上盖子，泡上 3 分钟，然后通过滤茶器倒入你的杯子里。这样，你就可以获得珍贵的 EGCG。喝绿茶时，你也可以在茶里挤一点柠檬汁，因为柑橘属水果可以使抗氧化剂的吸收量增大至5倍。[110]除此之外，绿茶也可以治疗动脉粥样硬化（动脉阻塞），还可以帮助我们燃烧体内的脂肪。

⬤ 咖啡

除了茶虽然在各大研究报告中，咖啡的作用并没有茶叶显著，但咖啡也是另一种强大的饮料。20世纪70~80年代，人们发现咖啡因可能导致囊肿、乳房疼痛、纤维囊性乳腺病等良性乳房疾病，因此误以为咖啡会导致乳腺癌。不过从那时起，一系列对动物的研究表明，对动物来说，咖啡因既可以刺激乳腺癌细胞，也可以抑制乳腺癌细胞，这取决于实验中啮齿类动物的种类和施用咖啡因时动物的癌症所处的发展阶段。[111]那咖啡对人类来说安全吗？为寻找答案，很多研究者进行了调查，探究咖啡因是否能够降低乳腺癌风险。大多数研究没有发现咖啡因对乳腺癌有影响，[112]但也有研究显示，咖啡消耗量大的女性群体患乳腺癌的风险减少了40%，这充分说明了咖啡对乳房有益处。[113]

去掉咖啡因的咖啡无法降低乳腺癌风险，但我们目前尚不清楚具体的原因，可能是因为咖啡因可以对人体起到保护作用，也可能是去掉咖啡因的过程导致了某种重要物质的流失。[114]咖啡富含抗癌的酚类化合物，包括多种类型的木脂素，它可以转化为具有抗雌激素特性的物质。[115]在酚类化合物的作用下，乳腺细胞周围的雌激素含量有所下降。但即便这样，我们也无法证明酚类化合物的抗乳腺癌作用是通过降低雌激素水平实现的，因为酚类化合物实际上对所有肿瘤亚型都有抵抗作用。[116]

一项研究表明，每天喝5杯咖啡，可以使女性患雌激素阴性乳腺癌的风险降低59%，使绝经后妇女的患癌风险降低37%。[117]另一项研究表明，如果BRCA携带者每天喝6杯咖啡，他们的患癌概率可以减小 69%。[118] 不过在有些情况下，喝咖啡反而可能会增加患乳腺癌的风险，或者加重病情。比如，一项研究随访了 14 593 名挪威妇女，结果显示，如果偏瘦的女性每天喝 5 杯咖啡，她们患乳腺癌的风险可减少 50%；而对于相对较胖的女性而言，她们患乳腺癌的风险却增加了 1 倍。[119] 研究者表示，咖啡里的甲基黄嘌呤可能会干扰绝经前肥胖和卵巢之间的保护作用，从而增加乳腺癌的发病率。一项涵盖超过 35 000 名新加坡华人女性的研究显示，摄入咖啡会导致晚期乳腺癌恶化速度增加 1 倍多，但这种情况仅出现在身体质量指数大于 23 的肥胖女性中（参见第 5 章，了解更多身体质量指数的相关知识）。[120] 最后，如果你担心喝太多咖啡会导致脱水，我想告诉你：每天喝 3～6 杯咖啡可以满足身体对水的需求。[121]

🔘 水

水约占人体重量的 60%，因此饮用适量的水可以保证我们的血液流通顺畅，为各处器官和细胞运输营养物质。水还可以帮助我们运走体内的毒素和细胞代谢的副产物，通过粪便和尿液的形式排出体外。虽然水本身不含抗癌物质，但我们都知道它对生命至关重要。没有水，我们便难以生存。

喝多少水才够呢？基于欧洲和美国的机构及世界卫生组织的数据，假定我们每天从食物中获取约 1 400 毫升水，女性朋友们还需额外摄取约 1 700 毫升水才够。[122] 如果你居住的城市比较温暖，或者你处于孕期或哺乳期，抑或剧烈运动后，你需要喝约 2 500 毫升水。如果你有心脏、肾脏等方面的疾病，你一定要严格遵照医生规定的饮水量喝水。美国饮料指导委员会在 2006 年召开了会议，各位专家共同探讨并列出了最有益健康和最危害健康的饮料。除了葡萄酒和烈酒这两类会让你兴奋、脱水的饮料，其他所有饮品都可以补充水分。其中，水是最好的饮品，其次是茶和咖啡，而可乐远远排在末尾。[123]（含糖苏打水赢得了所有最差的"奖项"。）

什么样的水是最好的？普通的自来水是最好的。而瓶装水所用的塑料瓶含有双酚 A，是一种致癌的雌激素模拟化合物，且大量的塑料瓶会对环境产生负面影响（美国人每天要用大约 6 000 万个塑料瓶）。同时，实验显示，水龙头的水与瓶装水相比，所含的化学物质、霉菌和微生物污染较少。[124] 如果你对自来水的水质不放心，或者生活在污染较为严重的地方，可以买一个质量较好的过滤器，享受干净的自来水，这不失为一种经济、实用的方法。如果你喜欢瓶装水的味道，你也可以装一个反渗透过滤器，这样过滤出来的水的味道很像瓶装水。根据美国自然资源保护委员会的报告，25% 的瓶装水其实就是自来水。所以我们何必额外花钱（全球每年达 614 亿美元）买免费的东西呢？实际上，这些瓶装水的厂商利用美国市政府的免费供水，只经过几轮简单的净化，再加上绚丽的包装，标榜这是最纯净的水，就可以从中获取暴利。

你可以用各种方式享受喝水的过程，例如加点气泡，用黄瓜、柠檬片、薄荷或浆果给白开水调味。你还可以尝试自己种植些调味品，这一点也不难，只需要买些种子就可以。我 8 岁的儿子贾斯汀就自己在一小块泥土上种薄荷，后来，我家的后院变成了一片"薄荷矿"！他能做到，你也可以。（不过我建议种薄荷最好用一个小花盆，不然它生长的速度快到你无法想象。）

少喝果汁，多喝混合奶昔

现在我们在每个角落都可以看到各式各样的果汁店，我也听到过很多人宣称果汁抗癌、解毒的功能多么强大。但是，我对此并不赞同。相比于吃整个水果，喝榨果汁的主要缺点在于，我们错失了水果本身带有的纤维。许多人错误地认为，纤维难以消化，最终只能变成粪便。但事实上，纤维可以帮助我们预防乳腺癌，水果皮和榨汁剩下的果肉都含有丰富的植物化学物质。肠道内有益的细菌可以释放植物化学物质中的多酚，并传输到身体的各个部位，以减轻我们体内的氧化应激水平。[125] 于是我们就可以解释，为什么喝果汁会使血糖水平飙升，同时加剧胰岛素抵抗水平和糖尿病，但吃同种水果却可以缓解这种情况。[126] 每次喝果汁，就意味着你错失一整个水果的纤维。我们每天只会摄入 1 600～2 000 卡路里的热量，就让这有限的食物充分发挥它们的作用吧。与果汁不同，混合奶昔结合了完整的水果和蔬菜，最大限度地保留了食物的营养价值。抗氧化奶昔可是癌细胞的天敌，它们大概会喊："不要啊，我们快被姜黄素和蓝莓杀死啦！"

在我家，我的三个儿子每天起床的闹钟都是厨房传来的搅拌机轰轰隆隆的声音，然后他们便睁着惺忪的睡眼走进厨房，坐到桌子前。我给每个人倒了一份抗氧化奶昔（食谱参见后文），自 2012 年以来我不断变换着花样。但不管怎么变，我都会保证这份奶昔含有抗癌能力最强的食材。看着我的孩子们大口大口地喝完这份美妙的植物营养素，我也就可以安安心心去上班了。

要制作这种营养奶昔，你需要一台高质量的搅拌机——能够搅拌冷冻的抗氧化食材，把各种味道充分混合，它的功率至少要达到 500 瓦，容量至少要达到 1 800 毫升。这样，你就可以把所有食材放进搅拌机，让食材混合均匀（比如亚麻籽，一定要确保它们完全磨碎并搅拌均匀，你也可以先用咖啡研磨机把它们磨碎）。然后将奶昔倒入一个大杯中，用吸管慢慢啜饮超过 20 分钟。用吸管啜饮可以避免奶昔中的果糖和酸与嘴里的细菌相互作用，伤害你的牙釉质。[127] 至于吸管，你可以考虑用玻璃、不锈钢或可重复使用的硅胶吸管，以避免接触塑料吸管上的双酚 A，同时避免对环境的污染。喝完之后，用水漱一下口，一个小时之内记得不要刷牙，因为酸性食物在短时间内会让你的牙釉质变得很脆弱。早餐没有喝完的部分，在中午之前都可以继续喝完，让植物营养素持续在体内发挥作用。搅拌时，你可以添加香草、新鲜薄荷叶、新鲜罗勒叶、酸橙汁、柠檬汁、鲜姜根、辣椒或 1~2 滴丁香油。（注意：丁香油的味道特别浓烈。你一定要先取一小份奶昔，加入微量丁香油，试一下效果。我第一次尝试的时候就加了 20 滴，嘴唇麻了整整一个小时！）

芬克医生的抗氧化奶昔配方

- 1.5 杯豆浆或杏仁奶
- 1 茶匙粉状印度醋栗
- 1/4 茶匙姜黄或 1/4 英寸新鲜姜黄根
- 1/4 茶匙黑胡椒
- 1 汤匙亚麻籽
- 1/4 杯芦荟果肉凝胶（凝胶，不是果汁或芦荟水，只有果肉部分）
- 2 盎司冲泡绿茶或 1 茶匙抹茶粉，或把 1 个绿茶包切开，把里面的东西倒出来
- 1 个干枣
- 1 茶匙磨碎的锡兰肉桂
- 2 杯深色绿叶蔬菜（菠菜、羽衣甘蓝、宽叶羽衣甘蓝）
- 2 杯浆果（以克为单位）：覆盆子（8 克）、黑莓（8 克）、波森莓（7 克）、蓝莓（4 克）和 / 或草莓（3 克）。你可以使用冷冻浆果让奶昔的口感更加爽口。你也可以加 1

杯浆果和 1 杯苹果，或者橘子等其他水果，还可以试试芒果、梨、桃子等新口味。

- 1 个小香蕉（我会用冻香蕉）

每日推荐的 14 类食材清单

我特别喜欢列清单，没有比在待办事项后面打钩更有成就感的了。我甚至还喜欢在完成事项上画一行删除线。下面的表格总结了我所提到的所有健康食物，还提供了所需摄入的量，方便你购买食材。你要坚持每天全面地摄入表中的各类食物。看到那么长的食物列表，你可能会觉得每天完成所需的摄入量很难。但实际上，它比你想象中简单。例如，我的抗氧化奶昔就包含了下列 14 类食物和香料的组合！

芬克医生最爱的 14 类食物：用美食抗击癌症

份数 （□代表一份）	食物	每份对应的量	例子
□	十字花科蔬菜	<ul><li>1/2 杯切碎的蔬菜</li><li>1/4 杯蔬菜芽</li><li>1 汤匙辣根</li></ul>	西兰花、西兰花芽、花椰菜、卷心菜、布鲁塞尔豆芽、芜菁、小萝卜、辣根
□□	绿叶蔬菜	<ul><li>1 杯生的蔬菜</li></ul>	羽衣甘蓝、菠菜、芝麻菜、长叶莴苣、西洋菜、白菜、甜菜、萝卜青菜、芥菜
□□	其他蔬菜	<ul><li>1/2 杯煮熟或生的蔬菜</li><li>1/4 杯干蘑菇</li><li>1/2 杯蔬菜汁</li></ul>	甜菜、菜蓟、胡萝卜、辣椒、玉米、西葫芦、紫色土豆、甜土豆、甜山药、南瓜、西红柿、海藻、蘑菇、大蒜、洋葱、韭葱、小洋葱、四季葱

份数（□代表一份）	食物	每份对应的量	例子
□	浆果	• 1 杯新鲜/冷冻浆果 • 1/2 杯果汁 • 1/4 杯干浆果	蓝莓、黑莓、覆盆子、蔓越莓、草莓、樱桃、巴西莓、枸杞、波森莓、金橘、醋栗
□□□	除浆果之外的水果	• 1 整个中等大小的水果 • 3/4 杯切碎的水果 • 1/2 杯果汁 • 1/4 杯果干	苹果、橘子、梨、水蜜桃、油桃、李子、木瓜、橘子、西瓜、猕猴桃、百香果、金橘、哈密瓜、白兰瓜、香蕉、葡萄、番石榴、葡萄柚、荔枝、芒果、杏、柠檬、石榴、菠萝、枣、无花果、橄榄
□□□	100%全谷物	• 1 片面包片 • 1 杯干麦片 • 1/2 杯煮熟的谷物、米饭、面食	糙米、野米、燕麦、藜麦、全黑麦、全大麦、全麦面食、爆米花、荞麦、全麦蒸粗麦粉、小米、碾碎的干小麦、苋菜、高粱、苔麸
□□	豆类	• 1/2 杯煮熟的豆子 • 1/4 杯鹰嘴豆泥/蘸酱 • 1 杯新鲜豌豆或发芽的扁豆	豆类（芸豆、鹰嘴豆、利马豆、蚕豆、黑豆）、豌豆类（青豆、荷兰豆、甜豆、豌豆、黑眼豆）、扁豆
□□	大豆	• 1/2 杯豆腐 • 1/2 杯豆浆	豆腐、豆豉、味噌、纳豆、日本青豆、烤大豆、豆浆
□	坚果/种子	• 1/4 杯生种子 • 2 汤匙坚果或种子黄油	核桃、腰果、杏仁、开心果、花生、夏威夷果、山核桃、榛子、南瓜、芡欧鼠尾草籽、向日葵、芝麻、麻仁
□	亚麻籽	• 2 汤匙亚麻籽	金色和棕色亚麻籽
□	姜黄	• 1/4 茶匙姜黄粉 • 1/4 英寸姜黄根	姜黄粉或姜黄根
□	香料	根据个人喜好而定	丁香、锡兰肉桂、小茴香、咖喱、莳萝、葫芦巴、月桂叶、辣椒粉、香菜、姜、藏红花、迷迭香、鼠尾草、百里香、辣椒粉、牛至、罗勒、五香粉、胡椒、欧芹、香菜、薄荷

份数 （□代表一份）	食物	每份对应的量	例子
□□□ □□□ □□□	水、绿茶、其他茶、咖啡	● 12盎司 ● 4盎司 ● 4盎司	水、咖啡、茶（绿茶、抹茶、木槿茶、红茶、白茶、南非红叶茶、印度茶、甘菊茶）
□	营养补充剂：维生素B₁₂、维生素D、甲基叶酸盐、Ω-3藻类	根据具体需要而定	你知道在哪可以买到

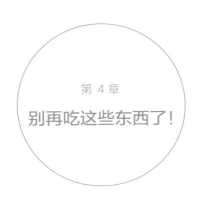

第 4 章

别再吃这些东西了！

读完上一章，如果你以为我一直都是一个体重正常、身体健壮的癌症终结者，那你就错了。我生活在南加利福尼亚州，从小到大都胖乎乎的。这么说吧，当我们一家驾车去拉古娜海滩探望表亲，路过一艘巨大的固特异飞艇时，我的兄弟们就会嘲笑我："看，克里斯蒂！你在那儿，等着起飞呢。"

在我小时候，大多数父母甚至是医学界对"营养食物"的认知和现今有很大的出入。我上学期间的健康午餐包括三明治，它用"家庭之光"牌小麦面包或"奇迹"牌面包做成，里面夹有熟食肉片（我的最爱是博洛尼亚香肠、萨拉米香肠、火鸡或肝泥香肠）。我的午餐还包括一片新鲜水果，以及美味的奶油夹心蛋糕或巧克力奶油蛋糕。当时，麦当劳的儿童套餐对我而言分量太小了，我记得自己8岁时就能干掉一个巨无霸、一份大薯条和一杯草莓奶昔（其实我最喜欢的是巧克力奶昔，不过当时我以为草莓奶昔更有益健康）。同样地，我会在肯德基点糖浸凉拌卷心菜，因为我觉得土豆泥和肉汁太难消化。母亲会拿我家后院种的蔬菜做很多很棒的菜，而喜欢园艺的父亲几乎开垦了整个小院子，把它改造成一个名副其实的绿色世界。每周几顿的健康晚餐、大量的水果和不间断的运动使我不至于极度肥胖，但也差不了多少了。

多亏了我的姐姐，我开始理解健康饮食的基本知识。在我 10 岁的时候，她 22 岁，她做什么我就跟着做什么。姐姐成了素食主义者，所以我也一样。她推荐我喝酸奶和发酵奶，带我去洛杉矶西部的古奇太太健康食品店（1993 年被全食超市公司收购），还带我在托潘加的第七道光酒店享用午餐，那个酒店以提供季节性的有机食材闻名。我们甚至经常光顾韦斯特伍德的哈瑞·奎师那餐厅，只要 5 美元就可以任吃糙米、豆腐和蔬菜。但在我 16 岁的时候，我姐姐又开始吃肉了。为了证明我有主见，我独自坚持了素食。最后，我重新开始吃鱼、瘦鸡肉和火鸡，并且吃了 30 多年（我害怕所有的碳水化合物，也不吃任何意大利面、米饭、土豆和面包），直到我从科学研究中了解到更多饮食的奥秘，而我将在本章为大家详细介绍。

在上一章，我们学习了如何通过植物化学物质对抗炎症、血管生成、自由基等。第 3 章的知识不仅可以帮助我们抵御疾病，还可以帮助我们逆转疾病，如癌症、糖尿病、心脏病等。1990 年 7 月，迪安·奥尼什博士发布了完整的研究证据（即血管造影的前后对比图片），证明通过坚持吃天然食品和植物性食品，以及保持其他健康的生活方式（例如运动和减压），严重心脏疾病患者堵塞的心脏动脉能够再次得到疏通。[1]我们在第 3 章里也曾讨论到，吃西兰花和扁豆可以使慢性病好转（无须药物和手术）。通过短短两周的健康饮食，那些患 2 型糖尿病超过 20 年的患者，原本每天需要使用超过 20 个单位的胰岛素，最后却不再需要任何药物治疗了。[2]这项研究可以为 2 型糖尿病患者带来福音，他们可能因此就可以免受失明、肾功能衰竭和截肢之苦。而奥尼什博士的记录显示，相同的饮食和生活方式还可以使前列腺癌好转。[3]如今你该知道了，所有癌症的潜在共同点是氧化应激，而抗氧化饮食干预措施能够显著减缓、停止或逆转乳腺癌的扩散。但所有的氧化剂从哪儿来呢？现在，我们是时候研究什么东西不该吃，并且留意肉类、乳制品、鸡蛋、酒精、某些糖精、有机食品等受欢迎的食品在致癌程度榜上的排名了。如果某种动物生前是食草的，你就可以放心吃这种动物的肉了吗？对你而言，某些类型的奶酪会比其他奶酪更好吗？所有鸡蛋都如传闻般好吗？我童年时期的饮食永远不符合要求，成年后也是。

该不该吃肉？

在美国，被消费的肉类中 58% 是红肉（牛肉、猪肉、小牛肉、羊肉、山羊肉等），32% 是家禽（鸡肉和火鸡），剩下的 10% 是鱼肉。[4] 我可以通过一些研究证据负责任地告诉肉食者们：肉类含有的许多化合物（天然和合成雌激素、血红素铁、亚硝基化合物、饱和脂肪）会增加类胰岛素样生长因子 1（简称 IGF-1），制造致癌的杂环胺，刺激炎症和氧化应激，从而加速癌症的恶化。[5] 来自多个国家的100 多项研究对比了红肉、白肉的高消费人群与低消费人群。研究普遍表明，肉类高消费群体患乳腺癌的概率仅高出 0～6%。[6] 如果肉类对乳房如此不利，为什么研究数据无法体现呢？这也许与如下两点有关：第一，我们缺少持续数十年且精心设计的营养研究，而要发现食用肉类对健康状况的影响需要数十年的时间。第二，之前研究的比较对象都是食用各种肉类的群体，缺乏零肉类摄入的对照组——这会严重影响实验的结论。因为肉类摄入量不同的群体患癌的概率可能差别不大，但食用任意量肉类的群体的患癌率可能比零摄入量的人高得多。但这一点在实验中却无法体现，也许问题出在我们设置对照组的方法上。这就像一组实验只比较一天抽一包烟和一天抽两包烟的人群，然后直接得出结论："看，数据没有显示抽烟程度高就会导致患癌风险增大，所以抽烟并不会导致肺癌。"所以，在研究食用肉类的危害时，大多数实验设置对照的方法都是错误的。如果我们把食用任何一种肉类的群体和素食主义群体进行比较，会得出什么样的结论呢？相关研究极少在观察乳腺癌风险时把素食主义者和食肉群体分开，而那些分开两者的研究显示的结论有可能让你大吃一惊。英国女性队列研究用 8 年时间随访了 35 372 名女性，发现其中的 1 850 名女性在之后罹患乳腺癌。[7] 与素食主义者相比，大量食用以下肉类的群体患乳腺癌的风险更高：食用所有肉类的群体高出 34%，食用红肉的群体高出 41%，食用加工肉类的群体高出 39%，食用家禽的群体高出 22%。基督复临论者健康研究 II 耗时 4.1 年随访了 69 120 名参与者，并按饮食习惯将他们分为食肉群体、纯素食主义者（不吃肉类、乳制品和鸡蛋），奶制品素食主义者、鱼类素食主义者和半素食主义者（有时会吃肉）。[8] 纯素食主义者组是唯一与食肉群体组相比，乳腺癌和妇科癌发病率显著低了 44% 的小组。基于这次对素食世界的窥探，我们似乎可以得出结论——避开肉类就相当于避开癌症。我们不需要更多不确定的研究来对比食用 14 块培根和食用 3 块培根有什么区别。与其研究吃多少肉产生的影响，不如把注意力用来对比食用各种肉类的群体和食用各种植物 / 不食用肉类 / 不食用奶制品的群体。我害怕的并不是肉类本身致癌，而是肉类含有的物质，特别是添加剂。

● 了解玉米赤霉醇

1990 年，《国际健康服务期刊》发表过以下问题："由于美国缺乏有效的联邦法规，肉类行业使用了数百种动物饲料添加剂，其中包括抗生素、镇静剂、杀虫剂、动物用药、人工香料、工业废物和促生长激素，极少甚至没有人担心这些添加剂带来的致癌后果和其他毒性作用。"[9] 然而在本文撰写期间，情况仍没有变化。如果我们连自己吃的东西是什么都不知道，那科学家还怎么进行食品研究呢？

食品透明度的缺失对乳房和整个人体的健康都有不利影响。我们知道有一种名为玉米赤霉醇（商品名为右环十四酮酚）的化学物质，它是一种合成雌激素，在美国和加拿大用来喂养肉牛以加速生长，并让肉牛长得更壮。玉米赤霉醇在我们食用的所有普通红肉当中都能找得到（不包括有机红肉和草饲红肉）。因为小牛需要长成 1 700 磅①的小母牛或小公牛，并在 18 个月后被送进屠宰场，给小牛喂食促进其生长的玉米赤霉醇能让它们在既定时间内快速生长。谁在乎不良影响呢？你食用汉堡或牛奶时同时摄入了一点玉米赤霉醇，又有什么关系呢？实际上，在 1981 年（是的，那已经是很久以前了），欧洲经济共同体（简称欧共体，如今欧盟的前身）禁止牧牛业使用玉米赤霉醇和其他促生素，因为一群 3～10 岁的意大利儿童突然出现胸部发育的情况，而所有的证据都指向牛肉当中的玉米赤霉醇。[10] 显然，玉米赤霉醇的雌激素效应会加快幼童青春期的到来，也就是性早熟。1989 年，欧共体引述了玉米赤霉醇在人体内致癌的可能性，并禁止从美国或加拿大进口牛肉产品。而在北美洲，玉米赤霉醇现今依然用于促进动物的生长。

是的，现今依然如此。

在引起乳腺癌风险方面，玉米赤霉醇是目前所知的人类食物中最有效的生长激素，它的雌激素效应是塑料产品中双酚 A 的 10 万倍，这一点我在后文很快会谈到。[11]10 万倍？如果有人担心塑料水瓶的双酚 A 含量，那他更应该知道吃牛肉带来的影响。事实上，在实验室里，玉米赤霉醇能在 21 天内把良性的人体乳腺细胞转变为恶性肿瘤，并且导致癌细胞增殖。[12] 它会进入我们的身体。163 名新泽西州的女孩（9～10 岁）证实了这一点，她们当中有 78.5% 的人的

---

① 1 磅约为 0.45 千克。——编者注

尿液测试都呈玉米赤霉醇阳性。[13] 在欧洲和波多黎各，玉米赤霉醇都被指出会导致性早熟。[14] 护士健康研究Ⅱ用 7 年时间追踪调查了 3.9 万多名尚未绝经的女性。研究发现，高中时期吃红肉最多的女性群体在绝经前患乳腺癌（她们体内雌激素呈阳性）的可能性比其他群体高出 34%，这种情况会不会也是玉米赤霉醇造成的呢？[15] 在 88 804 名被追踪调查了 20 年的女性当中，那些在 26～45 岁摄入动物脂肪（不是所有脂肪）的女性在绝经前患乳腺癌的概率也上升了 18%。[16]

情况比你想象的还要糟。玉米赤霉醇会增强瘦素的活性，而瘦素是一种由脂肪细胞产生的促乳腺癌激素。正如你所预计的，肥胖女性体内的瘦素水平更高。[17] 基于玉米赤霉醇和瘦素的联系，越来越多的人担心身材肥胖的牛肉消费者患癌的风险会更大。[18] 营养与癌症风险的欧洲前瞻性研究（简称 EPIC，是规模最大的人体营养研究）追踪调查了来自 10 个国家的将近 40 万名欧洲人。[19] 调查显示，在短短 5 年内，食用大量肉类的群体会比少量肉类消费群体多增重 4.4 磅。所以你吃的牛肉越多，就会越胖，体内就会产生越多的瘦素，玉米赤霉醇也就越有可能把正常细胞转变为异常细胞。

● 了解胰岛素样生长因子1（IGF-1）

所有的肉类，包括鸡肉和鱼肉（是的，包括鸡肉和鱼肉——许多病人经常问："鱼肉还是可以吃的，对吧？"）都以另一种方式悄悄地致癌，但是导致癌变的物质严格意义上却不是一种，你的体内每天都在制造它们。IGF-1 生来就只有一个使命——让所有细胞生长。这种关键的生长促进剂缔造了让孩童长成大人的奇迹。然而我们的身高和手掌宽度都有一个限度，在成年后的时间里，IGF-1 会发挥什么样的作用呢？事实上，我们体内每天都会有 500 亿个细胞进行新陈代谢，它们需要更替，运动后的肌肉需要被修复，而脑细胞需要被保护。[20] 然而一旦 IGF-1 完成了这些任务，如果还有多余的生长因子，它就会命令细胞继续生长，而细胞则会长成恶性肿瘤，转移到肺部和肝脏、大脑、骨骼里。[21] 因此，必须有人出手制止 IGF-1 的疯狂行动。

事实证明，你就是那个力挽狂澜的人。当你摄入动物蛋白质（肉类、奶制品、鸡蛋）时，你的大脑就会指示肝脏制造 IGF-1。一项研究用 18 年追踪调查了 6 381 名 50 岁及以上的成年人后发现，对于年龄在 50～65 岁的群体，体内蛋白质水平较高的人死于癌症的可能性比蛋白质水平较低的人高出 430%，前者患糖尿病的概率也比后者高出 7 300%。[22] IGF-1 调节着蛋白质消耗和死亡率之间的联系，因为它和蛋白质如影随形（就如玛丽和她的小羊）。值得注意的是，植物蛋白质不会增加患癌风险，只有动物蛋白质才会。

如果你的身体不对 IGF-1 起任何反应，你就会患上侏儒综合征，身材会非常矮小，因为你的体内没有物质命令细胞生长。[23] 猜一猜这样的话你不会得什么病？没错，就是癌症！患有 IGF-1 缺乏症的病人都没有得过乳腺癌（实际上，仅有一名侏儒综合征患者得过某种癌症）。[24] 震惊吧？同样令人震惊的是，IGF-1 缺乏症患者都不会患有 2 型糖尿病。显然，IGF-1 对所有癌症和糖尿病的形成都有极大的影响。它创造的微环境被证实会诱发乳腺癌并增强乳腺癌的侵略性。[25] 比起体内 IGF-1 流通水平较低的女性，IGF-1 流通水平较高的女性患雌激素引发的癌症的可能性会高出 38%。[26]

我会告诉你如何减少体内的 IGF-1，如何让它更倾向于与蛋白质结合，从而减少体内流通的 IGF-1 数量。正如我儿子伊桑所说，这只是小菜一碟。你要做的只是和下面这群肥胖的女性一样，遵循普里蒂金计划：饮食要低脂肪（卡路里摄入量是平常的 10%～15%）、高纤维（每天摄入 30～40 克 / 1 000 千卡）且以植物为主，同时还要参加为期两周的日常运动课程。[27] 第 1 天，这些女性的血液样本滴到培养皿中的乳腺癌细胞上时，仅有一小部分癌细胞已死亡（显然，所有人的血液都能抵御少量癌细胞）。到了第 12 天，研究人员再次把这些女性的血液滴到乳腺癌细胞上，癌细胞竟然大批死亡。研究人员同时测试了这些女性的血液激素水平，发现仅通过两周的健康饮食，她们体内的 IGF-1 和胰岛素水平都下降了，更多的生长因子与蛋白质结合了，而癌细胞也消失了。虽然单靠运动也能改善 IGF-1 水平，但运动的作用只是植物饮食的一半。[28] IGF-1 和癌症之间的联系是确实存在的，同时也可以被逆转。每当听到有人说"现在改变已经来不及了"，我就会和他们分享基于天然食品和植物性食品的普里蒂金实验，让他们得以弥补过去的饮食带来的不良影响。姐妹们，你们绝对能把血液转化为抗癌机器！

如果不吃肉，蛋白质会不足吗？

动物蛋白质会导致 IGF-1 的水平急剧上升，而植物蛋白质则能让它达到最低水平并让与蛋白质结合的生长因子数量飙升。[29] 你每天需要消耗 50 克的蛋白质（具体数量取决于你的运动程度），但并非所有蛋白质都要来源于肉类。你还记得第 3 章谈到的 70/30 原则吗？一大块肉类蛋白质不应成为一道菜的主角，蛋白质这种常量营养素适合扮演"最佳配角"，比如一杯扁豆或一小块野生鱼；或者让蛋白质以零食的形式伴随你的一天，例如坚果、加了辣椒粉和海盐的毛豆。

无肉周试验

以下列出了 10 种方法，可以让你每天在不吃肉的情况下摄入足量的蛋白质。

- 1/3 杯全麦面筋＝21 克蛋白质（注意腹部疾病或麸质过敏）
- 1/2 杯大豆（以豆豉/豆腐/纳豆/毛豆的形式）＝20 克蛋白质
- 1 杯煮熟的扁豆＝18 克蛋白质
- 1 杯豆（腰豆、斑豆、乌豆、白豆、四季豆、鹰嘴豆）＝15 克蛋白质
- 1/4 杯坚果或果仁酱（杏仁、核桃、腰果、开心果、巴西坚果），或 1/4 杯种子（向日葵、芝麻、亚麻、南瓜仁、奇亚籽、大麻籽）＝7～10 克蛋白质
- 1 杯绿豌豆＝8 克蛋白质
- 1/2 杯煮熟的藜麦＝7～9 克蛋白质
- 1 杯煮熟的野生稻＝6.5 克蛋白质
- 1/4 杯干的钢切燕麦＝5 克蛋白质
- 1/2 杯煮熟的菠菜、西兰花、抱子甘蓝、有机玉米、鳄梨＝2 克蛋白质

● 了解与肉类有关的诱变剂

如果你在想"医生，我爱吃芝士汉堡，我不能不吃肉"，那我懂了。你不必发誓戒除肉类，你不是一个个例——所有发达国家的整体肉类消费量都在持续上升，而美国人每天的平均肉类消费量为 128 克，是全球平均水平的 3 倍。不过，在你点一个酒吧供应的脆皮汉堡或啃掉烤鸡皮之前，你得知道哪怕你吃的是有机牛肉或草饲牛肉，做牛肉的方法也可能会让它更易致癌。

某些诱变剂——确切地说是多环芳烃和杂环胺，是致癌化合物。它们存在于十成熟的肉类表面，也存在于烤制、熏制、烘焙、和煎炸的肉类表面。[30] 在高温环境下，只需几分钟，杂环胺就会

生成。但哪怕以低温烘烤鸡肉，15 分钟后鸡肉表面也会生成杂环胺。这是由于热量与肌酸酐，以及肌肉组织中的肌酸酐发生了化学反应[31]（相反，煎炸和烤制的蔬菜汉堡中测量不出杂环胺）。[32] 你应该尽量避免吃煮得过熟的肉类，因为它们会导致乳腺癌：汉堡消费者、培根食用者和牛排爱好者患乳腺癌的可能性比常人分别高出 54%、64% 和 121%。[33] 比起食用三分熟或五成熟肉类的女性，食用全熟肉类的女性患乳腺癌的概率要高出 362%。注意，我们没有拿食用十成熟肉类的群体和素食主义者进行比较，我们对比的是食用不同肉类的群体，得出的结论是烤焦的肉对人体有害。致癌背后的罪魁祸首是 PhIP——一种在熟肉中的杂环胺。它和纯雌激素一样，能促进乳腺癌的生成和增长。[34] 某项研究测试了不吸烟女性的母乳是否有 PhIP，结果发现食肉群体的母乳有 PhIP，而素食主义者的则没有。[35] 实验者在 24 小时内不再进食肉类之后，其尿液样本中不再有 PhIP。[36] 看来，上天赋予了我们宽容的身体，给予了我们弥补伤害的机会。

有没有办法进行补偿以减少患癌风险？有，比如吃肉的时候有计划地添加一道配菜。每天多食用 3 杯蔬菜，如西兰花和甘蓝小包菜，有助于使尿液中的杂环胺降低 23%。[37] 绿茶、红茶和白茶都被证明能够阻止由 PhIP 引发的 DNA 突变。[38] 避免吃高温的肉，尽可能少吃烘焙或烤制的肉类。最好能在低温下食用湿热的食物，例如用克罗克锅慢煮、蒸、隔水煮、煨、炖或真空煮（一种法国的煮肉法）。压力锅也可以使健康的湿热烹饪加速。如果你要用锅煎或炒，使用富含抗氧化剂的卤汁、有机菜籽油等健康脂肪，可最大限度地减少杂环胺生成。有人问我："油炸可以吗？"这或许相当于用面糊包裹肉类，然后把它浸到某种沸腾的饱和脂肪当中，直到它变成一个脆脆的金黄色肿瘤球？虽然这个回答可能让你很不满意，但我理应坦白。

● 科学认识硝酸盐

在美国人食用的所有肉类当中，22% 是加工肉类，它是几种已知的致突变物（包括亚硝基化合物）的来源。加工过的肉类意味着通过烟熏、烤制、腌制、发酵或添加防腐剂已经改变了肉质。英国一项针对 35 372 名女性的研究发现，与不吃热狗和熟食肉片的女性相比，食用最多的加工肉类的女性患乳腺癌的风险要高出 64%。[39] 回想一下把食用较多肉类和较少肉类的群体进行比较的理论，如今的比较对象应换成食用肉类和不食用肉类的群体。研究表明，加工肉类高消费群体与低消费群体患乳腺癌的风险都会增加，但增加比例分别为 10% 与 8%。[40] 由此可见，哪怕只是偶尔吃一小片萨拉米香肠或西班牙香肠，都会给健康带来很大的不良影响。也许你倾向于给加工肉类冠以香肠、热狗、火腿、意大利腊肠、意大利辣香肠、熟肉、冷盘、咸牛肉、牛肉干、培根等好听的称呼，但国际癌症研究机构则把它们称为可能致命的物质。

2015 年，来自 10 个国家的 22 名科学家在法国里昂的国际癌症研究机构会面，回答了"红肉和加工肉类是否有害健康"的问题。[41] 工作组分析了超过 800 份的流行病研究资料，这些研究着眼于探索不同国家的人民的红肉或加工肉类消费量与癌症的关系。研究对象的国家位于不同大洲，并有着不同的种族和饮食习惯。最终的结论是什么呢？国际癌症研究机构对食用加工肉类的行为给出了最高级别警示，同时将其标记为"致癌"（危害与吸烟和石棉相当），并把红肉标记为"可能致癌"。老实说，读完国际癌症研究机构的结论后，我懊悔地意识到，自己让可爱的儿子们带着"健康的"火鸡片到学校吃的行为无异于往他们的午餐盒里扔了一两根烟。果然，隶属于美国国立卫生研究院的美国退休人员协会用超过 9.4 年的时间，追踪调查了 193 742 名绝经后女性的饮食与健康，发现食用红肉和加工肉类的女性患乳腺癌的可能性比不食用的女性高出 25%。[42]

为响应国际癌症研究机构的决定，国际世界癌症研究基金组织表示要避免食用所有加工肉类，[43]但美国癌症协会仅建议限制红肉和加工肉类的食用量。虽然本书聚焦于乳房健康，但同样值得注意的是，有大量切实的证据可以表明，肉类摄入与结肠癌、直肠癌、食道癌、肺癌、肝癌等都有关系；同时，肉类也是癌症死亡案例和心血管疾病的罪魁祸首。[44]所以，当你去杂货店买食物时，要想做出明智的选择，除了乳腺癌，你还得考虑别的因素。[45]

除了脂肪和钠，肉类致癌真正的罪魁祸首是硝酸盐。硝酸盐本身是无害的，但是它们具有"变形"的能力——这就变得棘手了。硝酸盐会变成亚硝酸盐，如果以植物的形式被人体吸收，亚硝酸盐又会变成一氧化氮，从而有益健康（一氧化氮能改善血液流动）。但倘若硝酸盐以肉类的形式被人体吸收，肉类中的胺或酰胺会使它们变成致癌的亚硝胺，从而有害健康。我希望你了解这个晦涩难懂的词，因为当你买的肉类产品包装上吹嘘"无添加硝酸盐"时，它们其实暗含免责声明，因为"芹菜粉（用于保存肉类）本身含有的硝酸盐不算添加硝酸盐"。因为"肉加胺"，芹菜中的天然硝酸盐成了人造致癌物，这就相当于商家没有借助素食陷阱，而是直接往食物中添加亚硝胺。最好的做法就是戒掉加工肉类。"一切适度"的口头禅困扰着我。既然食用加工肉类，无论程度大小都被认为是危险的，那我们为什么还要"适度"食用这种致癌的肉类呢？按照这种说法，也许我可以把你的乳房"适度"地切除一部分，而不用摘除整个腺体？

全球肉类危机与你的健康

在世界各地，随着拉丁美洲国家和亚洲国家追求美国、法国、西班牙等工业化国家的饮食，各种肉类的消费量迅速增长。根据联合国粮食及农业组织（简称粮农组织）的数据，1964—2015 年每人每年的肉类消费量增长情况如下：东亚从 8.7 千克增加到 50 千克，增加了将近 6 倍；发展中国家从 10.2 千克增加到 31.6 千克；拉丁美洲增加了 1 倍多，从 31.7 千克增加到 65.3 千克；而工业化国家的需求量显然还在增大，从 61.5 千克增加到 95.7 千克，增加了 36%。为了满足我们食肉的欲望，地球上（或者是某个不为人知的地方）有 196 亿只鸡、15 亿头奶牛、10 亿头猪和 19 亿只绵羊和山羊，这是人口数量的 3 倍多。[46]

以畜牧业和种植业（种植的大部分粮食用于喂养牲口）为主的全球农业导致了气候变化，威胁地球的可持续性发展，更讽刺的是它还加剧了饥饿问题。畜牧业排放的温室气体占全球总排放量的 30%[47]（超过所有交通工具排放的总和，光是奶牛每天放的屁就含有 100 亿磅有毒的甲烷[48]），消耗了美国总耗水量的 80%～90%[49]（55 兆加仑 ① / 年；[50] 1 磅牛肉需消耗 5 000 加仑水；[51] 1 加仑牛奶需消耗 1 000 加仑水[52]）。畜牧业占据了 45% 的陆地面积，[53]造成了巴西亚马孙地区被破坏的 90%，[54]加剧了饥饿问题[55]（82% 的饥饿儿童生活在牲畜消耗了大部分食物的地区，而这些牲畜最终会被吃进西方人的肚子里），造成海洋死亡带、[56]栖息地破坏[57]和物种灭绝[58]。如果人类真如粮农组织预计的那样增加肉类消耗量，到了 2050 年，农业排放量会增加 80%。[59]这样一来，我们当真要赶紧实现"到火星生活"的大计了，希望那时火星有空间种菜。

你要密切关注不断变化的全球肉类危机，了解这场危机将如何影响你，以及你所爱的人的身体健康。

---

① 1 加仑（美制）约为 3.79 升。——编者注

● 怎么减少肉类摄入？

哪怕你现在被我说动了，想要戒肉，但对很多人而言，从什么肉都吃到完全不吃肉，或者仅仅少吃点肉都是很难的。如果想要把不良影响控制在一个范围内，那你可以吃野生的鱼、有机家禽、草饲（而不是谷物喂养的）牛肉，以及可持续捕获的罐头鱼（没有新鲜鱼的情况下），比如野生鲑鱼、"极地捕获"的金枪鱼、沙丁鱼和鲭鱼。我建议把肉食食用频率限定在每周 3 次或更少，同时不再吃加工肉类。

聪明地摄入乳制品

乳制品来源于哺乳动物乳腺的乳汁，包括牛奶、所有奶酪（切达奶酪、瑞士奶酪、美国奶酪、杰克奶酪、高达奶酪）、乡村奶酪、奶油、奶油乳酪、酸奶油、冰激凌、意式冰激凌、黄油和酸奶。如第 2 章所述，你也许会认为乳制品中的激素、IGF-1、脂肪和化学污染物（农药残留、抗生素、黄曲霉毒素和三聚氰胺）会导致对激素敏感的乳腺癌细胞增殖。[60] 然而，各项研究说法不一：乳制品摄入可能增加、减少风险，或对患乳腺癌的风险无影响，而元分析结合大量研究得出结论——乳制品是好的。[61] 乳制品似乎有益于乳腺组织，因为乳制品中的钙、维生素 D、酪酸盐、乳铁蛋白和共轭亚油酸可以为乳腺提供保护。[62]

● 限制脂肪摄入

等等，把哈根达斯放下。当研究表明脂肪和乳腺癌确实存在因果关系时，我们是否应该注意些什么？低脂乳制品似乎不会给乳房带来负面影响（并且在一些研究中与较少的乳腺癌相关[63]），但全脂乳制品却含有大量的饱和脂肪（想想全脂牛奶与脱脂牛奶）。在患癌后的生活流行病学研究（简称 LACE）中，每天服用一份或多份高脂肪乳制品的乳腺癌患者与每天服用少于半份的患者相比，全因死亡率增加了 49%。[64] 奶制品致命是真的吗？其实，与 100 年前牧场喂养的奶牛不同，现代奶牛是转基因生物，在整个怀孕期间不断生产牛奶。实际上，它们一生都在产奶，因为在分娩后不久它们就会重新受精，基本上不断处于怀孕状态，这显著提高了牛奶中的雌激素含量。[65] 这些雌激素主要存在于脂肪中，所以从全脂乳制品（包含有机奶制品 [66]）中你会摄取更多的致癌雌激素，这可能有助于解释 LACE 研究中死亡率为何会激增。

在你从美味的切达干酪中摄取每日所需的钙之前，我们应该多谈谈有害脂肪。有害脂肪会直接促成心脏病、癌症、中风、肥胖、老年痴呆症和糖尿病等疾病，是健康的头号杀手。我们在第 3 章谈了有益脂肪，有害脂肪则是另一回事儿。一种明确的有害脂肪是反式脂肪——一种需要立即从你的饮食中撤出的脂肪。我们发现它们存在于蛋糕、甜甜圈、人造黄油、起酥油、炸鸡、微波爆米花和炸薯条中。比起吃这些，你还不如直接把植物白油注入你的动脉，看着血流骤然停止。丹麦禁用反式脂肪后，心血管疾病的死亡率下降了 50%。[67] 这些人造脂肪以巧妙的方式出现在加工食品的标签上，名曰"部分氢化油"或"高硬脂酸盐"。不要被盒子或容器上的"无反式脂肪"标签给骗了，要阅读背面的成分标签以确保你不会突然发现任何隐蔽的反式脂肪。反式脂肪会影响乳腺癌。盛行地中海饮食的希腊发起了一项研究，该研究发现每周只要使用一次人造黄油，乳腺癌的发病率就会上升 5%。[68] 每天食用黄油、人造黄油或猪油的乳腺癌患者的癌症复发率增加了 67%，脂肪摄入量第三高的患者相比脂肪摄入量第三低的患者，死亡率增加了 212%。[69] 反式脂肪可以延长食物的保质期，却同时会缩短你的寿命。

单单不吃垃圾食品可能是不够的。反式脂肪的唯一其他来源是肉类和乳制品。是的，这我刚刚说了。自 2018 年美国禁止在加工食品中添加反式脂肪后，动物肉和乳制品成为人们摄入反式脂肪的最主要的途径。[70] 来自所有肉类和奶制品的动物反式脂肪（包括非奶牛动物）和人造反式脂肪一样，会增加坏的低密度脂蛋白胆固醇，减少好的高密度脂蛋白胆固醇。[71] 来自反式脂肪的卡路里每增加 2%，心脏病患病率就增加 23%。[72]

除了反式脂肪，饱和脂肪也对乳房不利。西雅图的一个研究中心跟踪了 4 400 多名尚未复发的乳腺癌患者，发现 3% 的患者在 7 年内死亡。[73] 反式脂肪摄入量最高者的死亡率增加了 78%，饱和脂肪摄入量最高者的死亡率比摄入量最低者高 41%。饱和脂肪在室温下是固体（黄油），来源于动物，如奶酪、牛奶、黄油、奶油、肉和鸡蛋。当患者转向更健康的饮食时，他们最怀念的食物是什么？小贴士：它含有激素，富含卡路里、胆固醇、盐和饱和脂肪。

奶酪也会导致乳腺癌。看到这儿，你是否会因此尖叫："不！怎么会这样！"我和你的感受是一样的。但在了解饱和脂肪危害健康的确凿证据后，我放下了我的曼彻格奶酪。你想知道为什么美国人摄入脂肪排名第一和第二的方式分别是吃奶酪和比萨（又名"更多奶酪"）吗？除了奶酪味咸、肥腻、美味这一事实外，它也像街头毒品一样令人上瘾。制作 1 磅奶酪需要 10 磅牛奶，所以一小口奶酪含有 72% 的脂肪和 26% 的蛋白质。酪蛋白这种蛋白质在你的胃中分解为令人上瘾的阿片类药物酪啡肽，它和吗啡一样用 1/10 的亲和力刺激着大脑的相同受体，让你一次又一次地想要多吃一块比萨。

一项研究在追踪了 188 736 名绝经妇女 4.4 年后得出，那些每天从脂肪中获得 40% 卡路里的人比那些从脂肪中获得 20% 卡路里的人患浸润性乳腺癌的比例高 32%。[74] 因此，避免食用饱和脂肪含量高的食物会减少乳腺癌的产生、复发和致死。开始摄入健康脂肪永远不嫌太早。在青年时期（10～15 岁），从鳄梨、橄榄、种子黄油和坚果中摄取更多的植物脂肪会减少绝经后乳腺癌的患病率。[75]

关于脂肪的事实

美国国家癌症研究所对美国人进行了调查，并对他们最喜欢的摄入饱和脂肪的方式进行了排名。以下是排名前 10 的方式，按照从饱和脂肪中摄入的卡路里量从多到少排列。[76] 如果你的饮食方式中含有以下任何一种，那么你的乳房可能会礼貌地要求你削减脂肪的摄入量，是时候将意大利辣香肠比萨换成鳄梨全麦吐司了。

- 奶酪
- 比萨（又名"更多奶酪"）
- 主要用谷物做的甜点（蛋糕、饼干、糕点和甜甜圈）
- 冰激凌
- 鸡（一块无皮鸡胸肉＝19% 的脂肪，带皮鸡胸肉＝36% 的脂肪）
- 香肠 / 热狗 / 培根 / 猪排
- 汉堡
- 墨西哥菜
- 牛肉
- 低脂牛奶 ①

在第 3 章中，我们谈到了健康的多不饱和脂肪酸，如在鲑鱼、鲱鱼、沙丁鱼和鲑鱼等油性鱼类中发现的 ω-3。ω-3 也存在于未氢

---

① 牛奶标签上的小伎俩：按重量计为 2% 的脂肪，按卡路里计算，相当于 30%；作为参考，全脂牛奶的脂肪含量为 3.25%。

化大豆、核桃、芝麻、油菜、杏仁、亚麻籽和琉璃苣等榨取出的健康油中。但也有不健康的多不饱和脂肪酸——ω-6 多不饱和脂肪酸植物油，它是从红花、向日葵、氢化大豆（相对于好的未氢化大豆而言）、玉米、椰子、棕榈、月见草、黑醋栗、大麻籽和葡萄种子等植物中榨取出的油。即使它是必需的多不饱和脂肪酸，但在西方饮食中它们和 ω-3 多不饱和脂肪酸的比例是 16：1，而我们所需的是 1：1，所以要有节制地摄入这一多不饱和脂肪酸。[77] ω-3 失衡的状况会促成甚至导致一系列炎症，进而导致许多慢性疾病，其中以心脏病和癌症为主。这甚至包括全能的椰子油，就多不饱和脂肪酸危害而言，其饱和脂肪含量约占 90%，超过了牛油（64% 饱和脂肪）和牛肉（40%），甚至超过猪油（也是 40%）。

简单总结就是，扔掉你家里除了特级初榨橄榄油和有机榨取的芥花籽油之外的每瓶油。你要把饱和脂肪和反式脂肪留在特殊的场合用。油炸的任何东西，包括黄油、猪油，以及棉籽、玉米、红花和向日葵等榨取的油，对乳房、心脏，以及基本上所有重要的器官都是有害的。

如果你想限制乳制品，特别是高脂乳制品的摄入量，那么你从哪里补充钙？你会在深色绿叶蔬菜中发现大量容易吸收的钙，如白菜、羽衣甘蓝、芥菜、宽叶羽衣甘蓝和芜菁，以及西兰花、豆类、无花果、杏仁、钙强化全麦谷物、豆奶和其他非乳制牛奶。此外，这些食品含有乳制品中缺少的所有其他抗癌植物化学物质，如纤维、铁、叶酸和抗氧化剂。

● 牛奶是致病病毒的传播途径

除了脂肪和雌激素之外，牛奶中还有什么不健康的东西是你应该知道的吗？好吧，你还记得肉牛里的玉米赤霉醇吗？我们可以给奶牛注射一种不同的人工激素，将牛奶产量提高 10%～15%，这种激素被称为重组牛生长激素。重组牛生长激素还未进行安全性研究评估，但出于对动物和人类健康，以及 IGF-1 水平上升的担忧，[78] 欧盟、日本、澳大利亚、新西兰和加拿大等国际组织和国家禁止使用重组牛生长激素。在一项人体研究中，当健康受试者食用牛奶时，血浆的 IGF-1 浓度增加了 10%，[79] 但如上所述，其有害作用似乎被保护因素抵消。随着美国对无重组牛生长激素牛奶的需求增加，注射了重组牛生长激素的奶牛比例下降到了 17%。[80] 此外，除了促进癌细胞生长的 IGF-1 之外，乳制品可能含有致癌性污染物，如杀虫剂（有机氯）。[81]

牛白血病病毒会感染奶牛的乳腺，并进入我们所饮用的牛奶中。有多少奶牛携带牛白血病病毒呢？在有 500 多头牛的农场中，100% 的奶牛都是这样。[82] 牛白血病病毒对你的健康影响很大，因为74% 受试人类的血液中发现了牛白血病病毒的循环抗原，证明人体对奶牛乳腺的传染疾病具有免疫反应。[83] 更重要的是，当 2015 年加利福尼亚大学伯克利分校的研究人员在 239 名非癌症和癌症患者的切除乳房组织中寻找牛白血病病毒时，他们发现癌症患者乳房中含牛白血病病毒的可能性是非癌症患者的 2 倍（59%：29%），由此他们最终得出的统计结论是：高达 37% 的乳腺癌可能是感染牛白血病病毒引起的。[84]

在所有良性乳房中找到牛白血病病毒又是怎么回事呢？由于我们知道癌细胞需要几年到几十年才能形成可检测的癌症，也许那些体内含有牛白血病病毒样本的女性最终会患上乳腺癌。下面的一项研究支持这一理论。研究者发现，癌症前期患者的乳腺中 38% 的乳腺组织有牛白血病病毒，这个数字正好介于上述良性乳房和癌性乳房的牛白血病病毒数量之间。进而，研究者发现牛白血病病毒含量最多与癌性乳房之间、病毒含量第二多与癌前乳房之间，以及病毒含量最少与正常组织之间存在一一对应的关系。2017 年，一个澳大利亚研究小组使用类似的技术研究了96名女性，再次发现含牛白血病病毒的癌症样本比例约是非癌症样本的2倍（80%∶41%）。同样有趣的是，由于患良性肿瘤，其中48名受试者也在3~10年前切除了乳房组织。在74%现在患有癌症的病人中，其样本在3～10年前就含有牛白血病病毒。这支持（但不能证明）牛白血病病毒感染与随后癌症的发展之间存在因果关系。

如果牛白血病病毒确实会导致乳腺癌，我们可以做些什么？我们可以很容易地筛查牛白血病病毒感染，然后通过施用牛白血病病毒疫苗来预防数以千计的癌症病例，更不用说强制消除牛白血病病毒在牛奶中的来源。对于那些由牛白血病病毒诱导患癌的病人而言，靶向抗病毒治疗可能可以预防疾病复发（就像HIV抗病毒药物）。我们现在是否应该根除牛白血病病毒对牛的感染，以防牛白血病病毒致癌变成现实？20多个国家已经设法这样做，但美国牛奶行业消除牛白血病病毒传播所需的人力和财力可能会阻止他们这样做，除非迫不得已。牛白血病病毒是一种逆转录病毒，与HIV一样通过血液接触传播，从一头牛的血液进入另一头牛。这听上去很可怕，发生这种情况是因为牧场主不会对使用了一整天的被血污染的刀具进行消毒，由此他们将一头牛的血液引入另一头。另外，牧场主将手臂推到奶牛的直肠使其受精，奶牛出血了，然后牧场主就继续去推下一头奶牛的直肠。换句话说，农场里发生的事对我们的饮食产生了很大的影响。[85]

每周食用几个鸡蛋更安全？

在有目的地往鸡饲料中添加砷72年后，美国家禽业在2016年被迫停止使用这种添加剂。[86]砷能杀死鸡肉内部和外部的寄生虫（如绦虫、虱子、螨虫等），并把鸡肉变成漂亮的粉红色。2012 年的一项研究测量了 207 名 2～4 岁的学龄前儿童接触毒素的情况，发现这些儿童中 100% 对砷的接触都超过了砷致癌风险率的 100 倍，其中砷的头号来源是家禽。[87] 尽管饲料中已经不含砷，但 72 年来每年向环境中倾倒的 200 万镑砷已经使土壤中的含砷量激增，因此甚至大米和植物中也可能含有砷。[88]

我们的鸡妈妈还被喂了什么？如前所述，这很难说，因为饲料成分没有公开，但我们知道添加杀虫剂和抗生素的谷物合法。然而，实验同时发现，鸡羽毛含有非法抗生素，如氟喹诺酮类药物。这些羽毛被磨碎，然后以羽毛粉的形式重新喂给鸡吃。[89] 羽毛里还有什么？对乙酰氨基酚（如泰诺）、百忧解、抗真菌药物、抗组胺药、性激素和咖啡因。听着，如果鸡感到头疼或者抑郁困倦，需要服用这些药物，我们是可以理解的，但是要告知我们。因为我们无法得知家禽和鸡蛋喂养的信息，所以一般只能在实验室中研究鸡羽毛的成分。

那么鸡蛋会导致乳腺癌吗？针对这个问题，多项研究表明鸡蛋没有导致乳腺癌的风险，也不会使得患乳腺癌的风险增加，甚至它对乳房还有保护作用。在这些情况下，将所有研究集中在一起有时会有助于获得足够的“统计能力”和数据。研究鸡蛋摄入和乳腺癌风险之间关系的唯一一项元分析包含了 13 项研究，并得出结论：每周摄入 2～5 个鸡蛋和乳腺癌风险增加 4% 有关，而且接近 9% 的风险存在于欧洲人、日本人和绝经人群中。[90] 另一项饮食元分析对 351 041 名女性进行了 15 年的随访，发现癌症与肉类或乳制品之间没有联系，但确实发现了一个正相关关系：每天吃两个大鸡蛋（100 克），乳腺癌发病率上升 22%。[91]

科学家已经发现了一些摄入鸡蛋致癌的可能原因。胆碱是一种维生素类化合物，它没有建议每日的摄取量，因为并不存在缺乏胆碱的现象，所以你不需要主动去寻找胆碱的来源，胆碱含量太高还会是一件坏事。为什么？肠道细菌以鸡蛋中高含量的胆碱为食，形成一种名为 TMAO（三甲胺 N- 氧化物）的毒性代谢物。[92] 哈佛大学的研究人员认为，每周摄入 2.5 个鸡蛋形成的 TMAO 与致死性前列腺癌患病率增加 81% 有关，因此 TMAO 引起的相同炎症级联反应也可能增加乳腺癌患病率。[93] 杂环胺——我们讨论过的、在熟肉上形成的致癌化合物，也在煎蛋过程中形成，同时形成极强的致癌物质——PhIP 和 IQ[4,5-*b*]。[94] 鸡蛋是人类胆固醇的头号来源，每两个大鸡蛋有 425 毫克胆固醇（单个巨型鸡蛋中有 79 毫克）。猜猜癌细胞以什么做早餐？鸡蛋！乳腺癌细胞吸收低密度脂蛋白（有害胆固醇）来刺激自身生长。事实上，在乳腺癌组织中发现的低密度脂蛋白受体越多，女性的生存时间就越短。[95]

总之，从患癌风险的角度来看，每周摄入两个鸡蛋似乎是安全的。但是，永远不要对我们的全球头号杀手——心脏病掉以轻心。胆固醇是导致日益增长的全球心血管健康危机的主要因素。美国心脏协会建议每天摄入少于 300 毫克的胆固醇，但你不需要吃胆固醇，因为你的身体可以在没有你帮助的情况下合成其所需的一切。[96] 保持你的胆固醇水平在 160 以下将使乳腺癌患病率下降 17%。[97] 总之，鸡蛋会对女性造成双重打击：伤害心脏和乳房。

所有酒精饮料都可致癌

在乳腺癌的所有可控风险因素中，最普遍、最没有人口或文化差异的就是酒精。酒精会增加雌激素水平（也就是说，它会导致癌症），损害免疫功能，产生乙醛等有毒代谢产物，并使叶酸失活，无法修复 DNA。有了酒精，就像在氧化应激之战中，士兵们纷纷叛变，投奔自由基大军，进而损伤细胞。你看到这里，可能会说："等等，酒精不是能预防心脏病发作吗？"是的，确实如此，人们因心脏病发作而死亡的可能性是乳腺癌的 7 倍，而酒确实能够帮助人们预防心脏病。每天喝 1 杯酒，可以增加好胆固醇（高密度脂蛋白）的含量，从而显著降低心脏病的死亡率。[98] 但是，朋友们，不要让这个成为你酗酒的借口，除了减少心脏病风险，你还应该考虑酒精带来的其他影响。

首先，饮酒的定义是什么呢？美国国立卫生研究院的分支机构——国家酒精滥用与酗酒研究所定义：1 单位酒含有 14 克酒精——比如 12 盎司啤酒、5 盎司葡萄酒或 1.5 盎司烈酒（80 度烈酒有杜松子酒、伏特加、威士忌等。）[99] 研究表明，相对于不饮酒者，每天喝 1 杯会使乳腺癌风险增加 10%，每天喝两杯会使你的风险增加 30%，一天喝 3 杯增加 40%，之后每次饮酒都会增加 10%。[100] 所以，尽管酒精可以对心脏起到保护的作用，我们也应该平衡心脏保护与乳腺癌风险两者之间的关系，每周的酒精摄入量最好不超过 7 个单位（男性则是 14 个单位）。

让我们仔细看看酒精对叶酸的影响，这里所指的是活性形式的甲基叶酸。叶酸确保你的 DNA 正常复制，使 DNA 保持其原始结构而不发生突变并影响其他 DNA。甲基叶酸具有多余的甲基，当新的 DNA 链合成时，它会将甲基送给正在合成的 DNA。叶酸不足时，DNA 周围没有足够的甲基叶酸来支持它的复制，就容易导致 DNA 发生突变。这样，你也能够想象，为什么叶酸不足会导致乳腺癌发病率上升了。什么情况会导致叶酸不足（顺便说一下，这是世界上最常见的维生素缺乏症）呢？除了低膳食摄入量，就是酒精的影响了，它会减少肠道对叶酸的吸收，把更多叶酸排到肝脏中，以此干扰叶酸转化为有用的形式，即甲基叶酸。[101] 30%～50% 的人体内将叶酸转化为活性形式的酶，即亚甲基四氢叶酸还原酶，含有"多态性"（变体），会影响还原酶的活性（你可以做一下唾液测试）。但对于大多数人来说，他们的亚甲基四氢叶酸还原酶在效率降低时仍可以正常工作。[102] 但是，如果亚甲基四氢叶酸还原酶受到较大损害（比如遗传或酒精影响），那么人体内的甲基叶酸水平就会过低，导致一系列问题。事实上，带有亚甲基四氢叶酸还原酶多态性的女性患乳腺癌的风险增加了 37%～66%，但摄入足量叶酸应该可以减轻这种风险。[103]

叶酸摄入量低会导致乳腺癌发病率增高吗？美国护士健康研究调查了女性的叶酸水平，发现每天摄入至少 300 微克的女性患乳腺癌的概率比没有摄入叶酸的女性低 27%。而每天饮酒超过 1 单位的人中，每天摄入 600 微克叶酸的人患乳腺癌的概率降低了 89%。[104] 艾奥瓦州妇女健康研究曾用 13 年的时间随访了 34 000 多名女性。研究发现，乳腺癌的增加与低叶酸摄入量和高酒精摄入量都有关系。因为乳腺癌主要为雌激素受体阴性肿瘤，所以我们可以进一步推测，酒精主要是通过影响叶酸含量从而影响乳腺癌概率，而不是通过影响雌激素水平。[105]

根据上述研究，我想给女性朋友们两个建议。第一，你必须食用叶酸（人体细胞不能合成叶酸）。因为高温会破坏它，所以我们要生吃含有甲基叶酸的食物，比如西兰花、绿叶蔬菜（菠菜、羽衣甘蓝和芦笋）。这引出了我的第二个建议：对于每天有适量饮酒习惯的人（平均每天至少喝一杯），你有必要摄入叶酸补充剂，即叶酸的活性形式甲基叶酸，每天的摄入量应达到 800 毫克。每天你可以选择任何时间段服用叶酸，一次就够了，服用太多也不是好事。你不需要在酒后立刻服用叶酸。另外，尽管摄入叶酸，你也不可以贪杯。

护士健康研究还报告了一项对 83 000 名女性长达 14 年的随访。结果显示，每天至少饮酒 1 单位的女性中，每天至少摄入 5 份水果和蔬菜的女性与每天摄入少于 2 份水果的女性相比，乳腺癌患病率下降了 47%。[106] 其中的奥秘是什么呢？就是 β- 胡萝卜素。所以，我们应该多吃胡萝卜、番薯、羽衣甘蓝、菠菜、西兰花、黄南瓜、杏、哈密瓜和甜红辣椒这些富含 β- 胡萝卜素的蔬果。吃 β- 胡萝卜素补充剂也是可以的，但它的效用还是不及天然食品。

虽然所有类型的酒精都可以降低心血管疾病的发病率，但几十年以来，研究也指出，酒精可能导致口腔、食道、肝脏、结肠和乳房癌变。[107] 不过，最近有且只有一项文献显示：当女性把红酒当成酒精摄入的唯一选择，并且每天摄入 120～240 毫升（4～8 盎司，1 瓶红酒约为 750 毫升或 25 盎司）时，相对于滴酒不沾的人，她们患乳腺癌的概率反而有所下降。[108] 这是为什么呢？其他所有的酒精都会促使雌激素水平上升，而红酒却发挥了芳香化酶抑制剂的作用，可以帮助雌激素阳性乳腺癌患者抑制体内的类固醇转化为雌激素。芳香化酶抑制剂存在于葡萄、葡萄汁、葡萄种子提取物和红葡萄酒中，而白葡萄酒却不含有这种物质。[109] 真没想到，癌细胞竟然使用芳香化酶自己生成雌激素来加速增殖，真是个邪恶的小野兽。而红酒中的芳香化酶抑制剂可以使芳香化酶失活，阻止癌细胞增殖，让癌细胞举手投降！

红葡萄酒的另一个优点是具有白藜芦醇，它抑制了癌症形成的三个条件：启动、增殖和扩散。[110] 因此，大量的人类临床试验正在研究白藜芦醇是否可能成为抗癌药物。总的来说，就是因为芳香化酶抑制剂和白藜芦醇，适量饮用红酒才不至于增加乳腺癌风险。你也可以通过吃带籽的葡萄来获得这两种物质，一定要带皮吃，[111] 因为这两种神奇的物质都在葡萄皮上。

虽说可以喝葡萄酒，但世界卫生组织的正式部门——国际癌症研究机构总结出，所有酒精饮料都对人类有致癌作用。[112] 如果你想最大限度地降低癌症风险，那最安全的饮酒量就是 0。但是，如果你还是想选择饮酒，你要将摄入量限制在每天 120～240 毫升，只选红葡萄酒，并适量补充甲基叶酸，多吃富含 β- 胡萝卜素的蔬菜。

相信我，这是真的！

2007 年，世界癌症研究基金会和美国癌症研究所发布了预防世界上最常见癌症的最佳建议。[113] 猜猜分别是哪三项措施，可以使绝经后女性患侵袭性乳腺癌的概率下降 62%？答案是保持健康的体重、食用植物性食品和限制酒精。采取这三项措施，可以在未来 10 年内减少 1 000 万例浸润性乳腺癌的发生。1 000 万例！

减肥人士与人造甜味剂

据称，人造甜味剂或合成糖替代品通过在备受人们喜爱的替代品（如苏打水、冰激凌、早餐麦片、烘焙食品和口香糖）中提供 0 卡路里的甜度，减少我们对精制糖和高果糖玉米糖浆的摄入。美国食品药品监督管理局批准适用的 5 种替代品有阿斯巴甜、三氯蔗糖、糖精、纽甜和安赛蜜。甜蜜素在美国是被禁止的，却在 100 多个国家被广泛使用。

我们主要关注的底线是，人造甜味剂和乳腺癌之间并没有已知的联系。尽管有报告指出两者之间存在联系，但尚未有令人信服的证据指明人造甜味剂会导致任何一种癌症。你或许听说过甜味剂导致老鼠患有膀胱癌？事实证明，那些老鼠身上本来就有膀胱癌的致癌寄生虫（而现在，又染上了糖瘾）。终归人与老鼠是不同的。灵长类动物实验并没有发现恶性肿瘤的迹象，大量的人类研究亦然。[114]这让人松了一口气，因为 40% 的成年美国人每天都会食用无卡路里的甜味剂，而且测量血液和尿液中甜味剂含量的研究表明，许多人虽然声称自己没有食用人造甜味剂，但实际上却不知不觉地从烘焙食物和咳嗽药等各种食品和药品中摄取了。出于完整性，一项人类研究确实表明，如果你每天摄取 1 680 毫克甜味剂（约 10 罐低糖苏打水），患膀胱癌的概率就会增高。[115]

对于低卡路里产品的炒作，最初是希望让人们相信，如果你能够减少卡路里的摄入，你就能减轻体重，从而更好地控制血糖，并且有可能避免糖尿病、心脏病和肥胖症。剧透一下，你将再也不能开开心心地豪饮低糖可乐了！科学报告指出，甜味剂和健康之间存在可怕的联系，包括体重过度增加、肥胖、代谢综合征、2 型糖尿病、高血压、心血管疾病、头痛、偏头痛和健康肠道细菌的有害减少。[116] 这些反弹效应的出现源于过度补偿的倾向：你的身体认为你还有多余的卡路里空间，所以会做一些事情，比如你喝了低糖可乐后会另外再要一份薯条；[117] 而且，这种甜味会诱发饥饿感，却没有产生饱腹卡路里，所以你只是加速了食欲。[118]

那么是否有安全的无卡路里或低卡路里甜味剂呢？有的。甜菊糖因提取于一种南美洲的植物，被认为是无害的。这种甜味剂会转变为肠道中的诱变化合物，并被吸收到血流中，你可以安全地将甜菊糖每天限制在 2 杯加糖饮料内。[根据世界卫生组织的数据，限量为 4 毫克甜叶菊 / 体重（每千克）或 1.8 毫克每磅。][119] 最安全的可适量吸收的糖替代品可能是赤藓糖醇（存在于无糖口香糖中）。赤藓糖醇由酵母批量制成，并具有抗氧化剂特性。[120]

尽管人造甜味剂不会直接致癌，但是会导致与乳腺癌有关的健康问题，如肥胖和胰岛素抵抗，而且最终会减少更多有益健康的选择。比方说，与其浅尝营养丰富、高纤维、低血糖负荷的蜜枣，有人宁愿选择一块善品糖甜松饼。频繁使用甜味剂会刺激大脑中与成瘾相关和以快乐为中心的神经传导，就像注射了海洛因一样。（是的，我就这么说了。）[121] 甜味剂降低了人们对食用甜度较低的食物

（如水果）的兴趣，并且可能会让人变得讨厌蔬菜，[122] 每天都想着用几包甜味剂换取少量的抗氧化剂、维生素和矿物质，如枫糖浆、黑糖蜜糖、枣糖或糊状物、香脂釉、糙米糖浆、水果酱。

必须购买有机食品吗？

最后，让我们聊聊有机食品：你的盘子和胃装得下多少水果和蔬菜，你就尽可能地吃多少吧，不必特别在乎是不是有机产品。毕竟，一颗非有机的草莓也比一个有机原料做的比萨更能降低患乳腺癌的风险。不过，什么叫"有机"呢？有机食品的种植不使用杀虫剂、化学肥料和染料等合成添加剂，也不使用工业溶剂、辐照或转基因生物加工。动物不注射抗生素或激素，并且吃的是 100% 有机非转基因饲料。食品上的"有机认证"印记意味着其 95% 的成分符合这些标准，剩下的 5% 是批准清单上的添加剂。"100% 有机"印记意味着所有成分都是有机的，而"用有机成分制造"意味着该食物至少 70% 的成分是有机的。"自然"或"全天然"的说法并不意味着有机，并且基本上没有任何意义，因为法律没有规定它们在包装上的使用。

什么是转基因饲料？当农作物被大量喷洒杀虫剂和草甘膦除草剂时，我们可以对种子进行基因改造以保持活力，因此问题就变成："如果我们在食物中摄取这些有毒化学物质中的一小部分，会有什么影响？"一项研究表明，你从转基因大豆中摄取的草甘膦会激活雌激素受体，导致人乳腺癌细胞在培养皿中生长。[123] 但是我们并没有生活在培养皿中，也没有人类研究证明吃转基因食品会带来危害。（也无法证明是否安全。）

吃有机食物就意味着获得健康益处和更高的营养价值吗？并不

会。一项大型研究用 9 年多的时间跟踪了超过 623 000 名英国女性的情况，该研究表明，在食用有机食品的实验组中，没有发现患乳腺癌的概率下降（唯一发现患病概率下降的癌症是非霍奇金淋巴瘤）。[124] 斯坦福大学的科学家比较了数十年来关于有机食品与传统食品对健康影响的研究。他们报告说，在食用有机食物的儿童的尿液中，杀虫剂含量显著降低，但成人血液、尿液、母乳和精液中的生物标志和营养水平没有明显的差异。[125] 他们确实在有机产品中发现了更多的维生素 C 和抗癌酚，而且正如我们所知，这些酚类具有抗癌能力。有机鸡肉和牛奶含有更健康的 ω-3 脂肪。但最终，研究人员得出结论，即大量关于该主题的已发表文献表明，与传统食品相比，有机食品的营养没有显著增加。

我们是否应该以健康为名选择有机产品，避免接触杀虫剂和细菌？或许吧。斯坦福评论发现，有机食品含有的杀虫剂残留比传统作物少 30%（所有水平都低于危险范围），但有机食品上的细菌污染程度与传统作物无异，并没有高于传统作物。要注意传统的非有机鸡肉和猪肉，它们藏有抗生素抗性细菌的可能性要比其他食物高出 33%（那是一种对医院的发展带来致命威胁的细菌，被称为"超级细菌"）。美国农业部测试了 10 187 种常规种植的农产品后，发现 85% 的农产品受 496 种不同的杀虫剂残留污染。而有机农产品的残留量始终比传统产品低 30%～50%。[126] 你是否会疑惑：怎么同时做到"有机"和"杀虫"？有机农业仍然使用杀虫剂，但它们取自美国农业部批准的清单上的天然来源。[127]

产品经洗涤和在某些情况下去皮后，仍然存在残留物。记住，只要你的盘子装得下，就尽可能多地吃水果和蔬菜，这比你去担忧杀虫剂残留风险要好得多。声称比水更能洗涤残留物的花式产品通过不了测试，所以别浪费你的钱了。[128] 想要有效地冲洗杀虫剂，你可以将食盐和水按 1∶9 的比例混合，冲洗并揉搓食物，然后再用清水把盐清洗掉。[129] 但是，动物产品中的化学品是洗不掉的；它们在脂肪中积聚，而且烹饪会使之变得更糟，而不是更好。[130] 你只能吃（或不吃）它。小贴士：煮鸡蛋比炒鸡蛋更能减少杀虫剂的残留。[131]

　　除了避免污染，在食用有机食品时，你还支持了本地的农业，支持了一个对种植低毒性作物的农民而言更健康的工作环境，支持了环境可持续性，以及由于避免使用刺激性添加剂的地球友好型农业和家畜饲养方式而改善的生物多样性。平均而言，购买有机产品要花更多的钱——尤其是牛奶、鸡蛋和肉类——但这些食品可能是最重要的，因为我们要努力降低患乳腺癌的风险。除了我们刚才提到的储存在动物脂肪中的化学物质外，所有经过批准的大量注入动物体内的类雌激素添加剂，都可以干扰人体细胞功能的自然传导通路。早在 1981 年，欧盟就开始担心这种对人类有害的类雌激素，并禁止使用所有美国食品药品监督管理局批准的激素添加剂：雌二醇、黄体酮、睾酮、群勃龙醋酸酯、玉米赤霉醇和醋酸美仑孕酮。正如我们所讨论的，关于食肉和癌症风险的文献仍然不一致，但至少要考虑到这一点：这些添加剂能够以较少的饲料快速而有目的地养肥一只小牛；那么你好好想想，这些添加剂怎么可能不对人体产生作用呢？

　　尽管有机食品和传统食品的营养价值相似，但避免使用不健康的添加剂，例如刺激性农药、化学肥料、生长激素和抗生素，似乎是明智之举。我建议在经济条件允许的情况下吃有机食品，并优先考虑让孩子、孕妇和免疫力受损的人吃。对于动物产品（肉类、牛奶、奶酪、鸡蛋）和美国农业部每年更新的受污染最严重的食品，争取购买有机产品。你可以查看环境工作组（EWG.org）发布的水果和蔬菜名单，看看最新的"最易污染的食物"——最有可能被杀虫剂和农药残留污染的产品，通常包括草莓、菠菜、油桃、苹果、桃子、芹菜、葡萄、梨、樱桃、西红柿、甜椒和土豆。另一方面，购买"最干净的食物"——最不可能含有农药残留物的产品——会节省下你的钱:甜玉米、鳄梨、苣蓿、卷心菜、洋葱、冷冻甜豌豆、木瓜、芦笋、芒果、茄子、甜瓜、猕猴桃、哈密瓜、花椰菜和葡萄柚。一个记住差别的简单方法是,大多数干净的农产品都有你不吃的外皮,而所有受污染的产品都有可食用的外皮。

关于有机食品的最后四个字是"垃圾食品"。你可以轻松找到有机的甜饼干、咸饼干、薯条、冰激凌、奶酪泡芙、甜甜圈、苏打水、炸薯条、比萨、果冻豆和棒棒糖,举几个好吃但没营养的"假货"就够了。我最近从父母的家里接我的儿子贾斯汀,发现他吃的是一种有机双层巧克力片杂粮燕麦棒。我问妈妈为什么要这样做,她看起来很无辜,睁大眼睛看着我,并大声说道:"这对他有好处,这是有机的!"它的第一种成分就是甘蔗汁,1.3 盎司的巧克力棒就含有 16 克糖。包装上像"有机"和"杂粮"这样吸引顾客的标签可能欺骗了所有人。这被称为"健康光环"——被认为健康的食物被消费的数量会更大,被赋予的营养价值会更多,并且被认为含有的卡路里比实际含有的少。[132] 这是一个陷阱啊!

关于食品标签的小科普

准备好参加速成班,了解如何阅读食物标签,以提升你的乳房及整体健康了吗?你想要将不好的东西留在超市货架上,而只把最好的食材带回家成为身体里的营养吗?对于初学者来说,要知道没标签的天然食物是最好的:像苹果、新鲜羽衣甘蓝、冷冻浆果、坚果、野生稻等。但我们也可以吃轻度加工和包装的食品,同时用抗癌燃料武装我们的细胞。

1. 忽略盒子前面的陈述。像"优质钙来源"、"有益健康"、"低脂肪"和"无添加糖"这样的表达,在很大程度上是不受美国食品药品监督管理局管制的。它们的存在只是为了引起你的注意，因为营销人员知道你有兴趣做出健康的选择。你要转到所有包装背面的成分列表。在理想情况下，成分列表看起来就像你在自己的厨房里拼凑起来的食谱一样。

2. 成分总是按照数量由多到少的顺序列出，所以前3个最好对你有好处并包含你所期望看到的东西——如全麦面包应首先列出"全麦"。列表越短越好。

3. 糖有许多狡猾的名字，且不会是成分列表的前3个成分之一（我在看着你呢，调味番茄酱）。糖不直接致癌，但是你的肝脏会将多余的糖转化为脂肪，从而导致体重增加，而超重或肥胖就会导致乳腺癌。顺便说一句，与血糖滋养所有细胞的方式一样，糖滋养着癌细胞，所以不要认为多吃或少吃点糖，就可以像玩红绿灯游戏一样加速或减缓癌症。当配料含有两种以上的糖源时，你就将这所谓的食物视为甜点吧。任何糖或甜味剂，高果糖玉米糖浆、蜂蜜、糖蜜、葡萄糖、果糖、乳糖、麦芽糖、蔗糖，以及甘蔗、花蜜、糖浆和果汁都不过是脂肪制造者，通常没有必需的营养素。来自甘露醇、山梨糖醇和木糖醇等糖醇的低卡路里糖替代品，会出现在对你有益和不太受热捧的食物中。

4. 避免像丁基羟基苯甲醚和硫酸铵这样直接从化学课本中来的词。它们可以延长食物的保质期，但不能保护你的性命。

5. 当谈到富含纤维的食物时，谷物一定是列出的第一种成分，而且你一定会看到一个"全"字在它前面，就像"全麦"和"全燕麦"。把杂粮、石磨、麸皮，甚至是100%小麦这样的"假货"放回去吧。前面有"强化"两个字的谷物意味着已经被剥去了胚芽、麸皮、营养素和纤维，只留下那么一点儿缺乏营养的碳水化合物糖，糖迅速进入血液，刺激胰岛素水平，并转化为脂肪。曾经不是有这样的俗话吗——"面包越白，死得越快"？可悲的是，这是真的，而且同样适用于白米（例如糯米、寿司米、印度香米、泰国香米和意大利白米）。

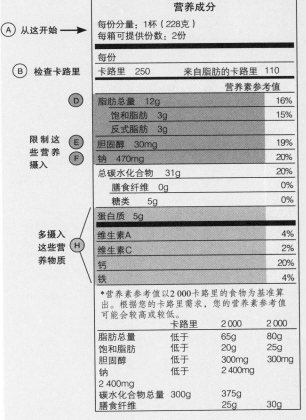

Ⓐ 从这开始 ➡️

Ⓑ 检查卡路里

限制这些营养摄入 Ⓔ Ⓕ Ⓓ

多摄入这些营养物质 Ⓗ

营养成分	
每份分量：1杯（228克）	
每箱可提供份数：2份	
每份	
卡路里 250	来自脂肪的卡路里 110
	营养素参考值
脂肪总量 12g	16%
饱和脂肪 3g	15%
反式脂肪 3g	
胆固醇 30mg	19%
钠 470mg	20%
总碳水化合物 31g	20%
膳食纤维 0g	0%
糖类 5g	0%
蛋白质 5g	
维生素A	4%
维生素C	2%
钙	20%
铁	4%

*营养素参考值以2 000卡路里的食物为基准算出。根据您的卡路里需求，您的营养素参考值可能会较高或较低。

	卡路里	2 000	2 000
脂肪总量	低于	65g	80g
饱和脂肪	低于	20g	25g
胆固醇	低于	300mg	300mg
钠	低于	2 400mg	
2 400mg			
碳水化合物总量	300g	375g	
膳食纤维		25g	30g

Ⓒ 营养素参考值**快速指引**
· 低于/等于5%为低
· 高于/等于20%为高

Ⓖ 快速提示
· 总碳水化合物÷纤维
· 等于/低于5最好

6. 在我们有更多的关于转基因大豆蛋白分离物、组织化大豆、水解或组织化植物蛋白、大豆粉或大豆油如何影响人类健康的科学数据之前，不要过度消费这些产品。大豆副产品无处不在，被当作乳化剂、肉类增量剂、肉类似物、廉价面粉和廉价油，添加到从糖果棒到牛肉的各种东西中。据美国国家科学院、美国国家工程院和医学院称，目前未证实转基因大豆对人类有害。[133] 虽然我们不必每次都把这些东西放回去，但是要支持含有这些添加剂的非转基因产品，以避免草甘膦、己烷（从生大豆中提取大豆油的化学溶剂）和高农药残留物（美国农业部报告说，光大豆籽粒中就有 14 种不同的残留物）。[134] 顺便说一下，大豆副产品并不能提供我们在第 3 章中提到的，从非转基因全大豆中获得的对乳房有益的营养。

7. 如果配料都符合要求，下一步我们就应该仔细看包装上"营养成分"标签中的图表数字。下面几点尤其要注意：

A. 每盒的份数：所有信息都是 1 份的量，而不是整盒的量，所以要知道每份的大小，以及整盒中有多少份（和你计划摄入多少份）。

B. 列出的"卡路里"也是每份的量，所以要乘以你即将吃下的份数。告诉我，不止我一个人做了这件事：我发现了一袋极美味的爆米花，35 卡路里/份，并在观看节目时吃光了整袋，结果发现我吃下了 15 份，共 525 卡路里！说到"来自脂肪的卡路里"，应从健康脂肪中摄入少于或等于 20% 的每日所需的卡路里，而从饱和脂肪中摄入的每日所需的卡路里应该少于或者等于 5%。在日常摄入食物时，我只注意脂肪的摄入百分比。将脂肪中的卡路里除以每份的卡路里，确保其结果小于或等于 0.20。或者要确保每摄入 100 卡路里时，脂肪摄入量不超过 2 克。另外，如果你吃了特别多的某种食物，当天就别再摄入脂肪了。

C. "每日营养摄入量 %"一栏会告诉你每一份食物中，某种营养物质在理想状态下占每日摄入总量的百分比，前提是假定你每天摄入 2 000 卡路里。小贴士：浏览这些百分比信息，重点关注一些特殊值——"少于 5%"和

"超过20%"，以确保你不会大吃一惊：比如从一块曲奇饼中获得80%的日常脂肪。

D. 尽量减少饱和脂肪，并完全避免摄入反式脂肪。你有没有注意到，脂肪含量是12克，但在营养成分表的分类中，饱和脂肪和反式脂肪加起来才6克，那剩下的6克呢？实际上，表中没有显示一项信息：多不饱和脂肪和单不饱和脂肪，分解成了6克多不饱和脂肪酸和单不饱和脂肪酸。如果包装上"减脂"的说法让你眼花缭乱，马上检查糖类的情况。都按1克算的话，1克脂肪有9卡路里，而1克糖有4卡路里。这样，我似乎可以把健康的100卡路里（如全脂花生酱）变成100卡路里的高糖低脂花生酱，然后说1克脂肪可以至少换2克糖，赚了！实际上，在这种情况下，高糖的花生酱还不如全脂花生酱来得健康。

E. 我们的细胞可以制造它们发挥功能所需的所有胆固醇，所以不要有意地摄入额外的低密度脂蛋白来滋养癌细胞。如果这个数字不是0，那里面就有动物产品，因为植物不含胆固醇。

F. 根据美国心脏协会的数据，美国人平均每天摄入3 400毫克钠，但理想的限制是每天摄入小于或者等于1 500毫克（3/4茶匙）。提示：钠含量的数字不应超过每份卡路里的数字。如果超过了，你还继续吃的话，就狂喝几杯水。另外，"减钠"并不意味着"低钠"。龟甲万公司"减少37%的钠"的酱油每汤匙含钠575毫克，所以基本上比一块动物盐舔块少37%的钠。

G. 你的大部分食物卡路里应该来自复合碳水化合物和纤维，因为其中充满能对抗癌症的所有植物营养素：全谷物、水果、蔬菜和豆类。想找到营养的面包和饼干产品，就用总碳水化合物的克数除以纤维的克数，其结果应该小于 5。2021 年，标签将在这里具体说明精制添加糖的情况。非精制糖，如苹果和甜菜获得的果糖，伴随着食物中的纤维，一起可减缓糖的吸收，避免胰岛素激增，使能量水平维持正常，防止体重增加，并降低雌激素水平。因此，如果产品含糖，就摄入等量的纤维来平衡过多的糖分。现在，你可以看一眼成分列表中的添加剂（如高果糖玉米糖浆）情况来识别添加的糖。美国心脏协会称，女性应将糖摄入量限制为 25 克（6 茶匙）/ 天，但我们平均每天摄入 76.7 克（19 茶匙）。一罐可乐含有 39 克糖。玛丽·波普斯应该换成喝水来帮助她降血压。

H. 像扁豆、大豆这样的优质植物蛋白质来源，与健康的碳水化合物和有益的脂肪很好地混合在一起，你不需要计算其中的卡路里或注意这个标签的其余部分——你只管吃就可以了。

从今天起，改变饮食习惯

读了以上内容之后，你已经变成一个营养专家了，知道什么东西应该吃，什么东西不应该吃。但是你想知道哪些食物的抗氧化成分最高，哪些最低吗？在我最喜欢的一项食物研究中，研究人员记录了世界各地共 3 139 种食品、饮料、香料、草药和营养补充剂的抗氧化成分含量——从减肥苏打水到深色绿叶菜。[135]

抗氧化食品排行榜居首的是印度醋栗（我把它磨成粉，混合在我的抗氧化奶昔里了），它的抗氧化成分是蓝莓的 124 倍。植物平均的抗氧化能力是肉、鱼、蛋和奶制品的 64 倍。也就是说，一杯蓝莓（100克、57卡路里、0.3克脂肪）中抗氧化剂的作用，可以抵消27.5片芝士比萨（2 750克、7 590卡路里、323克脂肪）所造成的氧化应激反应。[136] 在我们体内超过50万亿个细胞中，只要一个在分裂时犯错误，就会给癌症开一个小小的窗口。所以，我希望你通过摄入可以清除自由基的抗氧化物质，把这个癌变的窗口堵上。而如果你采取的措施只有吃鸡翅和白米，那这个小小的窗口之后就会涌入惊人的风险。

因此，你决定今晚吃什么晚餐时，要记得大量科学证据正无可辩驳地诠释着天然食品和植物性食品的力量。即使肉类、乳制品和鸡蛋之中有特别健康的营养元素，也很可能被污染物、添加剂、胆固醇和脂肪抵消，因为这些物质会加速氧化应激和血管生成。其实，你也不必完全放弃你最喜欢的食物，但你需要选择健康的饮食方式。你摄入的大部分饮食都应该属于"抗氧化"的阵营，这样才能够平衡体内的健康状况。我们每周共吃21餐，美国人一周平均有4～5次都到外面吃饭。在下馆子时，你可以找一些素食餐厅，或者在你最爱的餐厅选择新的菜式，提供更新鲜的食物。在家里，你可以坚持每周吃几次抗氧化奶昔，尽可能用素食代替肉类。例如，我们在做玉米卷饼时，可以用黑豆、豆泥、香菜、羽衣甘蓝、鳄梨酱、莎莎酱、橄榄、无乳制品奶酪和酸奶油（混合腰果）、素鸡（用大豆制成）。

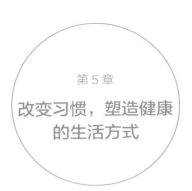

第 5 章

改变习惯，塑造健康的生活方式

你想了解全球乳腺癌的发病状况吗？据估计，2012 年全世界有 167 万新确诊的乳腺癌病例，猜猜这个数字到 2050 年会变成多少？我已经知道了这个秘密，我猜你也会感兴趣，一起坐下来看看吧。

到 2050 年，全球女性乳腺癌发病数量预计将达到每年 320 万例。[1] 这个数字十分惊人，不到 40 年的时间，竟然翻了一番。

姐妹们，我们得控制住局面。有计划地改善你的饮食习惯已经是一大进步，但你还可以做更多的努力来扭转这一致命的趋势。

当你读到这一章的时候，我并不是说，如果你不排除掉生活中所有的危险因素，你的乳房就完蛋了。所有已知的乳腺癌危险因素都是乳腺癌的诱因，意味着暴露在这些环境中会使我们患乳腺癌的风险增加，但是单个因素并不能直接导致乳腺癌的发生。这适用于一切，从营养和肥胖到酒精和我们呼吸的空气。想想谚语中所说的"压垮骆驼的最后一根稻草"：骆驼步履蹒跚地向前走着，显得既健康又强壮，背负着看似可以控制的负担，但当它的背上又多了一根稻草时，它立刻就会被压垮。我们成功避免的每一根稻草都将减轻我们必须承受的负担。如果我们能避免或卸下更多的稻草，我们的背部和胸部就永远不会被压垮。

基因只占致癌因素的 10%

全世界范围内，在欠发达地区，乳腺癌已被列为致女性死亡率最高的癌症（32.4 万例死亡，占总数的 14.3%）；在较发达地区，它是仅次于肺癌的女性第二大致死癌症（19.8 万例死亡，占总数的 15.4%）。[2] 1973—1997 年，研究者在东亚、欧洲和美国挑选了 18 个癌症研究机构的数据，他们比较了各民族／种族群体的乳腺癌发病率后，发现了一些明显的趋势。[3]

首先，在这几十年里，世界范围内人们患乳腺癌的数据都在不断上升，毫无下降的迹象。其次，欧洲国家和美国的癌症病发率明显高于亚洲。那么在美国的亚洲人呢？他们的患癌率是像在故乡的人一样低，还是随他们的新邻居变高？在洛杉矶和夏威夷生活的日本移民在 1982 年之后患乳腺癌的概率急剧上升，而在夏威夷生活的中国人在 1992 年之后也出现了类似的曲棍球棒形激增，其发病率比仍在故乡的日本人和中国人高出 100%。他们离开故乡时发生了什么？当我们谈论故乡的时候，中国（香港）、新加坡和日本城市地区的癌症发病率增加了 50%～100%。他们待在故乡时发生了什么呢？

由于只有 5%～10% 的乳腺癌是由遗传突变引起的，而有害的 DNA 突变不会在 25 年内突然影响整个地球上的女性，使乳腺癌发病率翻一番，因此一定是另一个非常重要的因素在推动着这种疾病以如此快的速度发展。此外，全球癌症发病率在短时间内急速上升，纯粹的基因解释已经没有意义了。那么到底是因为什么呢？在美国，是什么事情每年都在恶化？ 20 世纪 70～80 年代，亚洲发生了什么在你注意到之前让麻烦潜伏了 10～30 年的事情？ 1990—2000 年，是什么导致日本的乳腺癌死亡率急剧上升了 55%？[4]

答案是，美国人的生活方式——从我们的习惯，到我们的食物、我们的体重、我们推迟生育、我们的激素，以及我们的整个生活方式。[5]亚洲人开始学习并实践我们的文化，结果他们染上了我们的癌症。可悲的是，我们带有传染性的生活方式已经感染了整个世界。[6]讽刺的是，解决之道是让人们不再受美国富人的影响，回归以前的饮食和生活方式。

从 20 世纪 70 年代开始，日本、新加坡和中国的城市日益增长的经济和社会繁荣在他们的日常生活中引发了西方化热潮。有数据甚至显示，从低风险国家移民到美国，患乳腺癌的风险会随着在美国生活的时间、在美国出生的前几代人的数量，以及美国人的生活方式被接受的程度而增加。[7]我们不应该感到惊讶的是，随后的 1998—2008 年的全球健康趋势看起来甚至更糟。在来自 8 个不同国家的美国亚裔人口（印度人 / 巴基斯坦人、中国人、菲律宾人、日本人、柬埔寨人、韩国人、老挝人和越南人）中，乳腺癌的发病率都在上升，其比率从菲律宾的 20% 到韩国的 370%。[8]

东西方的问题看起来是一样的：如今美国和其他各国的女性大量地加入职场工作大军的行列，不再整天在家里干活、照顾孩子、准备新鲜的饭菜。她们过着充满压力和久坐不动的生活，常常推迟生育直到成为高龄产妇（如果有生孩子的话），午饭边吃剩下的比萨边尽快发送电子邮件，然后冲回家，把外卖放在桌上，倒一杯酒，在睡觉前看一个最喜欢的电视节目。这样的生活方式很不健康。我曾经有一段时间也是这种状态，你呢？

也许我们不应该感到惊讶，这种不健康且失衡的生活方式不仅会增加患乳腺癌的风险，更可让我们的心脏停跳的可能性提高 7 倍。心脏病的发病率是乳腺癌的 21 倍多，死亡率是乳腺癌的 7 倍多。看

到下面这些数据，想必你会震惊于每年被诊断为心脏病或乳腺癌和因此死亡的美国女性数量之多：[9]

疾病	新病例	死亡数量
心脏病	6 600 000	289 758
浸润性乳腺癌	252 710	40 610

我们需要重新找到平衡：开启一种新的生活方式。在这种生活方式中，我们的身体、情感、人际关系、智力和精神需要每天都能得到滋养，以维持我们的灵魂和细胞的活力。也许你会问："我们现在的生活方式的影响真的很大吗？"是的，我们必须做出改变了。正如我在谈及饮食习惯时所指出的，你可以通过自己的努力控制好局面。所以让我们撸起袖子，加油努力！

远离肥胖，远离危险

我在这里要直言不讳：体重过重会影响健康，甚至威胁生命。当一个肥胖的癌症患者看着我问"这是怎么发生的"，我不会责怪她，或者让她难堪。但如果我错失一个重要的机会，没能帮助她做出改变，没能挽救她的健康，我会感到羞愧。事实上，我不知道肥胖是否直接导致了癌症，但无论如何，肥胖对人体健康的影响都很大。超重或肥胖是世界范围内唯一最易预防的致癌因素，25% 的癌症病例都是由肥胖和久坐不动的生活方式结合所导致的。[10] 在美国，高达 50% 的绝经后乳腺癌死亡可归因于肥胖。[11] 你是世界上 21 亿人（占地球人口的近 30%）中的一员，还是超重或肥胖的 68.8% 美国成年人中的一员？[12] 为了找出答案，你可以用下面的方法计算身体质量指数。

> **计算你的身体质量指数**
>
> 身体质量指数＝体重（磅）÷身高²（英寸）×703
>
> 身体质量指数（公制）＝体重（千克）÷身高²（米）
>
> 你可以登录 pinklotus.com/bmi. 计算你的身体质量指数：
>
> 结果如何？过轻≤18.5，正常＝18.5～24.9，过重＝
> 25～29.9，肥胖＝30～39.9，非常肥胖≥40

我读过的每一篇关于乳腺癌与肥胖的文章似乎都试图证明，超重和肥胖的女性比不肥胖的女性绝经后患乳腺癌、乳腺癌复发和因乳腺癌相关疾病而死亡的概率更高。这些毫无疑问，没有争议。奇怪的是，除了有乳腺癌家族史的人，年轻时超重对 50 岁之前的乳腺癌有一定的预防作用。[13] 但超重和肥胖的成年女性绝经后患乳腺癌的风险比正常体重的女性高 50%～250%。[14] 如果你小时候很胖，你不太可能在成年后减掉那么多体重，但如果你真的做到了，那么你便可以得到最多的保护。对于身体质量指数在 30 或以上的女性而言，一旦患上乳腺癌，康复后的乳腺癌复发率会增加 57%。[15] 美国癌症协会对 495 477 名女性进行了为期 16 年的研究，并根据身体质量指数对她们进行了分组。该研究比较了不同组的乳腺癌死亡率，发现死亡率的增加与体重增加有关，如下：

身体质量指数＝18.5～24.9，基线风险

身体质量指数＝25～29.9，乳腺癌死亡率提高 34%

身体质量指数＝30～34.9，乳腺癌死亡率提高 63%

身体质量指数＝35～39.9，乳腺癌死亡率提高 70%

身体质量指数≥40，乳腺癌死亡率提高 112%[16]

如果美国所有女性的身体质量指数在成年后一直保持在 25 以下，每年就可以减少大约 14 500 例绝经后乳腺癌死亡病例。[17] 那将是不可思议的。

肥胖和患乳腺癌的风险程度密切相关，这在一定程度上要归因于雌激素受体，它们在一些正常的乳腺细胞和约 80% 的癌细胞上就像小天线一样。[18] 一旦雌激素进入受体，它们就会在细胞内发出信号，使癌细胞增殖和分裂。因此，我们有理由认为，过量的雌激素是雌激素阳性乳腺癌的危险因素。

绝经后的高雌激素水平也会增加患乳腺癌的风险。可如果你的卵巢已经关闭，怎么可能分泌那么多的雌激素呢？在绝经前，大多数雌激素来自卵巢，但在绝经后，它来自脂肪，也叫肥肉。无论脂肪在哪里，都含有一种叫芳香化酶的酶，用来将体内的其他类固醇转化为雌激素。你的肾上腺会产生这些类固醇，而你绝经后的卵巢仍然会分泌睾丸激素，脂肪再将其转化为活性雌激素。所以我们在绝经后仍会分泌雌激素（虽然显然不足以扭转更年期）。

所有产生雌激素的脂肪都可以解释为什么血液测试证实肥胖女性的雌激素水平（主要的致癌雌激素）比苗条女性高 130%。[19] 顺便提一下，绝经前的肥胖女性和苗条女性有相似的雌激素水平，所以脂肪因素在绝经后真的会起作用。[20] 乳房内的脂肪含有芳香化酶，恶性肿瘤本身也含有芳香化酶。事实上，如果乳腺脂肪过多，肿瘤内的雌激素水平就可能比循环血液中的高 10 倍。[21] 此外，脂肪细胞（组织）会分泌大量的炎症介质，导致肿瘤进一步生长，如肿瘤坏死因子、白介素 6、血管内皮生长因子、肝细胞生长因子、IGF-1 和瘦素。这些介质会增加芳香化酶，刺激血管生成，引发高胰岛素血症，并产生炎症——这些都是我们在第 3 章中讨论过的致癌的必要条件。[22] 因此，我们的身体永远都在产生雌激素，而肥胖女性的身体有更多的雌激素、芳香化酶、血管生成，更有可能患高胰岛素血症，但她们患癌的可能性更大吗？

为了回答这个问题，我们需将目光转向绝经后患癌的女性。她们从未接受过激素替代疗法，因为激素替代疗法是一种外部雌激素来源，与体内肾上腺分泌无关。我们在研究中发现，以 18 岁女性的体重为节点，成年女性体重增加的数量与患癌风险增加的数量呈线性关系（你越重，患癌症的概率越高）。就像我说的，童年时期身材胖乎乎的是有保护作用的，但对我们大多数人来说，那些日子已经一去不复返了，现在的风险是实实在在的。你高中时的体重是多少？你还记得那个数字吗？将现在的体重减去那个数字，你得出了什么结果？好了，我们开始下一步的分析吧。

如果你已经减肥了，那这对你和你的紧身牛仔裤都有好处。如果你的体重增加少于 8 磅，你的风险就会增加 0%（万岁！）；体重增加 8～13.9 磅，会增加 25% 的风险；体重增加 14～20.9 磅，会增加 60% 的风险；体重增加超过 21 磅，患乳腺癌的风险增加近 1 倍！[23]绝经后患乳腺癌的概率和你的身体质量指数上升的速度一样快。正如你在这个讨论中所预料的那样，肥胖女性患的癌症通常是雌激素阳性的。[24]

一个好消息是，如果你超重并减掉了脂肪，你就能很快地大大降低风险。原理很简单——通过热量限制或胃旁路手术减肥就可以减少雌激素的流通。[25]正如我们所希望的那样，这可以降低癌症的发病率。近期一项研究表明，胃旁路手术后乳腺癌的发病率减少了 85%。[26]另一项研究对 33 660 名女性进行了为期 15 年的跟踪调查，其中 1 987 名女性患上了癌症。最高概率出现在那些一生都在稳定增重的女性中，但对于那些保持原体重或减肥的女性来说，她们患乳腺癌的概率在绝经前的减重中下降了 64%，在绝经后的减重中下降了 52%，在体重维持中下降了 34%。[27]减重是有回报的，越年轻时越好。

我不是想吓唬你，而是为了激励你。如果你已经被诊断出患有癌症，在治疗过程中或治疗后体重增加超过初始体重的 5%——不考虑身体质量指数这条基线——会增加复发的风险，使死亡率增加400%。[28] 所以我们至少不要增重，可以吗？对于许多女性来说，降低或保持体重是一个挑战，但这就是简单的数学计算：燃烧的卡路里比你摄入的多。

保养乳房的瘦身小贴士

我告别了曾经的肥胖生活，现在也想再减轻一些体重，而我的减肥秘诀就是果酱。我保持健康的身体质量指数的首要规则是，知道自己的分量大小。用你的手作为一个大致的准则，根据这个准则确定在任何一餐或零食中应该吃多少。

手掌：面筋里的蛋白质、豆腐、豆类、肉、鱼

拳头：全谷大米、面食、麦片、水果或蔬菜

两把：汤或沙拉

一把：干果和坚果零食

拇指：花生酱或奶酪

其他我爱的技巧：

1. 饭前 20 分钟喝 1 杯水，这样你摄入的热量就会更少。

2. 你想吃东西的时候，先问问自己饿不饿。我们会因为很多不同的原因而吃东西，很难找到不吃的理由，但是你应该要饿了才吃东西。

3. 不要在家里吃你不该吃的东西，比如薯条。

4. 准备好健康的零食：胡萝卜和鹰嘴豆泥、一把坚果、一片水果。

5. 每天喝 3 杯 4 盎司的绿茶促进新陈代谢。

6. 使用小餐盘，吞咽固体食物前咀嚼 30 次，至少用 20 分钟吃一顿饭，当你感到 3/4 饱时停止进食。
7. 阅读食品标签，去掉精制糖和高果糖玉米糖浆。
8. 不要节食。你要创造一种可以保持终生的健康饮食方式，见第 3 章和第 4 章。

运动，从每天 11 分钟开始

如果你认为的运动仅仅是从卧室走到客厅，那你必须刷新自己对运动的认识了。一项研究对比了 17 171 名绝经后女性：部分人会每周轻快地散步 1.25～2.5 个小时，部分人不散步。散步组的乳腺癌风险降低了 18%。[29] 拯救生命从每天 11 分钟开始。如果你适量增加运动的强度，比如携带一个 5 磅的重物，或者将时间提高到 30 分钟，会发生什么呢？与久坐不动的女性相比，每周进行 3～4 个小时中等强度到高强度运动（汗流浃背且不可能进行对话的程度）的女性患乳腺癌的概率要低 30%～40%。[30] 运动超过 4 个小时，概率则减少 58%。[31]

运动可以帮助你降低患乳腺癌的概率，但如果你已经得了乳腺癌，运动能助你转危为安吗？答案是肯定的。一项研究表明，即使是肥胖的人，只要每天步行 30 分钟，每周 6 天，每天吃 5 份或更多的蔬菜，与那些只坚持其中一种生活方式或都不坚持的人相比，她们的生存优势要高出 44%。[32] 此外，与那些完全懒惰，在确诊前后都不做任何运动的人相比，确诊后增加运动量的女性的死亡风险要低 45%，而确诊后减少运动量的女性（比懒惰组更懒）的死亡率要高 300%。[33] 如果你患了乳腺癌，是时候面对事实，做一些快乐的跳跃运动了。

体育活动到底会如何降低我们的头号癌症风险或复发威胁？首先，它可使雌激素水平下降。即使在所有身体质量指数为肥胖的女性中，我们也发现了活跃的女性体内的促癌雌激素更少。[34] 除了降低体重和循环性激素水平，锻炼还可以减少胰岛素抵抗和所有其他在前面提到的肿瘤坏死因子 α、IGF-1、瘦素等因子，这些物质会对免疫系统产生负面影响，并使癌细胞微环境恶化。[35] 对于所有患乳腺癌或无乳腺癌的女性来说，运动的其他好处包括：降低心脏病的发病率，降低血压，助力 2 型糖尿病好转，拥有更快乐的心情、更香的睡眠，改善骨骼健康，减少骨质疏松，减少疲劳，增强耐力，缓解压力，减少淋巴水肿（淋巴结手术后手臂肿胀）。[36] 唯一的缺点是，你很快就要买更小的衣服了。

那我们需要多少运动量才可以降低癌症风险呢？美国国立卫生研究院的最新指导意见指出，为了获得最全面的健康益处，我们应该每周进行 300 分钟（5 小时）中等强度的有氧运动（如力量行走）或 150 分钟（2.5 小时，即每天 22 分钟）高强度的超饱和运动。[37] 你越活跃，就越能从中受益。每周还要增加两天及两天以上中等强度到高强度的肌肉强化运动。这些运动应该涉及所有主要肌肉群（腿、臀部、背部、胸部、腹部、肩膀和手臂），包括举重，使用阻力带，做仰卧起坐、俯卧撑和瑜伽。不幸的是，只有不到 13% 的乳腺癌患者达到目标时间的一半。[38]

这里有一个简单而乏味的锻炼方法：制订计划，和朋友或教练一起完成。不要让锻炼成为一种选择，而要使之成为一种习惯，把它记在日历上，实施它。如果锻炼 5 分钟就使你气喘吁吁，那太棒了，淋浴之后继续保持。别灰心，第二天再来，一次或慢或短的走 / 跑总比不运动好。坚持下去，你会感到惊讶的，因为就在两周之前，你还无法完成今天一半的运动量。要尽你最大的努力达到目标。

在快到 40 岁的时候，我生了三胞胎男孩，但时机不太好。因为在这之前 3 个月前，安迪和我拥有了我们的第一个"孩子"——粉红莲花乳房中心。那时正处于全球金融危机的最低谷，因此我在生完孩子后就直接回去工作了，没有时间去健身房或参加动感单车训练。我开始在家里做 DVD 训练，尤其是托尼·霍顿 P90X 系列的《沙滩塑身》（*Beachbody*）。我偶尔会把 3 个孩子举起来（他们分别重 10 磅、12 磅和 15 磅），把他们当作襁褓式的哑铃（我开玩笑的，但我确实喜欢用他们在我的手臂上做二头肌卷曲，让他们咯咯发笑）。总之，姐妹们，锻炼的关键就是放胆做。

晚育的女性更易患癌

说到 40 岁，就不得不提到一点——女性生下第一个孩子的年龄影响了她患乳腺癌的风险。虽然我们在一定程度上可以控制这一点，但没有人会为了降低乳腺癌风险而提倡在十几岁的时候多次怀孕。尽管如此，20 岁之前分娩的女性与从未生育过的女性相比，患乳腺癌的概率低了 50%。[39] 而那些等到 35 岁之后才有第一次足月妊娠的女性和没有孩子的女性相比，乳腺癌发病率要高出 40%。然而，好消息是，这种高风险只会持续 10～15 年，然后下降到从未怀孕的女性的水平以下。事实证明，怀孕对乳腺癌风险有相反的影响：由怀孕激素引起的短期有害影响会使现有的癌细胞生长（怀孕前出现但未被发现），而长期的保护作用会使一些乳腺细胞抵抗致癌刺激。[40] 这种保护作用直到最后一次分娩 10 年后才真正发挥作用，而在此期间，与从未怀孕的同龄人相比，年龄较大的育龄女性患乳腺癌的概率略有增加。[41]

我们回到第 3 章关于相对和绝对风险的简短统计课程。如果你

在 38 岁生下第一个孩子，那么到 50 岁时，你的绝对风险将从 1.9%
变为 2.7%。大多数母亲会同意这是一个值得承担的风险。在 18 岁
或更小的时候生下第一个孩子的女性，与在 35 岁或更大的时候才生
第一个孩子的女性相比，前者一生中患乳腺癌的风险大约是后者的
1/3。[42] 你是否疑惑为什么你为了追求有意义的事业或合适的伴侣而
故意推迟生育，却得到了不公平的回报？对年龄因素、怀孕和乳腺
癌风险最合理的解释是：初次怀孕会对你的乳腺导管和小叶细胞产
生永久性改变，而这些细胞是构成绝大多数乳腺癌的细胞。它们的
DNA 在当时被"锁住"，细胞在生长和分裂中度过余生。当你在年
轻的时候锁定细胞 DNA，细胞往往是健康的，但是随着年龄的增
长，DNA 突变也随之发生，所以 30 岁后初次怀孕更可能锁定一个
突变的细胞。[43] 这种突变的细胞通常需要数年的时间来反复增殖和
分裂，直到最终变为癌变的肿块。

尽管母乳喂养和减少癌症方面的研究有所不同，但大多数研究
都表明母乳喂养具有保护作用，而且只要你有能力或有兴趣，母乳
喂养就只会对健康有益，不会对你和宝宝造成伤害。2015 年，一项
对 27 项研究的元分析得出结论：母乳喂养的女性一生中患乳腺癌的
风险平均降低了 39%。[44] 一些研究表明，一生中母乳喂养的累计时
间越长，并且第一次哺乳的年龄越早，益处越多。[45] 三项研究观
察了肿瘤的受体状态，并得出结论：如果你曾经用母乳喂养过
孩子，你就能将浸润性三阴性乳腺癌（简称 TNBC）的发病率
降低 22%，但并不会影响雌激素阳性的肿瘤。[46] 这与另一项研究
相吻合，后者发现在 BRCA-1 突变携带者（高 TNBC 风险）中，母
乳喂养一年可使发病率降低 32%，母乳喂养两年或两年以上可使发
病率降低 49%；相比之下，BRCA-2 突变携带者（低 TNBC 风险）
仅减少 17%。[47] 而来自南欧国家和美国的其他研究提供了相反的数
据，结论是母乳喂养对癌症没有保护作用。[48]

正确渡过绝经期

绝经期的症状表现为三种：血管舒缩症状（潮热和盗汗）、中枢性症状（失眠、情绪变化、脑雾、性欲减退、记忆力衰退）和泌尿生殖系统症状（频繁的尿道感染、尿急、阴道干涩且性交疼痛）。每种症状都会对你的生活质量产生不同程度的影响，但愿你没有被这些疯狂的事情所折磨。无论你有哪些症状，你可能已经考虑过采取激素替代疗法来缓解。激素替代疗法可以改善部分或全部症状，还可以预防骨质疏松症（加速的骨质流失）。但与使用药物一样，这样做也存在风险，因为单独使用雌激素会增加子宫内膜癌的发病率。所以，我们平常会选择使用含雌激素的黄体酮来保护你的子宫。而激素替代疗法甚至可能导致乳腺癌。

雌激素在这里怎么会成为不好的东西呢？正如我提到过的那样，乳腺癌细胞通常具有结合雌激素和黄体酮的受体，当激素进入它们的小受体时，就会进行细胞生长和分裂，最终导致癌细胞变成可检测的肿块。你还记得我偶尔提到的使用充满人类乳腺癌细胞的培养皿进行的实验室实验吗？科学家最初是如何制造这些细胞的呢？他们将雌激素（特别是 17-β- 雌二醇）滴入正常的乳腺细胞，将其转化为癌症。[49] 激素既会引发乳腺癌，又会促进其生长，而这些受体并不关心它们来自你的卵巢还是马的尿液（激素替代疗法药物倍美安的制作原料）。雌激素代谢产物也会产生副产物，直接导致 DNA 损伤和突变，也就是说，激素替代疗法会导致氧化应激，而氧化应激就是我们之前讨论过的引起癌症的重要因素。[50] 所以，那些已经患上乳腺癌的女性应尽量避免使用激素替代疗法，但关于激素替代疗法的使用还存在诸多争议。

如果你从未患过乳腺癌且不被认为具有患病的高风险，那你可以安全使用激素替代疗法吗？我们知道，激素替代疗法会导致使用者的乳腺密度增加 75%（黄体酮成分会导致其增加更多），而密度更高的乳房更容易导致癌症（详见下一章），所以这是对激素替代疗法的又一次否定。[51] 另外还有两个重量级研究的结果。妇女健康计划将 16 000 名绝经后妇女随机分为倍美安（雌激素＋黄体酮）组和安慰剂组。[52] 5.2 年后，该项研究出于道德原因终止了，因为激素替代疗法使用者中的乳腺癌患者增加了 26%（都伴有心脏病、中风、血栓和痴呆，但结肠癌和髋部骨折较少）。作为回应，多达 3 300 万名女性突然停止使用激素替代疗法，并加入第二轮绝经期的大队伍：女人与潮热／盗汗／失眠／情绪波动。猜猜第二年被淘汰出局的是什么？乳腺癌。2003 年，各种患病率前所未有地下降了 6.7%。同年，英国公布了对 110 多万女性的观察结果，即激素替代疗法导致乳腺癌发病率增加了 66%。[53] 由此得出：激素替代疗法助长了乳腺癌，停止激素替代疗法可以降低乳腺癌患病率。

这些结论与雌激素＋黄体酮有关。如果你没有子宫而只需要雌激素呢？研究证实了以下仅使用雌激素的情况：使用 10 年后，雌激素使乳腺癌患病率降低了 23%，[54] 但如果在绝经后 5 年内使用雌激素，[55] 或者使用雌激素 10 年以上，患癌风险则会增加 57%。[56] 因此，等进入绝经期 5 年后再开始使用仅含雌激素的激素替代疗法似乎是最安全的（这种疗法在你真正需要它时不一定起作用，而在你仍保留完整的子宫时难以施行），而且使用时间不应超过 10 年。

我并不是说，你在更年期、最难受的时候完全不能使用雌激素。但我一直建议你多学习相关的知识，并权衡个人风险与激素替代疗法带来的益处。你可以与医生一起，查看你患乳腺癌、子宫癌、结肠直肠癌、心脏病、痴呆、中风、血栓和骨折的风险状况，然后告诉他为什么你要采取激素替代疗法。是因为你听说在 50 多岁时采取激素替代疗法会降低得心脏病和中风的可能而你的父亲在 48 岁时死于心脏病吗？[57] 你应该吃更多的沙拉，跳上跑步机，并且远离激素替代疗法，直到更多的研究证明它是能保护心脏的。妈妈在 80 岁的时候遭受髋部骨折太可怕了，你绝不想像她那样受苦。我们可以提供双膦酸盐、钙、维生素 D 和负重运动的成套动作。顺便说一句，如果你鲜少注意到绝经期症状，那你也不需要为这些完全正常的现象感到担忧。

另一方面，如果你不太容易有不良反应，但容易感受到绝经带来的痛苦，那么我们有一些不错的选择。再问一次：你想要消除什么？阴道干燥可以用局部阴道雌激素治疗，能缓解 80%～100% 的症状且渗入血流的量很少。我们还有许多新的激光治疗方法，像蒙娜丽莎之吻和丝蜜娃一样刺激下体的胶原蛋白和水分。90% 的绝经女性会在 4～5 年后没有潮热，并且通常可以通过多食用纤维、水果和蔬菜，以及增加运动来缓解症状。你要始终优先考虑不增加癌症风险的非激素选择。[58] "绝经期奇迹"是一种不含雌激素的草药补充剂，在三项双盲、随机、安慰剂对照、同行评核的人体研究中被证实可以显著改善绝经期症状。[59] 你要与合适的医生合作，以配发正确的剂量并监控状态变化。

针对更年期的其他替代疗法

- 补充医疗：针灸、中草药
- 草药疗法：黑升麻（又称总状升麻）提取物、当归（一种药用根）、月见草油（用月见草和野花种子制成，含有一种 ω-6 必需脂肪酸）、人参（药用根）、褪黑素（一种调节睡眠／觉醒周期的脑激素）、更年期奇迹（韩国和中国药用根的专利混合物，用隔山消、糙苏和朝鲜当归制成）、维生素 E（抗氧化剂）
- 调节神经冲动和血流的处方药：麦角胺、可乐定、加巴喷丁

- 阻挡血清素、去甲肾上腺素等脑部化学物质的处方药，即俗称的抗抑郁药和抗焦虑药：文拉法辛、帕罗西汀、百忧解
- 身体活动：生物反馈（一种让身体自动控制肌张力、体温、心率和大脑活动的方法）、专注呼吸、运动、拉伸、太极拳（通过强度较小的持续性动作减压）、瑜伽
- 优先作用于 β 雌激素受体的植物雌激素 / 异黄酮（α 受体与乳腺癌有关）：红三叶草提取物（红三叶草是一种草药）、大豆（存在于天然食品里，如豆豉、发芽豆腐、毛豆）

你也可以考虑使用生物同质的激素替代疗法，它与人体产生的类固醇（包括黄体酮、雌二醇、雌酮、雌三醇、孕烯醇酮、睾酮和脱氢表雄酮）在化学构成上是匹配的。制药公司会以动物或植物作为这一激素替代疗法的制作原料，美国食品药品监督管理局的法规则保证了药物的统一剂量和纯度标准，而复合药房也会制造出私人订制的、美国食品药品监督管理局不许可的激素混合物来满足顾客的需求。这种疗法听上去很神奇，但真的有效且安全吗？鉴于每年美国医生会给病人开出大约 2 600 万～3 300 万张处方，让他们选择不受监管的合成激素替代疗法，我当然希望它是有效且安全的。[60]

生物同质的激素替代疗法产品通常以我最爱的一些食材为原料，比如大豆和山药，听上去好像非常有益，但实验室改变了这些植物雌激素的天然状态。我们怎么能知道这些产品是否还和以前一样能保护我们免受更年期症状的折磨？或许它们已经变得有害健康了呢？我们仍需大量高质量的临床试验，测试生物同质的激素替代疗法的有效性和安全性。不通过研究，我们就无法知道它们究竟减轻还是加重了妇女健康计划中试用群体出现的问题，如乳腺癌、心

脏病发作和中风。无论是复合药房提供的还是美国食品药品监督管理局许可的，市面流通的这种疗法在剂量、组合、制剂和流通途径方面各不相同，都有可能给使用者带来不同程度的风险。[61] 鉴于生物同质的激素替代疗法与我们体内的激素构成相匹配，有人猜想其带来的不良影响要小于合成药物，但是面对乳腺癌和其他重要的健康问题，光靠猜是不够的。如果你决定使用生物同质的激素替代疗法，我建议你在尽可能短的时间段内使用尽可能少的剂量，刚好能帮你控制和缓解难熬的更年期症状就足够了。

为了身体，请把香烟丢掉

你知道肺癌是女性的头号杀手吗？ 2017 年，105 510 名女性被诊断患有肺癌，71 280 名女性死于肺癌——因为我们无法治愈她们。[62] 87% 的肺癌由吸烟导致，因此如果吸烟者戒烟，那么他们（和吸二手烟者）就不会死亡了。吸烟几乎会损害你体内的每一个器官。除了肺癌，食用烟草还会导致口腔癌、鼻腔癌、喉癌、咽喉癌、食道癌、胃癌、肝癌、胰腺癌、肾癌、膀胱癌、宫颈癌和髓性白血病。[63] 它不仅会引起不孕症，还会让你嘴边长出难看的皱纹。

然而，吸烟会导致乳腺癌吗？ 100 多项研究调查了这个问题。其结论是，当你还年轻，尚未怀孕，吸烟已经超过 40 年，或已经患有乳腺癌的时候，再继续吸烟会严重威胁你的身体健康。但有很多吸烟者没有登上这份名单。为什么吸烟的致癌性和毒性在体内的其他地方这么强，却唯独乳房例外呢？吸烟会导致乳腺组织的基因突变，而且致癌物质会在乳汁中积聚，[64] 但吸烟也会促进雌二醇的分解。[65] 现在，你已经知道雌激素是大多数乳腺癌的诱因，所以很明显，雌激素一般无法保护你。吸烟对乳腺组织的净影响可能是抗雌激素和致癌成分的相互抵消。

但在你急于购买一包维珍妮牌女士香烟之前，你还是先看看这些研究吧。许多研究反复指出，某些女性吸烟者患乳腺癌的概率较高。在青春期或成年初期吸烟，乳房细胞会在乳房发育成熟之前暴露于化学致癌物中，这解释了为何吸烟与绝经前乳腺癌有着更密切的关系。[66] 每天抽一包烟，在初次怀孕前连续抽烟20年的年轻女性患乳腺癌的风险将增加73%。[67] 与不抽烟的女性相比，连续抽烟40年及以上的女性患乳腺癌的风险将增加50%。[68] 加利福尼亚教师研究项目跟踪调查了116 000名女性，发现任何年龄段的主动吸烟者患乳腺癌的概率比不吸烟者或戒烟者都高32%。[69]

那些被诊断患有乳腺癌之后戒烟的人又如何呢？是否任何补救都为时已晚？在最近一项涉及20 691名女性乳腺癌患者的前瞻性观察研究中，10%的患者在确诊后继续吸烟，她们死于乳腺癌的概率比从未吸烟的人高72%。[70] 在吸烟者中，与那些确诊后继续吸烟的患者相比，戒烟患者的死亡率降低了33%，并且戒烟患者死于肺癌的概率降低了61%。我曾要求你减肥，现在我还希望你戒烟。千万不要抽烟。

尽量规避环境风险

环境风险因素表现不一，并且都很难衡量（你知道自己在青春期之前从水果中吸收了多少杀虫剂吗）。每种威胁都会以不同的方式影响女性，这取决于她们的累积风险、暴露的剂量和时间、环境因子之间的相互作用、环境因子与基因和遗传易感性之间的相互作用、身体的激素环境。这些相互作用的复杂性、量化暴露的难度，以及我们对复杂致癌途径的理解不足，都使得找出导致乳腺癌的环境因子非常困难。然而，三种主要的因素占了很大比重——辐射、内分泌干扰物和压力。我们就控制自己能控制的吧。

● **辐射风险**

1979 年，我的父母买了一个能够让冷食变热的漂亮设备，叫作微波炉。还是孩子的我总会站在椅子上，透过玻璃窗痴迷地看着热狗噗噗冒泡或意大利面酱溅得盒子里到处都是。爸爸总会警告我说："不要这样做！不然你会得脑癌，或者脑袋开花。"他定下一条规矩，要求我永远离微波炉 3 英尺 ① 远。时至今日，每当我使用微波炉时，我都会弯下身子，小心翼翼地避开它的非电离（无害）射线。直到饥不可耐，我才会按下暂停键，这时计时器上通常只剩 1 秒钟。

在工业化时代，我们每个人都与大量未监控的环境暴露共存，如辐射、工业排放、污染物、杀虫剂和无数合成化合物。这些暴露越早出现在我们的生活中，我们未来得癌症的风险就越大。在早期发育阶段，乳腺细胞更容易受到激素、化学物质和辐射的致癌作用的影响——我所说的"早期"，是指我们还在母亲的子宫里。接着，微小的、慢性的暴露在童年和青春期逐渐积累，直到第一次足月妊娠。[71] 一项研究测量了 1959—1997 年纽约居住区的空气中多环芳烃的含量，并追踪了 3 200 名女性，直到她们的绝经期。[72] 研究表明，那些从一出生就暴露在高浓度多环芳烃中的女性患乳腺癌的概率比暴露在低浓度多环芳烃中的女性高 142%。国际监管机构已经表明，至少有 216 种化学品和辐射源会导致乳腺癌。[73]

---

① 1 英尺约为 0.3 米。——编者注

我们最大的环境敌人是什么？电离γ辐射，它主要来源于医学治疗和 X 射线。不幸的是，已有悲剧证明了这一点。广岛和长崎原子弹爆炸的幸存者，以及经历了苏联（白俄罗斯和乌克兰）1986 年切尔诺贝利核电站灾难的数千人遭受了大量的辐射，其中女性患乳腺癌的概率翻倍，并且她们经历原子弹爆炸的年龄越小，风险就越大。[74] 我们也有惊人的数据证明，年幼时暴露于医疗 X 射线也会导致极其高的乳腺癌发病率。用 X 射线照射发育中的乳房组织的原因有很多，从霍奇金淋巴瘤、结核病等其他疾病的重要治疗，到相当荒谬的适应症，如痤疮、产后乳腺炎、胸腺增大、皮肤血管瘤等（现在我们知道这样做的风险了）。在 10 岁时，即使仅照射一次脊柱 X 射线来监测脊柱侧凸，也会使乳腺癌患病率增加 170%。[75] 在婴儿期接受胸腺放射的女性，30 年后患乳腺癌的概率是未接受放射的 3.6 倍。[76]

一位 57 岁的患者琳达来找我看病，因为她的左乳头会间歇性地流血。琳达在 13 岁时被诊断出患有Ⅳ期淋巴瘤，她忍受了大量的放射和化疗，已经处于缓解期数十年了。从来没有人告诉她，她基本注定会得乳腺癌。事实上，她甚至没有常规的乳腺 X 线摄影照片，因为她认为自己对将来的癌症有免疫力——好像她已经得到了人生的眷顾。通过她的这段病史，我在进门见到她之前就知道，她一定患了乳腺癌。为什么不做乳房检查我也能这么肯定呢？对于在 15 岁之前利用胸部放射治疗霍奇金淋巴瘤的患者，其浸润性乳腺癌的患病率会显著增加至普通人群的 136 倍。对于在 15～24 岁接受放射治疗的女性，患癌率会增加 19 倍；对于在 25～30 岁之间接受放射治疗的女性，患癌率会增加 7 倍；30 岁以后接受放射性治疗的女性，辐射暴露并不会提高患乳腺癌的风险。[77] 与一般人群相比，这些接受过放射性治疗的人得癌症的年龄要更小（前者平均为 62 岁，后者平均为 41 岁），更常见于两侧乳房（前者 3%，后者 10%～22%），位于乳房内侧（朝向胸骨）而不是乳房上部外侧——50% 的散发性乳腺癌在此发病。[78] 无论出于什么原因，如果你在 30 岁之前接受了胸壁放射，都要在接受放射 8 年后开始进行乳腺癌筛查，或者从 25 岁开始——看哪个时间先到。[79] 顺便提一下，琳达在两侧乳房中都有 5 种不同的癌症亚型。

关于常规医学 X 射线，我仅允许晚期乳腺癌患者或患有浸润性肿瘤亚型的患者使用全身 PET、CT 和（或）骨扫描。不到万不得已时，别暴露于辐射中。乳腺 X 线摄影检查的辐射比这些扫描少得多，且好处多于风险。没有证据表明手机、电源线、微波炉或电视机的非电离辐射和电磁场会导致乳腺癌，这一点我们在第 2 章已探讨过了。

● 邪恶的内分泌干扰物

你知道医用电离辐射会在何时穿透你的身体，因为你已经在知情的情况下接受体检。然而，另一方面，在美国使用的大约 10 万种合成化学品中，90% 以上的化学品对人体健康的影响从未被检测，[80] 而且，从没有人征求过我的同意——他们问过你吗？大多数这样的化合物相当于仿雌激素（模仿雌激素在我们体内作用的化学物质），但是没有监管机构要求测试这些产品中的仿雌激素含量或影响。单词中的“仿”在希腊语中意指外来物，所以这些外来雌激素相当于内分泌干扰物——这个术语不仅适用于雌激素，也适用于任何天然循环激素：胰岛素（来自胰腺）、脱氢表雄酮和睾酮（肾上腺）、甲状旁腺素（甲状旁腺）、催产素和生长激素（脑下垂体）、褪黑激素（松果体）、降钙素和甲状腺素（甲状腺）。内分泌干扰物存在于许多杀虫剂、塑料、烟草烟雾、处方药、食品添加剂、燃料、洗涤剂、工业溶剂和个人护理产品中。[81] 它们与天然激素具有相同的受体，但与正常的激素相比，它们会引起更强、更弱或完全不同的下游反应。你和我的猜测不论对错，我们都无法知道，因为没有人测试过大部分的内分泌干扰物。

1998 年，美国环境保护局成立了环境激素干扰物筛查项目。他们的首次更新是在 17 年后——2015 年 8 月，发布了对 52 种农药的初步审查结果。52 种？按照这个速度，我们可以期望他们在 32 674年后报告剩余的 99 948 种化学品。这实在太慢了。同时，环境激素干扰物会影响基因表达，从而增加患乳腺癌的风险。许多环境激素干扰物都非常稳定。稳定对于婚姻和工作是有利的，但是没有人希望环境激素干扰物在脂肪细胞中停留数十年。[82] 它们无处不在：你今天早上涂的防晒霜，你在加油站拿过的加油泵，你午餐时用的塑料叉子和水瓶，你用来洗枕头的洗涤剂，等等。

我们身边有很多无形的毒性物质，虽然每种物质单独产生的影响很小，但这并不能成为麻痹自我的理由。你还记得第 3 章中关于种子和土壤的讨论吗？环境激素干扰物导致了癌细胞的萌生，但我们的食物和生活方式则决定了癌细胞的扩散，此时才是控制癌细胞的最关键阶段。所以你要尽量减少接触毒性物质，然后健康地活下去。以下的环境激素干扰物已经在人类或动物研究中表现出对乳腺癌风险的明确影响。[83] 在本章的最后，我们将探索减少其影响的方法。

烷基酚：衣物洗涤剂和清洁产品中的工业化学品。

双酚 A：双酚 A 是现代生活中普遍使用的化学品，用于制造聚碳酸酯塑料。2012 年其全球产量达到 2.88 亿吨，比 1975 年增加620%。[84] 含双酚 A 的主要产品是一次性包装袋。塑料被扔掉后会进入垃圾填埋场，而双酚 A 会进入土壤和地下水，所以一定要回收所有塑料。塑料越旧，释放的内分泌干扰物越多。到 2012 年，加拿大、欧盟国家、中国、哥斯达黎加、马来西亚和美国禁止在婴儿奶瓶、吸管杯和婴儿配方奶粉罐中添加双酚 A。[85] 你通常会在食品包装、罐头食品和饮料（啤酒和苏打水）的内包装、环氧树脂、牙科密封剂、一些运动水壶（通常标有＃7或"PC"）、收据纸和纸币中发现双酚A。

二噁英：每个人的身体脂肪，包括新生儿，都含有二噁英。它们会在含有聚氯乙烯、多氯联苯和其他氯化化合物的产品焚烧后形成。由于这种情况，以及柴油和汽油的燃烧，二噁英会污染牲畜所吃的农作物。二噁英的传导主要通过食用肉类、乳制品和人类母乳。

阻燃剂：多溴联苯醚和四溴双酚A被用于塑料、油漆、家具、电子产品和食品中，使它们具有阻燃性。高级食物来源包括肉类、鱼类、乳制品和鸡蛋。随着时间的推移，毒素会在器官中累积，包括乳房，然后婴儿会从母乳中吸收多溴联苯醚。美国的母乳哺乳率比欧洲国家高10～20倍，但显然，这些物质完全有害而无益，它们在人体中明显不能防火。[86]

食品添加剂：重组牛生长激素和玉米赤霉醇取代了已被禁用的己烯雌酚来提高牛羊的生长速度。

金属：铜、钴、镍、铅、汞、镉和铬（在电池、温度计、油漆、鱼、牙科填料中）。

杀虫剂：现已禁用的DDT、狄氏剂、艾氏剂、七氯等杀虫剂在20世纪80年代前曾被普遍使用，因此当时接触这些杀虫剂的人如今仍有患癌风险，毒素也会留在现在的土壤中。目前，合法的农药大量存在于食物、土壤和水中。1997年除草剂阿特拉津与乳腺癌之间的关联被首次报道了。当发现阿特拉津会对野生动物产生有害影响，并且大量存在于人类的饮用水中后，欧盟在2005年禁止了阿特拉津的使用。然而，在美国，每年仍有大约70亿磅的阿特拉津被使用，主要用来控制玉米和高粱作物中的杂草。[87]当阿特拉津在饮用水中的含量低于安全水平时，它会将雄蛙转化为雌蛙，使之拥有卵子等完整的雌性特征。阿特拉津还会激活芳香化酶，现在你已经知道它是一种将其他类固醇转化为雌激素的酶。[88]

邻苯二甲酸盐：邻苯二甲酸盐使塑料更加柔韧，可用于食品包装、乙烯基浴帘、汽车座椅、清洁剂和化妆品。如果产品含有香料或香水，它可能含有邻苯二甲酸盐——能够促进脂肪细胞生长并改变 IGF-1 的水平。美国价值 500 亿美元的化妆品行业可以将任何东西放入化妆品、洗发水和乳液中。欧盟禁止了超过 1 100 多种化学品在化妆品中的使用。相比之下，美国只禁止使用 10 种化学品。

多环芳烃：肉类、煤炭、石油、汽油、垃圾、烟草（主动和被动使用者）或木材燃烧会释放超过 100 种不同的多环芳烃。

在研究揭示环境激素干扰物的效力和作用机制之前，我们不知道其中哪些对人体是安全的，哪些会造成不可挽回的伤害。例如，广泛使用的心脏病药物地高辛在化学结构上与雌激素类似，因此目前其使用者患浸润性乳腺癌的风险增加了 39%，停药后可以逆转风险。[89] 尽管药物具有稳定的剂量和已知的代谢物，但我们身边潜藏的其他化学物质却让人无法捉摸，因为化学物质无处不在，且在体内的水平难以追踪。然而，没有人会质疑其中的一些化合物就像邪恶的雌激素，拿着炽热的枪隐藏在黑色面具之下。以二乙基己烯雌酚的惨剧为例。在 1971 年禁止人类和牲畜使用二乙基己烯雌酚之前，医生给几百万孕妇开了这种类雌激素，以防止流产。与那些子宫内未暴露于二乙基己烯雌酚的女性相比，她们的孩子接连死于极为罕见的阴道癌，之后人们开始对它产生怀疑。[90] 这些母亲和她们接触过二乙基己烯雌酚的女儿在 50 岁后患乳腺癌的风险都增加了 3 倍。[91] 既然牲畜不能用二乙基己烯雌酚喂养，肉类工业转而使用玉米赤霉醇（详见第 4 章）。

你知道哪个故事听起来像正在酝酿中的二乙基己烯雌酚惨

剧吗？双酚 A。2007 年，国际二氯乙烷专家分析了关于双酚 A 的所有可用证据，并得出低剂量双酚 A 对动物的普遍不良影响似乎也表现在人类身上：乳腺癌、性早熟、肥胖和 2 型糖尿病。[92] 2015 年，在全美国范围内，双酚 A 的年产量达到 680 万吨；[93] 2009 年，双酚 A 为生产它的 5 家公司 [拜耳、陶氏、瀚森特种化学品、沙伯基础创新塑料（原 GE 塑料）和太阳石油] 每天约带来 330 万美元的收入。[94] 这种行为就好像掩耳盗铃，他们以为我们不会发现真相：115 项政府资助的研究探讨了双酚 A 对健康的影响，其中有 94 项（82%）证实了其低剂量暴露的不良反应，这些研究来自世界各地的实验室。然而，在大型塑料制品公司资助的研究中，没有一项研究报告了不良反应，因此他们认为双酚 A 低剂量效应的证据"非常薄弱"，没必要做出任何改变。[95] 那些来自哈佛大学风险分析中心的研究人员还真应该获得一尊金色塑料雕像，以此"奖励"他们的"优秀"表现。[96]

　　并非所有化学品都是有致癌风险的环境激素干扰物，但它们可以直接损害乳腺细胞 DNA，或改变细胞保护自身免受氧化应激的能力。国际癌症研究机构和国家毒理学计划将以下各种化合物归类为"绝对"或"可能"导致乳腺癌。

» 苯：从汽油烟雾、汽车尾气、烟草烟雾中吸入

» 聚氯乙烯：用于医疗产品、食品包装、器具、玩具、水管

» 四氯化碳、甲醛等有机溶剂：存在于金属、木材、家具、印刷、化学、纺织和服装行业

» 13-丁二烯：石油精炼、汽车尾气和合成橡胶的副产品

» 环氧乙烷：存在于化妆品中

» 芳香胺：塑料、杀虫剂、染料和聚氨酯泡沫的副产品，烧烤肉类和鱼类

你的工作会伤害你的乳房吗？

某些职业将女性长期暴露于有辐射、内分泌干扰物和其他有毒化学物质的环境中，增加她们患乳腺癌的风险。任何办公室里的地毯纤维、复印机、打印机和碳粉盒都会整天释放这些物质。有证据表明，以下工作会构成威胁（我在这份名单上，你呢）：飞机和汽车工人，理发师和发型师，化学家和化学工业工人，临床实验室技术人员，电脑操作员，农民，牙科保健员，牙医，干洗工人，空姐，食品、服装和运输工人，水果和蔬菜包装商，家具和木工工人，家庭主妇，记者，图书管理员，化疗护士，造纸厂工人，医生，出版印刷业工人，肉类包装和切割工人，微电子工人，放射技师，橡胶和塑料工业工人，社会工作者，电话工作者。[97]

减少有毒物质暴露的 8 种简单方法

关于致癌物质和内分泌干扰物的好消息是，你可以通过减少暴露来降低患乳腺癌的风险。一些更有效的方法可以实现这一点，因此我鼓励我的患者们做到以下事项：

（1）洗手：勤洗手。饭前洗手。避免使用含三氯生的抗菌肥皂，只使用肥皂和水。世界卫生组织称抗生素耐药性是对全球健康安全（因为会导致抗生素抗性超级细菌的产生）的主要威胁，所以不要"助纣为虐"。

（2）灰尘和吸尘器：化学物质会从阻燃电子产品和沙发中挥发，吸附在灰尘上。记得拉上拉链。

（3）禁用塑料：使用玻璃、钢或陶瓷容器来储存、准备和盛放食物和饮料；使用玻璃而非塑料婴儿奶瓶、木制而非塑料玩具；不要用塑料容器盛放食物，或用塑料包装包裹食物在微波炉中加热；如果食物原本是放在微波炉袋或快餐盘里的，记得去掉包装，然后用玻璃或陶瓷容器盛放加热；不要加热聚苯乙烯泡沫塑料；不要将塑料水瓶或容器放在阳光下，因为高温会使双酚 A 和二噁英渗入水和食物中；不要冷冻塑料瓶；避免使用塑料袋和保鲜膜。

塑料回收！

我们每年丢弃的 5 000 亿个塑料袋需要 450～1 000 年才能降解，在此期间它们会一直释放化学物质。这仅仅是塑料袋而已。通过选择各种塑料替代品，你不仅可以降低环境激素干扰物的暴露，还会使得每年进入垃圾填埋场的塑料瓶减少 220 亿个，[98] 每年被倒入海洋的塑料制品减少 500 万～1 200 万件，[99] 每年还将有 100 万只海鸟逃脱被塑料杀死的厄运。[100] 这些塑料替代品能够拯救你的乳房和地球。

- **储存**：带钢盖的玻璃容器或不锈钢容器有多种尺寸，它们能被轻松地放进冰箱、微波炉和烤箱；梅森玻璃罐可以盛装炖菜和汤，且风格别致
- **包裹食物**：使用羊皮纸或大豆衍生蜡纸、厨房抹布或纸巾包裹生菜和蔬菜以保持水分，用带拉绳的网眼袋装蔬菜，并非所有的食物都需要包裹起来
- **可重复利用的袋子**：带拉链的三明治布袋和硅胶储物袋可以居家和旅行时用来存放物品，存一些由帆布、牛仔布、黄麻、水葫芦或纸制成的购物袋或手提袋
- **儿童餐具**：不锈钢餐具，以及带扣午餐盒

你之前肯定没想到的一些事：

- 你用的超大包的厕纸包装袋，可以下次当垃圾袋使用

- 不要使用有塑料盖和塑料搅拌棒的一次性咖啡杯（带自己的杯子）
- 不要购买用塑料瓶装的水
- 拒绝使用吸管（使用可重复利用的不锈钢、硅胶或玻璃杯）
- 挑选盒装而不是袋装的意大利面
- 别再吃口香糖（合成橡胶，又名塑料）

（4）合理饮食：尽量选择有机食品或当地种植的食物，以避免吸收激素和杀虫剂。如果要食用果皮（如浆果，而不是香蕉），就购买有机水果；用含量为10%的盐溶液洗净水果和蔬菜（见第4章）；无机水果和蔬菜需要除去外皮；选择新鲜食物（拒绝内包装含有双酚A的罐头，但不是所有罐头都如此）；通过少吃肉类、鱼类、牛奶、鸡蛋和黄油来减少接触致癌的二噁英；如果吃鱼的话，就选择野生鲑鱼、鲭鱼和沙丁鱼。

（5）选好家居产品：如果条件允许的话，过滤饮用水和所有家用水源，即使淋浴用水也要过滤；用铸铁或不锈钢锅替换铁氟龙不粘锅；选择不含有害化学成分的可生物降解的洗衣和家用清洁产品（或自己制作：1杯蒸馏白醋配1杯水）；使用无氯产品和未漂白的纸制品（卫生棉条、卫生纸、咖啡滤网）；扔掉含乙烯基的浴帘，挂上由纤维制成的帘子；使用金属或竹制炊具、过滤器和砧板（而不是塑料制品）；在你待得最久的房间里安装高效微粒空气过滤器；当你更换沙发和床垫等大件物品时，选择含有天然不易燃材料（易燃材料如皮革、羊毛和棉花）的物品，以避免接触阻燃性化学品；扔掉含铅油漆的破旧物品；不要用化学杀虫剂除蚂蚁或蟑螂；不要在草坪喷洒除草剂和人工肥料；打开窗户，让新鲜空气在家中流通。

（6）室内植物：地毯、沙发、烤箱、清洁溶液和合成材料都会不断地释放化学物质，但在1989年，美国国家航空航天局发现室内植物能够吸收空气中的有害毒素（特别是苯、甲醛和三氯乙烯）。[101] 以下这些易养护的盆栽空气净化器不仅能够吸收家中的毒素，还能起到装饰作用：喜林芋属植物（心叶蔓绿绒、象耳、吊兰、黄金葛）、虎尾兰、和平百合、龙血树属植物（红边龙血树、金心香龙血树、银线龙血树、螺纹铁）、芦荟、槟榔树和盆栽菊花（略带毒，小心幼儿和宠物）。对园艺高手来说，棕竹、英国常春藤、橡胶树、万年青、非洲菊和垂叶榕可以净化空气，但更需要悉心的照料。

（7）化妆品：别喷香水，使用精油，以避免邻苯二甲酸酯；使用不含有害化学成分的肥皂和牙膏；远离含有有毒化学物质和雌激素成分的乳液和化妆品；避免使用指甲油和卸甲油；不要使用成分表中含有邻苯二甲酸酯或对羟基苯甲酸酯的洗发水、护发素、沐浴露和润肤乳；防晒霜（紫外线过滤剂）也含有乙基己酯等化学物质，因此应当且谨慎地使用。

（8）运动：许多毒素可以通过汗液被排出体外，而不是从粪便和尿液中被排出。[102] 现在就开始运动吧！

释放压力，改善情绪

每当我问最近确诊的病人，在 5～10 年前是否遭遇过压力重重或令人心碎的境况时，她们经常回答："对啊，你怎么知道的？"失落、失望、痛苦、后悔、生病、苦难——人生无常，每个人都会经历困难时期。但是，如果在这 5～10 年的窗口期出现一些"意外"，那就太悲惨了，此时癌细胞还太少，无法被检测，却足以乘势发展。并非所有的压力都像大地震一样来势汹汹，慢性压力源于微小冲击的逐渐积累。我相信，我们处理生活中大小挫折的方式，都会直接影响我们的身体健康。

这符合科学吗？当然。你的精神对身体施加了巨大的压力。看恐怖电影时，你是否手心出汗、心跳加速呢？你仅仅只是坐在椅子上罢了！健康范围内的压力有助于一场演讲的成功或网球比赛的胜利。如果你打算结束一项重要的交易或逃开一只熊，心率加快、呼吸加速、能量在血管中奔流是必不可少的。然而，我们中的许多人却整天困于斗争或逃跑。我们惶惶不可终日，就像马上要被生吞活剥一样。一旦工作限期、交通、工作、养育孩子、账单和人际关系导致心理压力，你身上就会发生些什么呢？它们会变成给你的身体带来严重破坏的生理压力，并且会引发一系列的连锁反应。化学信使会在体内奔波递送信息，准备开始一场战争。先是肾上腺素飙升，最终会导致雌激素、睾酮、皮质醇、多巴胺和血清素水平升高。炎性细胞因子如白介素 1、白介素 6 和肿瘤坏死因子 α 的水平升高，自然杀伤细胞减少。正如它的名字一样，自然杀伤细胞能够结合并破坏肿瘤细胞。随着免疫系统的崩溃，慢性压力会诱发氧化应激。实际上，对 300项独立研究的元分析证实了压力会改变免疫力。[103] 当疾病在台上翩翩起舞之时，我们体内的压力则用炎症和免疫抑制点缀了场景。

在人体研究中，充满压力的生活事件和慢性压力已被证明与心血管疾病和死亡[104]、严重抑郁[105]、哮喘[106]、肥胖[107]、糖尿病[108]、从 HIV 感染者发展为艾滋病患者[109]、头痛[110]、阿尔茨海默病[111] 和胃肠疾病[112] 有关。科学家已经明确地将急性和慢性压力与许多生理变化和已知的乳腺癌并发症联系在一起，但研究并未证实压力是一个独立的诱因。乳腺癌绝不是由一件事引起的，比如病毒或肥胖，原因总是多重的。各种诱发因素形成的"完美风暴"会在你体内停留足够长的时间以引发癌变，然后促进癌症的生长和扩散。因此，压力只是这些风暴因素中的一个。但是，与你在特别紧张时的感觉相反，你其实可以减轻压力，心胜于物。

首先，你的观点和态度对你所做的一切都至关重要。加拿大研究人员发现，积极的态度——感到开心、快乐、满足和热情——能够使心脏病的发病率减少22%。[113] 用心微笑，并且原谅那些伤害过你、让你难过的人，为了你的健康，请这样做。宽恕能够改善身心健康，减轻焦虑、愤怒，舒缓抑郁情绪，释放压力，放松面部肌肉，并降低皮质醇的水平和血压。[114] 宽恕甚至能降低人们抽烟喝酒的频率。[115] 当然，别忘记深呼吸。深呼吸能够激活副交感神经系统，抑制交感神经压力系统的功能。最后，远离那些充满愤怒、嫉妒和消极情绪的人，别让他们的负面情绪影响你。还有，越避免那些对你无关紧要的活动（即使是像募捐这样的好活动），你越能掌控自己的选择，做真正带给你快乐的事情。

感恩能将压力扼杀于摇篮之中。每天早上，当我从床上一跃而起，双脚踏上地板时，我会用左脚说"谢谢"，用右脚说"你"。你也试试吧！对我来说，不管这一天的挑战是什么，我的第一句话就是要感谢上帝，让我还能活着面对挑战。下次当你感到有压力时，调整情绪，回想你所感激的东西——比如还能看见光明的眼睛，还能启动的汽车和爱你的朋友们。想想你所拥有的一切——这确实有效。

加入宗教团体或精神社区也有很多好处。寻找一个能够支持你的信仰，寻找能够提供社会支持和联系，以及有机会为他人服务的团体，这有利于持续健康。无私奉献和获得友谊能够让人感觉良好。事实上，研究表明，在随访调查的任何时期，参与宗教活动的人的生存率都比没加入宗教团体的人高29%。[116] 精神家园也强化了共同的信仰体系，并时刻提醒你，你不必独自承受整个世界的重量，而是要成为整体的一部分；与独自一人相比，你在团体中也能实现更多。最后，信仰能够赋予事件意义。如果一件事毫无目的可言，那么压力就会出现。信仰能给予你理由和希望，没有什么比希望更能减轻压力的了！

其次，好好睡觉，让你的身体得到休息和恢复。根据美国心理学会的调查，40%的成年人因为压力而失眠。避免晚上摄入咖啡因，不要将电视或电脑放在卧室，保持规律作息。每晚睡7~8个小时。

如果你上夜班，你就需要在白天睡觉时创造自然的黑暗环境。上夜班会使患乳腺癌的概率增加40%，其中护士、空乘人员和女门警的患病率最高。[117] 甚至连国际癌症研究机构都把夜班归为"可能致癌"类。[118] 褪黑激素在凌晨2点到凌晨5点之间达到峰值，大脑中的松果体在黑暗时会分泌这种激素，在天亮时则会停止。通过这种方式，褪黑激素能够控制你的生物钟，也就是你的昼夜节律。它会在晚上让你昏昏欲睡，并在早上唤醒你，它还会抑制乳腺肿瘤细胞的生长。[119] 这就是为什么失明女性体内的褪黑激素水平较高，患乳腺癌的概率较小——如果完全失明，那患乳腺癌的概率将会减少57%。[120] 如果整天灯火通明，猜猜会发生什么？没有褪黑激素。而你的器官依靠褪黑激素来协调激素的分泌。"哦，现在是白天！该分泌雌激素了。"你的卵巢说。所以，上夜班不仅会分泌更多雌激素，体内的褪黑激素也无法抑制肿瘤细胞的生长。[121] 在美国和欧洲，约有20%的女性通宵工作。在工业化国家，夜间暴露在光线下也可能会通过同样的低褪黑激素机制来增加乳腺癌的发病率。[122] 如果你是一只天生的"夜猫子"，就在白天尝试用运动来帮助睡眠。运动还可以降低血压，改善情绪，减轻压力。

最后，在你追求无忧无虑的生活时，你要在有需要的情况下寻求帮助。也许某段时间你感到不堪重负，那你可以找人来帮你做饭、驾驶、养育小孩、做清洁或照顾老人。尽你所能去寻求帮助，或者把烦恼倾诉给专业的心理咨询师，他们能指导你如何应对给生活带来压力的场景或行为。

将可控风险降到最低

我想让你尽量控制乳腺癌的可控风险因素，因为正如你将在第三部分中读到的那样，有些风险是你完全无法控制的。

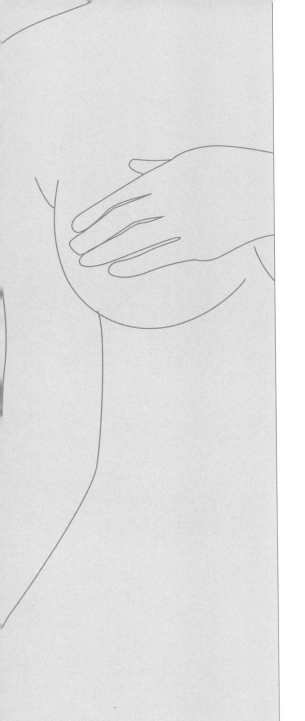

乳房风险因素和控制手段

和控制手段

BREASTS: THE OWNER'S MANUAL

第三部分

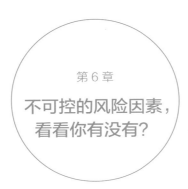

第 6 章

不可控的风险因素，
看看你有没有？

前面的章节介绍了有助于降低乳腺癌发病风险的生活方式和饮食习惯，接下来我们要聊一聊那些影响个体的不可控风险因素。我热衷于和患者一起寻找适合的治疗方案，但是对大多数人来说，掌握好前两部分的方法就足以最大限度地保障乳房的健康了。墨西哥研究人员列出了一份健康生活的清单，推荐同时养成下面这几个习惯来有效降低乳腺癌发病风险：女性只要做到（1）坚持运动，（2）不饮酒，（3）不吸烟，（4）将饮食习惯从肉类和乳制品转变为以天然食品和素食为主，就能明显降低患乳腺癌的风险。对尚未绝经的女性来说，做到这几点，乳腺癌的发病率就降低了一半；对年纪稍长的女性来说，更是降低了 80% 的发病率！[1]

每位女性或多或少都有一定的患癌风险——部分人的风险甚至更高。但是，尽管存在与生俱来的不确定性，选择健康的生活方式仍然能够大幅降低患癌概率。我会在第三部分列举所有的风险因素，有的或许对你来说微不足道，而有的是你需要严肃对待的，这就是我们驾驭不可控因素的方法。我们无法改变或扭转这些因素的形成方式，然而正是这些因素的形成方式增加了女性患乳腺癌的风险。

身为女性

没错，拥有 XX 而非 XY 染色体让我们成为女性，这是罹患乳腺癌的第一危险要素。但老实说，姐妹们，谁又想要改变这一点呢？国际癌症研究机构公布，乳腺癌是迄今为止女性中最常见的癌症，全世界每年约产生 167 万个新增确诊病例（占全部癌症病例的 25%）。乳腺癌是落后地区女性患癌死亡最常见的原因，在发达地区的致死率仅次于肺癌。乳腺癌的发病率在全世界范围内波动剧烈，中非和东亚地区平均每 10 万人中有 27 例确诊，美国为 93 例，比利时为 112 例。众所周知，发达地区的乳腺癌患者生存率更高。下图显示的是世界不同国家和地区女性乳腺癌发病率和死亡率的排名情况。

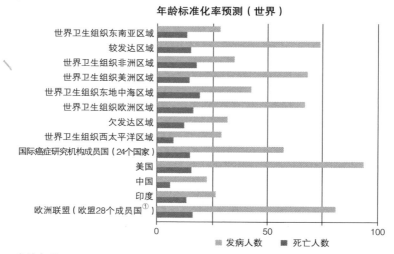

年龄标准化率预测（世界）

资料来源：M. Ervik, F. Lam, J. Ferlay, L. Mery, I. Soerjomataram, F. Bray (2016). Cancer Today. Lyon, France: International Agency for Research on Cancer. Cancer Today. Available from http://gco.iarc.fr/today/data/pdf/fact-sheets/cancers/cancer-fact-sheets-15.pdf.

---

① 本书写成之时，英国尚是欧盟成员国。——编者注

正如前面提到过的，男性也会得乳腺癌，因为他们也有乳腺组织。美国每年约有 2 470 名男性被确诊患有乳腺癌，占全部乳腺癌病例的 0.8%，不难看出女性的发病率是男性的 120 倍。下列因素与男性乳腺癌关系密切：BRCA-1、BRCA-2、PTEN 和 TP53 基因突变；辐射；糖尿病；从未生育；骨折史；雌激素 / 雄激素比值偏高，例如表现出肥胖、身材过高、隐睾症（阴囊内没有睾丸或只有一侧有睾丸）、睾丸炎（一侧或双侧睾丸发炎）、克氏综合征（一种遗传异常疾病，导致男性拥有两个 XX 染色体和一个 Y 染色体，即 XXY 而非正常的 XY 染色体）、男性乳房发育症（男性乳房组织异常发育）。[2] 1975 年以来，男性乳腺癌发病率一直呈缓慢上升趋势，但是死亡率自 2000 年以后每年下降 1.8%。

年　龄

随着年龄的增长，患乳腺癌的风险也会增大。每周我都会接诊 50 岁以下未绝经的女性患者，所以我不会粉饰年龄这一风险的可怕性和真实性。但是反过来说，统计数据更加客观，下面我要讲的也许能让读者安心一些。

你肯定听人说过：每个美国女人一辈子患乳腺癌的概率是 1/8。但是在现在、今天、此时此刻，可能性并没有那么高。1/8 是你自出生起整个人生阶段需要承担的风险之和。这个概率横跨了你的一生，其中一部分已经过去了，你不用再理会，还有一些远在未来。让我们单从年龄角度看风险，下表详细列出了不同年龄阶段对应的乳腺癌发病率。

假设你现在是 40 岁：在 40～50 岁的年龄区间里，68 名女性中会有 1 人（1.5%）在这段时间内被确诊患有乳腺癌。但是其中的

不同年龄段美国女性未来十年浸润性乳腺癌的发病率 [3]

当前年龄（岁）	未来十年发病率	相当于每多少人中有 1 人患癌
20	0.1%	1 567
30	0.5%	220
40	1.5%	68
50	2.3%	43
60	3.4%	29
70	3.9%	25
一生风险之和	12.4%	8

注：根据 2012—2014 年确诊的病例计算，由于四舍五入，百分比和"每多少人中有 1 人患癌"可能并不完全相等。

任何一年——比如 42 岁——只占整个区间的 1/10，所以在 42 岁患乳腺癌的概率就是 1/680（0.15%）。这远远低于 1/8，不是吗？因为某种原因，很多研究都假定女性的寿命只有 70~80 岁。但实际上，美国女性的平均寿命为 81.2 岁；女性平均寿命最长的国家为日本，这一数字为 86.8 岁；女性平均寿命最短的国家为塞拉利昂，这一数字只有 50.8 岁。[4]

月经初潮时间

　　月经初潮指的是第一次月经周期，它的到来预示着生长发育的开始、每个月经期的不适，以及狂躁的情绪波动。往好的方面想，你可以拥有一副真正的文胸了。在美国，月经初潮的平均年龄是 12.5 岁，波动范围在 9~16 岁，但这并不是绝对的。在过去的 150 年里，西方女孩进入青春期的平均年龄一直在下降。[5] 1997 年，美国的一项重大研究将青春期性早熟（比预期发育得早）问题曝光在大众面前：在 17 000 多名女孩中，27.2% 的黑人和 6.7% 的白人女孩在 7 岁就出现了乳房和阴毛的发育。[6] 令人担忧的是，过早发育会增加乳腺癌的患病风险。对于乳房发育早于 10 岁的女孩来说，乳腺癌发病率比 10 岁以后发育的女孩高 23%。12 岁以前来初潮的女孩的乳腺癌发病率比 16 岁来初潮女孩的高 50%。[7] 除了乳腺癌，性早熟还会增加女性将来罹患其他疾病的风险，比如卵巢癌[8]、肥胖症[9]、糖尿病[10]、心理障碍[11]、甘油三酯偏高（被认为与心脏病有关）等。[12]

既然雌激素与大部分乳腺癌的发病关系密切，而性早熟会使女性过早暴露在雌激素的海洋中，因此就增加了月经初潮到首次怀孕这段时间里乳腺癌变的可能性。近期有证据表明，性早熟会导致肥胖症和内分泌干扰素的增加。[13] 作为母亲，我们必须督促孩子维持正常体重，避免饮食起居中出现内分泌干扰素。正如上一章所讲的，外围脂肪会增加雌激素水平，所以胖乎乎真不是什么好事，也并不可爱。在家里，我们需要尽可能地避免含有仿雌激素的肉类、乳制品、杀虫剂、美容美发产品、洗涤剂、清洁剂和塑料制品（多氯联苯、双酚 A 和邻苯二甲酸盐）。在从根源上杜绝这些容易引发雌激素分泌增多而导致乳房过早发育的因素的同时，切记不要吸烟，要多多食用蔬菜和大豆。

绝经时间

绝经指月经停止——具体来说，就是连续停经 12 个月（当然，只有经历过才会明白）。美国女性的平均绝经年龄是 51 岁，然而最近一项研究表明，欧洲女性的平均绝经年龄为 54 岁。[14] 由于化疗或者抗雌激素治疗（二者都会抑制卵巢功能，从而导致停经）、手术切除卵巢或者某些疾病，女性也有可能提前绝经。在自然绝经前，通常会有几年"变化前的变化"被称作围绝经期。这时你也许会发觉周围人的态度很有问题，你的另一半突然对你唯命是从，而你的脾气却日益暴戾，仿佛一点就着。围绝经期通常会伴随一些不适的症状：月经改变、情绪波动、潮热、盗汗、失眠、记忆力差、体重增加（包括背部脂肪）、乳房胀痛、关节疼痛、阴道干涩、性交疼痛、性欲减退、皮肤干燥，甚至脱发。不过乐观点，你至少可以和每月到访的"大姨妈"说拜拜了。[15]

现在来猜猜看，下面哪种情况会增加乳腺癌的发病风险：绝经早，还是绝经晚？答案是绝经晚。原因与月经初潮类似，乳腺细胞受每个月雌激素波动影响的时间越长，乳腺癌发病的可能性就越高。44 岁前绝经的女性与 54 岁甚至更晚绝经的女性比，乳腺癌发病率要低 34%。事实上，对于身体质量指数≤27 的女性来说，早绝经具有高达 44% 的保护效果；而身体质量指数 >27 的女性只有 24%，所以保持身材更有利于健康。研究人员发现，对于 45～54 岁的同岁女性（例如同为 48 岁），停经一年（也就是绝经）的比仍有月经来潮（也就是绝经前期）的女性乳腺癌发病率低 43%。[16] 如果你接受过子宫切除手术但仍保留卵巢，那么是否进入绝经期，取决于你的卵巢（只是每个月不会再有月经）。所以初潮越晚，停经越早，对乳房的保护效果就越好。

种　　族

相比其他人种（非洲裔美国人、美洲印第安 / 阿拉斯加原住民、亚太群岛人种或者西班牙裔等），白种女性患乳腺癌的情况更为常见。下表所示的是美国不同人种之间乳腺癌发病率和死亡率（其中数字表示每 10 万名女性）：[17]

从表中可以发现，尽管白种女性的乳腺癌发病率最高，但是非洲裔美国人死于乳腺癌的可能性要相对高 30%。而其他人种的发病率至少比白种女性低 22%，死亡率比黑人女性低 52%。令人欣慰的是，表中的死亡率普遍低于发病率，这意味着各人种发病后的生存率要比死亡率高得多。事实上，与 1975 年相比，乳腺癌早期诊断和治疗手段的进步降低了各人种的死亡率。在各人种中，中国和日本女性患乳腺癌后生存率最高。

美国各人种每 10 万名女性中乳腺癌发病人数和死亡人数 [18]

人种	乳腺癌发病人数 (2010—2014 年)	乳腺癌死亡人数 (2011—2015 年)
非西班牙裔白人	128.7	20.8
非西班牙裔黑人	125.5	29.5
美洲印第安 / 阿拉斯加原住民 *	100.7	14.3
西班牙裔 / 拉丁裔	91.9	14.2
亚太群岛人种	90.7	11.3

* 统计数据来自合同卫生服务提供区域（CHSDA）。
注：比率根据 2000 美国标准人口进行了年龄标化。

许多因素在很大程度上解释了有色人种比白种女性死亡率更高的事实。[19] 我们从"癌症监测、流行病学和结果数据库"中发现，比起白种人，非洲裔美国人通常在确诊时就已经是晚期（非洲裔 44%，白种 33%），确诊时的平均年龄较低（非洲裔 58 岁，白种 62 岁），并且多为来势更加凶猛的三阴性乳腺癌亚型（非洲裔 22%，白种 12%）。[20] 科学家在研究亚型时发现，具有非洲和欧洲血统的浸润性乳腺癌患者之间存在固有的生理差异，这可能会对基因、蛋白质和细胞突变的相互作用产生不利影响。[21] 其他还有初潮过早、很少接受乳腺 X 线摄影检查、乳腺密度较高、医疗资源匮乏、护理水平参差不齐、缺少医疗保险、抗癌治疗手段未被充分利用、肥胖症（50% 常见）、糖尿病（60% 常见）、某些文化信仰、沟通障碍（特别是移民和难民群体）等因素。以上种种因素都会导致非西班牙裔黑人和白种人之间发病率和死亡率的差异。[22]

显然，想要减少美国各人种之间死亡率的差异，就需要患者、医疗服务行业、保险公司、社区团体和国家一起出面推动系统的改革。

社会经济地位

较高的社会经济地位与较高的乳腺癌确诊率密切相关，但这种相关性并非直接体现在存款、学历、豪宅或者常春藤盟校学位等方面。一方面，社会经济地位较高的女性（收入高、受教育程度高、职业技能高）的一些特征往往会增加患病风险：白种人、不生育或者少生育、高龄首次分娩、很少进行母乳喂养、使用激素、饮酒、儿童时期营养过剩、身材较高、体重较重[23]、生活在城市。[24]此外，社会经济地位较高的女性通常每年会进行乳腺 X 线摄影检查，以便能及时诊断出癌症。在过去的两年里，相比那些收入不足 3.5 万美元、高中肄业、未婚或者缺少医疗保险的女性，收入超过 5 万美元、大学毕业、已婚或者拥有健康保险的女性更有可能接受乳腺 X 线摄影检查。[25]

另一方面，社会经济地位较高的女性往往在乳腺癌早期就能检查确诊，治愈的可能性更高——由于可以获得更好的医疗条件和优越的治疗选择，相比社会经济地位不高的人来说，前者很少死于乳腺癌。[26]那些没有保险或医疗补助的女性通常确诊时就已经是癌症Ⅲ期或者Ⅳ期，死亡率也比购买保险的女性高 36%。[27]即便是同样的种族，社会经济地位高的非洲裔美国女性也比地位低的群体拥有更高的生存率。[28] 通过健康饮食和改变生活方式，社会经济地位高的人群能够降低自身患病的风险，而地位低的女性将来或许也有可能受益于及时的、负担得起的医保服务和乳腺筛查。

身　高

信不信由你：个子越高，乳腺癌的发病风险也就越高。某项研究对 108 829 名女性进行了 12 年的随访，其中 1 041 名罹患癌症，身高超过 1.75 米的女性比身高低于 1.60 米的女性患乳腺癌的可能性高 57%，身高每高 5 厘米，发病风险就增加 11%。[29] 乳腺癌死亡率也会随着身高增加而增加。在对 424 168 名绝经后女性进行的长达 14 年的随访中，有 2 852 例死于乳腺癌。[30] 身高超过 1.68 米的女性乳腺癌患者比身高低于 1.52 米女性的死亡率高 64%。如此一来，"五短身材"的嘲讽似乎也没那么糟糕，不是吗？

这可不是上天偏爱娇小的女人。人的身高是由雌激素、黄体酮、雄激素、生长激素、胰岛素、胰岛素样生长因子，以及儿童期、青春期、青少年时期的饮食习惯等共同作用决定的。[31] 这些激素信使与遗传、生物学通路、环境、饮食运动等生活方式有着深奥而复杂的相互作用。那么长得多矮才不会得乳腺癌？说起这个，你还记得我们在第 3 章中提到的侏儒综合征吗？由于 IGF-1 大幅降低以及受体对生长激素不敏感而导致的侏儒症，不仅让人身材矮小，还杜绝了其患乳腺癌的可能性。是的，你没看错。为什么？因为 IGF-1 在促进癌变的同时还会抑制癌细胞的死亡（细胞凋亡）。针对 17 个前瞻性研究的一项分析表明，比起矮个子的女性，IGF-1 水平较高的高个子女性患雌激素阳性乳腺癌的概率要高 38%，这再次印证了

IGF-1 和雌激素的作用。[32] 所以，娇小的姐妹们，下次要是再有 8 岁的小丫头对你说"你跟我差不多高"，你只需要笑而不语。

骨 密 度

到这儿你可能会想："福无双至，祸不单行。"没错，我们还真有另外一种"祸"。强壮的骨骼与乳腺癌的关系更密切。骨骼其实含有雌激素受体，而雌激素通过抑制损伤骨骼的细胞因子来维持骨骼强壮。虽然雌激素可以增加骨密度，从骨骼方面来说对身体有益，但它在这一过程中会增加 IGF-1 和生长激素的产物，在强健骨骼的同时却加速了乳腺癌变。[33] 事实上，两项大规模的研究在对比具有最高和最低骨密度的绝经女性后发现，骨密度最高的人患乳腺癌的风险相对高 3.5～6 倍。[34] 这并非意味着健康的骨密度会引发乳腺癌，而是表示其他公认的"危险分子"正在"四处作恶"，即雌激素、IGF-1 和生长激素常年分泌较多。

由于雌激素含量较低而骨密度低的女性朋友通常绝经早，而且绝经后体重较轻，这实际上能保护她们免遭乳腺癌之苦。但这算不上大获全胜，因为骨密度低就有骨质疏松的风险，这意味着骨头会变脆，容易骨折。另外，罕有女性乳腺癌患者的髋部和前臂骨折。[35] 容易骨折不是降低乳腺癌风险的理想方法。双能 X 线骨密度检测是一种用来诊断骨质疏松的快速低辐射方法——如果你骨质疏松，那么就尝试让骨骼强健起来；而如果你不是，那么请当作自己有骨质疏松的问题。什么意思呢？通常来说，改善骨质疏松的一系列行为习惯本身，有助于抵消骨密度高的女性患乳腺癌的风险：避免吸烟喝酒，坚持运动（包括每周负重锻炼两次，例如举重、徒步或者爬楼梯等克服重力的运动），多补充钙质和维生素 D。

乳腺密度

做完乳腺 X 线摄影检查后，放射科医生会通过观察并比较照片上的乳房组织和基质（白色／浅灰色）与乳房中的脂肪（黑色／深灰色）来确定乳腺密度。照片中的白色部分越多，乳腺密度就越高；乳腺密度越高，受检者患乳腺癌的风险就越大——也越难被乳腺成像仪器检测。

从遗传角度来看，密度高的乳房会有更多的小叶、导管、基质和结缔组织，而非脂肪组织。由于导管、小叶能够使癌变恶化，而基质的调节功能又会促进这一过程，所以乳腺密度越高，受检者患乳腺癌的风险也就越高。[36] 脂肪不会癌变，而且在乳腺 X 线照片上看起来颜色比较暗，这就使得脂肪型乳房成像的效果更好，白色的恶性肿瘤仿佛闪耀在黑暗脂肪天空中的星星。相比之下，在乳腺密度高的乳房中，恶性肿瘤就像混在暴风雪中的雪球（这也是癌症被漏诊的原因）。事实上，乳腺成像的漏诊率在高乳腺密度乳房中高达 50%。[37]

你的乳腺密度高吗？乳腺密度按高低不同可以分为 4 种类型。每份乳腺 X 线检查报告都会标出详细的类型，用"字母"来表示密度的高低：完全脂肪或者脂肪型（A 类）、散在纤维腺体密度型（B 类）、不均匀致密型（C 类）、致密型（D 类）。从 D 类到 A 类代表乳腺密度从高到低，D 类人群患乳腺癌的风险是 A 类的 4~6 倍。[38] 但是别慌，D 类人群只为总人群数的 10% 而已。大多数女性都属于中间的两类，具体比例为 A 类 10%、B 类 40%、C 类 40%、D 类 10%。美国的许多州都规定，必须书面告知 C 类和 D 类的女性，其乳腺密度偏高。虽然这对个性化监测管理乳腺密度很有帮助，但是你收到的通知差不多就只写着："您好，您的乳腺 X 线摄影检查正常，只是乳腺密度较高。祝您好运，明年见。"半数 40 岁以上的女性不知道所谓"正常"的检查结果可能暗含危机。如果你属于 C 类或者 D 类，那么请向医生要求额外的筛查方式，比如乳腺超声或者磁共振检查。

乳腺密度高就没法降低了吗？不一定。乳腺密度会随着年龄的增长（胸部下垂）、绝经后的状态、多次分娩、体重的减轻而降低，所有这些都是激素对乳腺密度影响的结果。[39] 乳腺密度高的女性，雌激素水平也高，[40] 而且激素替代疗法也会增加绝经后女性的乳腺密度。[41] 解决高危女性乳腺密度高的方法之一就是服用抗雌激素他莫昔芬，这样可以降低绝经前后几个月内女性的乳腺密度，并将乳腺癌发病率降低至 63%。[42] 其他两种降低乳腺密度的方法：一是减肥（如果肥胖的话），二是避免激素替代疗法。降低乳腺密度，就是降低相关风险。

标志物病变

有一种变异的乳腺组织被称为标志物病变，它本身不是癌症，也不带有癌细胞，但仅仅是它们的存在就会导致得乳腺癌的风险更高，而且癌变可能发生在任意一侧乳房的任何位置，不一定是标志物病变出现的地方。为什么？如果乳房中出现了标志物病变，那么就表示细胞正在"忙着"接受所有自由基、生长因子和我们一直提到的雌激素分子的刺激。换句话说，滋生标志物病变的微环境，同样也会滋生癌症。

标志物病变是由细胞增殖引起的，即乳腺细胞繁殖分裂最终形成的产物（比如乳腺 X 线摄影中的钙化部分、摸得到的肿块或者超声检查中发现的固体团块）。医生会关注这些部位，并进一步做活检分析。值得注意的是，标志物病变通常与癌症关系密切。一旦涉及标志物病变，你肯定不希望它进一步恶化。恶化就是说，如果我们更深入地观察，那么就会发现原以为不过是细胞团的东西，实际上却是恶性肿瘤。举个例子，手术切除的标志物病变——非典型乳腺导管增生，有超过 20% 的可能性恶化成为原位癌或者浸润性乳腺癌，[43] 所以一经发现就要马上切除。非典型乳腺小叶增生恶化的可能性不到 5%，因此不用太在意。

　　只要进行一次乳腺活检就能弄清楚哪些需要切除，哪些只要稳妥地进行追踪检查，是不是很方便？反正我是这么认为的，如果你想了解更多的话，就要仔细阅读下面的专栏。

切除还是跟踪观察

　　2016 年，美国乳腺外科医学协会研究委员会对关于标志物病变的现代文献进行了全面回顾，并提出了推荐的应对方法。[44] 我们需要对标志物病变采取行动（不管是切除，还是继续跟踪），如果你的乳房里已经出现这类病变的话，可以参考下面的清单帮助自己进行选择。

　　下列高风险的标志物病变应该被切除：

- 非典型乳腺导管增生
- 某些非典型乳腺小叶增生
- 多形性小叶原位癌
- 非典型小叶原位癌变异
- 非典型或明显的乳头病变
- 放射状瘢痕
- 复杂硬化性病变
- 某些纤维上皮性病变
- 黏液囊肿样病变
- 硬纤维瘤
- 梭形细胞病变

　　下列标志物病变在通常情况下跟踪即可，不必切除：

- 大多数非典型乳腺小叶增生
- 典型小叶原位癌
- 平坦型上皮异型增生
- 非异型性偶发乳头状病变
- 柱状细胞病变
- 乳房纤维腺瘤
- 假性血管瘤样基质增生

除了切除或跟踪观察，你还需要了解这个小小的"入侵者"对你将来患癌的风险会造成怎样的影响。根据其性质特征，标志物对人的影响程度也不尽相同，所以无论它们何时突然到来，你都可以参考下面的清单。[45] 我们先从良性的说起。

下列非增生性病变对将来患乳腺癌的风险没有影响或者影响可以忽略：

» 良性叶状肿瘤

» 上皮相关钙化

» 单纯性囊肿

» 乳管扩张

» 脂肪坏死

» 纤维囊肿

» 纤维变性

» 非异型性轻度增生

» 非硬化性腺病

» 非异型性孤立性乳头状瘤

» 导管周围纤维化

» 鳞状和顶泌腺化生

>> 乳腺炎

>> 良性肿瘤，包括血管瘤、错构瘤、脂肪瘤和神经纤维瘤

接下来，非异型性增生病变会增加乳房中任意部位将来的癌变风险（增幅30%～90%，即1.3～1.9倍）。在出现下列情况时，根据其他风险因素，你需要具体判断是否应采取额外的行动：

>> 非异型性中度或重度导管增生

>> 纤维腺瘤

>> 硬化性腺病

>> 多乳头状瘤（乳头状瘤病）

>> 放射状瘢痕

最后，异型性增生病变需要你在监测和降低风险方面的立场更加坚定，因为它们会成倍地增加（增幅高达1 200%，即原来风险的3.9～13.0倍）癌变风险：

>> 非典型乳腺导管增生

>> 非典型乳腺小叶增生

>> 所有类型的小叶原位癌

下一章会介绍预防性筛查和降低风险的方法。

个体乳腺癌病史

这一风险因素意味着第一次造成你患乳腺癌的环境和遗传因

素，有可能继续对剩余乳腺组织产生致癌作用。记住，第一次癌症的治疗方法通常能够限制第二次癌症的发病，尤其是使用他莫昔芬的内分泌疗法，能减少 50% 的对侧乳腺癌——另一侧乳房患癌。[46]一般来说，癌症 10 年内在第一次发病部位附近复发的情况被称为局部复发，常见于 4%～6% 的女性患者。[47] 在乳腺癌幸存者中，对侧乳腺癌是发病率最高的第二次癌症，这和卵巢癌、黑色素瘤等正好相反。[48] 只要你坚持使用推荐的治疗方案，那么对侧乳腺癌的发病率就能被控制在 7% 左右。[49] 女性通常把对侧乳腺癌误认为是癌症复发，但其实它并不是乳腺癌卷土重来，导致另一只乳房也患病，它是原生的，而且拥有与第一次癌症完全不同的激素受体。对侧乳腺癌有自己的预后，不会影响第一次癌症的治愈率。

家族乳腺癌病史

我有三个儿子，赛巴斯蒂安和我丈夫安迪简直是从一个模子里刻出来的，伊桑就像一个迷你的我，而贾斯汀刚出生没几天时，我还以为自己抱错了孩子，他既不像我，又不像我丈夫。后来我注意到贾斯汀上唇的边是唇红缘，嘴唇薄薄的一层由于缺少色素而泛着苍白——简直和安迪的嘴唇一模一样！所以，我们从父母那里能遗传任何一种特征。

嘴唇色素沉着和眼珠颜色这类遗传特征是一回事，而遗传基因突变就是另一回事了（下面会讨论），那么遗传是否是让我们容易患上乳腺癌的原因呢？其实，即使具有很强的家族遗传性，乳腺癌发病率也没有你想象的那么高。我们从目前为止关于家族病史如何影响后代患病风险的最大调查中可得知：如果你有一位一级女性亲属（姐妹、母亲、女儿）被确诊患有乳腺癌，那么你患病的风险基准就从 12.4% 增加到 17.8%；如果有两位一级亲属被确诊，那么风险就增至 25.6%。[50] 如果是你的姐妹，而不是母亲确诊患癌的话，你的风险会相对高一些，如果她们确诊的年龄在 50 岁之前，那么你的风险还要更高；二级亲属患癌对风险的影响大约是一级亲属的一半（也就是说，如果母亲患癌将你的风险提高了 5%，那么姨妈患癌对你的风险则将提高 2.5%）。[51] 目前，父亲、兄弟和儿子之间男性乳腺癌发病风险的关系尚不清楚。所以，得了乳腺癌的妈妈们不用太紧张，你们的女儿有 82% 的概率不会得乳腺癌。你的情况仅仅让她的患病风险（如果存在的话）增加了一点点，而读完这本书，你们就可以分享里面介绍过的所有防癌方式，想想就觉得很有意义。

如果你养成了前面讲过的积极的生活习惯，那么完全可以抵消一两个家庭成员对你发病风险的影响。为什么？因为你的亲戚有 90%～95% 的可能没有突变基因可以遗传给你。你们分享的不只是基因，还有"家传的"饮食习惯、烹饪风格、运动方式、宗教信仰和所处环境。尝试更健康地生活，风险自然会下降。

那么多个亲属在年轻时患癌的这种广泛癌症病史呢？ BRCA 基因突变检测结果为阴性的女性，如果有两个以上早于 50 岁就确诊乳腺癌的亲属，或者有 3 个以上任意年龄确诊乳腺癌的亲属，那么她患乳腺癌的终生风险就从 12.4% 增至大约 36.9%。[52] 如果家族中存在多名癌症患者，你就要咨询一下遗传学专家，他会利用复杂的风险算法得出你个人的具体数据甚至更多信息。如果风险结果上升到你认为非常危险的程度，就应该和医生共同深入探讨预防性措施，也就是本书的下一章内容。

BRCA 基因突变

BRCA 这 4 个缩写字母引发了很多关注，尽管大多数人根本不知道它们代表什么，是什么意思，或者是否适用于自己。我向你介绍，BRCA 指的是两种基因，分别为 BRCA-1 和 BRCA-2。健康的BRCA 在有缺陷的细胞大量形成之前，通过修复或者清除它们来抑制肿瘤细胞的生长，但是某些家族代代遗传的是有缺陷的 BRCA 基因。不到 10% 的乳腺癌和 14% 的卵巢癌发作，都是由于从父母任意一方遗传的 BRCA 或者其他基因发生了突变。[53] 记住，父亲一方的家族病史可能是识别基因突变和增加风险的关键。你的 DNA 有一半来自父亲，然而 BRCA 基因携带者通常为男性。一般人携带BRCA 突变基因的可能性为 1/450，但是阿什肯纳兹犹太人（来自德国、波兰、立陶宛、乌克兰和俄罗斯，而不是主要来自西班牙、法国、意大利和北非的西班牙系犹太人）携带 BRCA 突变基因的可能性为 1/40。[54] 基于这种概率，如果家族中有患乳腺癌或者卵巢癌的阿肯什纳兹犹太人，那么就应该考虑做基因检测；下一节我会罗列所有需要做检测的危险因素。

　　BRCA 基因到底为何如此重要？当你携带其中一种突变时，乳腺癌的发病率就会飙升至普通人群 50 岁患癌风险的 25 倍，卵巢癌的发病率是普通人终生风险的 30 倍。携带 BRCA-1 的女性终生患乳腺癌的风险为 87%，患卵巢癌的风险为 54%。[55] 不同的群体所携带的 BRCA 基因突变类型（超过 1 000 种）也不同，每一种都有其独特的致癌倾向——被称为基因外显率，这也就是为什么我们看到一系列的癌症诊断都与基因突变相关。近期一项元分析数据公布出的寿命 70 岁（他们总是把寿命定得太短，对不对？）的终生风险倒不是非常惊人：BRCA-1 患乳腺癌的风险＝57%，BRCA-2 患乳腺癌的风险＝49%；BRCA-1 患卵巢癌的风险＝40%，BRCA-2 患卵巢癌的风险＝18%。[56] 虽然这看上去还不算高，但足够令人不安了。我更担心的是 BRCA-1 携带者的乳房，因为她们当中的 70% 都可能患上来势凶猛的三阴性乳腺癌亚型，即使在 I 期，这类癌症也几乎都要化疗。[57] 因为两侧乳房都会存在 BRCA 的问题，所以一旦你得了癌症，那么另一侧乳房就有 40%～65% 的可能最终也患癌。[58] 可以想象，面对这样的概率，许多单侧乳房患癌的 BRCA 携带者都会选择手术切除双侧乳腺。

下一节我们将深入研究所有应对 BRCA 基因突变的方法。因为 BRCA-1 携带者乳腺癌确诊的平均年龄为 44 岁，BRCA-2 携带者是 47 岁，所以尽早发现这个基因，就可以先发制人。[59] 除了关注乳房和卵巢，女性 BRCA 患者还必须筛查胰腺癌（有 2%～5% 的可能性），[60] 而 BRCA-2 携带者需要留意黑色素瘤（2%～5%）。[61] 相比之下，在非 BRCA 群体中，乳腺癌发病率为 12.4%，卵巢癌为 1.4%，胰腺癌不到 1%，黑色素瘤为 2%。

男性 BRCA 携带者同样也有患癌的风险。男性乳腺癌较常见于 BRCA-2 携带者（BRCA-2 携带者 8%，BRCA-1 携带者 1.8%）。同样，BRCA-2 携带者也比 BRCA-1 携带者患前列腺癌的风险高出许多（前者 16%～25%，后者对风险的影响相对较小，可以忽略不计）。[62] 和女性一样，男性 BRCA 携带者也有患胰腺癌的风险（3%～6%），男性 BRCA-2 携带者需要进行黑色素瘤筛查（2%～6%）。[63] 在非 BRCA 男性群体中，乳腺癌发病率仅为 0.001%，前列腺癌为 14%，胰腺癌为 1.1%，黑色素瘤为 2.5%。

其他基因突变

其他基因突变也会导致遗传性乳腺癌。这一领域的研究日新月异，令我们为之振奋。因为随着基因检测的普及，我们将面对越来越多已知基因突变的群体，使跟踪观察更加方便，可以更准确地计算每个突变所携带的风险。众所周知，不到 10% 的乳腺癌患者源自基因遗传；其中大约有 50% 是 BRCA 携带者，10% 是我马上就要详细介绍的，还有 40% 正在通过下一代测序技术进行分析，将来我们就能用一种全新的方法系统地审视你的 DNA。[64] 大多数基因突变引发癌症的可能性都比 BRCA 低。

下面介绍的基因突变在某种程度上会提升患乳腺癌的风险。看到某个发病率的范围你就应该意识到，如果家族成员中有人患过乳腺癌，那么你发病的可能性就会向数字更高的那一侧靠拢。携带这些突变基因的人除了每年要定期接受乳腺 X 线摄影检查之外，还应该考虑其他监测手段，甚至可以采取特殊的药物预防或者移除有风险的器官。(我们会在第 7 章进行讨论。) 目前已知会增加乳腺癌发病风险的突变基因包括 PTEN 基因 (多发性错构瘤综合征)，发病率 80%；TP53 基因 (利弗劳梅尼综合征)，发病率 31%，平均确诊年龄 32 岁；[65] PALB2 基因，发病率 35%~58%；STK11 基因 (色素沉着 – 息肉综合征)，发病率 32%~54%，确诊年龄较低；CDH1 基因，发病率 39%~42%，浸润性小叶癌亚型；[66] CHEK2 基因，发病率 20%~44%，[67] 乳腺癌生存率比非携带者低 40%；[68] NBN 基因，发病率 20%~36%；[69] NF1 基因，发病率 26%~39%；[70] ATM 基因，发病率 16%~26%，[71] 可能对电离辐射敏感，例如过去曾治疗过乳腺癌，导致新的乳腺癌发病率更高；[72] BARD1 基因，"增加患癌风险"。[73] 想了解与这些基因突变相关的其他癌症和体征的话，你可以访问网站 pinklotus.com/genemutations。

基因突变：要不要检测

患者们常说："我不想知道自己有没有携带突变基因，知道了又有什么好处呢？"当然有好处，而且不止一个！第一，你很可能没有携带突变基因，检测之后能大大缓解你的焦虑。第二，如果基因突变结果呈阳性，保险费用会支付后续更严密的检查（例如乳腺磁共振检查），我们就有可能通过更好的成像结果尽早发现癌症，你也能够从中获益。第三，医生可以筛查出与你携带的突变基因相关的乳腺癌以外的其他疾病。第四，医生能提供有效的药物和手术来降低你患癌的风险。第五，其他家庭成员或许能从你的检查结果中间接受益。第六，你会更积极地去控制饮食和体重等关键风险因素，从而养成受益终生的健康习惯。最后，如果你打算建立家庭，那么可以选择不把突变基因遗传下去（详见第 7 章）。相反，如果以上这些理由都不能打动你，知道携带基因突变仅是徒增烦恼，甚至还有可能让你拒绝所有治疗干预的话，那么或许还是不知道比较好。

● 隐私与保护

如果患者担心变成突变基因携带者会遭到歧视的话，法律可以保护你。1996 年颁布的《健康保险携带与责任法案》规定，在美国，如果保险公司将基因突变当作先存状态拒绝理赔或者限制理赔范围，就涉嫌违法。2008 年，《遗传信息非歧视法》作为另一项保护公民免遭医疗保险（而非人寿保险）歧视的法律规定，雇主在工作决策中利用遗传信息是违法的。如果你还是不放心，可以选择有信誉保障的基因检测套餐，还不到 250 美元。所以，只要患者承担得起检测费用，就可以设法避过保险，选择化名检查。

● 谁应该考虑基因检测？

考虑到这些突变基因很有可能引发乳腺癌、卵巢癌或者其他癌症，家族中曾经出现过多次或者不常见的癌症通常就是危险信号，建议接受基因检测。为了评估这一点，你首先需要完成一份"家庭作业"，从父母双方的家族中找出你的一级、二级和三级亲属。你知道为什么你父亲的母亲的哥哥会去世吗？（我连我父亲的母亲有没有哥哥都不知道。）谁得过癌症，什么癌症？根据你所了解的情况，如果你或者你的家族中存在下列危险信号之一，那么基因突变的风险就超过了 10%，应该考虑做基因测试（可以提前与基因测试的机构确认是否支持保险支付）。

- » 50 岁以前确诊乳腺癌，或者任何年龄段确诊卵巢癌
- » 阿肯什纳兹犹太血统外加 50 岁以前确诊乳腺癌，或者任何年龄段确诊卵巢癌
- » 有男性亲属患乳腺癌
- » 已知的 BRCA 突变基因携带者（携带者的一级亲属有 50% 的概率携带突变基因）
- » 50 岁前自身患上乳腺癌
- » 自身患过两次乳腺癌，发病年龄不限（非复发）
- » 60 岁前自身患上三阴性乳腺癌
- » 阿肯什纳兹犹太血统且自身患上乳腺癌，发病年龄不限
- » 有大量癌症病例：两个或两个以上的家族成员患有乳腺癌、卵巢癌、胰腺癌、前列腺癌、黑色素瘤、子宫癌、结肠癌、胃癌等

遗传学方面的医生或者咨询师将会讨论测试结果，并为你解释突变基因携带与否对将来患癌风险的影响，以及降低风险的方法。粉红莲花提供了匿名、免费的在线测试，测试方法包括唾液取样或者简单的采血，你既可以选择评估整个致癌基因谱，也可以专门锁定目标基因。

若有突变基因，赶紧制订行动计划！

就算医生告知你是突变基因携带者也不用怕，我们有的是应对

方法和"武器"。以 26 岁的莎拉为例，她是一位新上任的二年级教师，也是 BRCA-1 突变基因携带者，她的母亲在 44 岁（当时莎拉14 岁）因卵巢癌去世，姨妈在 51 岁死于乳腺癌。莎拉看过很多医生，但仍然感到不知所措，她找到我，渴望摆脱一直以来的无助感。很快我便了解到，莎拉从记事起就一直希望将来要两个孩子，母乳喂养对她来说很重要。虽然乳房是她全身上下最喜欢的部位，但是她觉得实现生养孩子的目的之后，可能会因为非常担心癌症发作而切掉乳房。我们和她的未婚夫道格一起，将她未来 65 年（因为我希望她至少能活到 90 岁）按每 10 年一个刻度进行分档，依次评估了莎拉患乳腺癌的真正风险。有了这些新的信息作为基础，来自各方面的紧迫感顿时化作行之有效的方法。我们制订出一个大致方案，包括交错式乳腺检查和成像。他们可以马上怀孕生子，分娩结束后切除卵巢。对于乳腺手术，我们将保持坦诚沟通。到目前为止，莎拉计划 35 岁接受预防性双侧乳腺切除手术。就诊结束后，他们俩深深地舒了口气，莎拉已是热泪盈眶。最终离开医院时，他们心中已经有了适合自己的行动计划。

● 了解自己

如果你是突变基因携带者，我们又是初次见面，那么我会尽可能多地了解你的预想和性格。别人患癌的经历如何影响你对治疗和副作用的看法？你是恋爱、已婚还是单身？你生育过吗？你想要孩子吗？你会优先考虑母乳喂养吗？在身体意象、性快感和女性魅力方面，乳房对你来说有多重要？你能忍受生活在风险之中吗？或者你是否会因为风险而感到焦虑？哪个高危器官会让你更担心，乳房还是卵巢？为什么？你从事何种职业，如果我们制订的计划影响了你的工作和旅行怎么办？所有这些问题的答案，还有其他你特有的情况，不仅会对医生有所启发，往往也会令你惊讶于自我的发现。

● 两种策略

对突变基因携带者来说，主要有两种策略可以考虑：监测和手术。仅仅因为风险高，并不代表你必须采取"一刀切"的方案。医生必须为每一位前来咨询的女性量身定制合适的计划。这些策略取决于你当前的优先事项和对未来的期望，同时也取决于测试结果，二者都很重要。一些患者选择了预防性手术，而另一些不想随便开刀的人就会选择预防性药物，还有一些人决定专注于第 3~5 章介绍的生活方式和后面要讲到的主动筛查方法。我希望帮助你找到一条正确的道路，让你对于自己的选择既充满信心又安然无忧。在下一章，我们会深入了解改善遗传突变引起患癌风险的有效方法。

记住，监测不是预防，它不过是尽早发现癌症的手段。监测方法包括乳腺成像和临床检查，还有用来降低风险的西药和中药。下面是我为高危女性制订的监测计划，它比美国国家综合癌症网络的建议更严格一些。[74] 然而，即使要求严格，16% 的人确诊时癌症已经扩散到了淋巴结——残酷的事实提醒大家，监测不是预防，更不是治疗。[75]

> »   18 岁起，形成乳房保护意识，养成每月乳房自检的习惯，并永久保持。

> »   18 岁起，每 6 个月做一次临床乳腺检查。

> »   25 岁起，每年接受含钆大环对比剂的乳腺磁共振检查和乳腺超声检查。超声检查和磁共振检查间隔 6 个月。这样，你每 6 个月就可以接受一次乳房成像检查。

> »   30 岁起，每年增加乳腺 X 线摄影检查，在第 8 章我们会介绍它的不足之处。

> »   BRCA 阳性的男性，35 岁起需要进行乳房自检和年度临床乳腺检查，45 岁起进行前列腺筛查。

至于卵巢癌，我们无法在早期确诊，这确实令人失望。我建议你和妇科医生商量一下，考虑是否需要做盆腔检查、经阴道超声检查和 CA-125 肿瘤标志物检测。口服避孕药又名节育药丸，能够将卵巢癌的发病风险降低 50%，虽然它对乳腺癌的发病有一定影响，但不足以撼动其对卵巢的保护作用。[76] 所有绝经前卵巢尚在的 BRCA 患者，如果她们没有切除过乳房，也没有生育打算的话，就应该服用口服避孕药（除非有禁忌）。我们能够监测到外在乳房的状况；但是藏在体内的卵巢一旦得了癌症，生存率就很不乐观了。

我非常希望利用可靠的监测手段将患者的焦虑和恐惧转化为事实和信心。有时在降低风险方面我们必须更加慎重小心，在下一章我们会了解各种不同的预防性工具。一如既往，我们的目标是拯救生命。

增加女性乳腺癌相对风险的因素

下面这张简单的表格将我们介绍的各种风险因素进行了归类，并且相对于没有风险的人，按照其对乳腺癌发病影响的强弱进行了分组。任何符合条件且相对风险 ≥2.1 的人，不仅要仔细阅读接下来的两章，还要和医生好好探讨详细的乳腺筛查计划。

关键问题：增加女性乳腺癌相对风险的因素 [77]

相对风险	风险因素
>4.0	<ul><li>乳腺癌的遗传基因突变（BRCA-1、BRCA-2、PTEN、TP53、PALB2、STK11）</li><li>相比 50 岁以下人群，50 岁以上的人风险较高</li><li>自身活检证实的小叶原位癌或者非典型增生</li><li>乳腺 X 线摄影显示乳腺密度极高（与脂肪型乳房相比）</li><li>30 岁前胸部受过高剂量辐射</li></ul>

相对风险	风险因素
2.1～4.0	• 乳腺癌的遗传基因突变（CDH1、CHEK2、NBN、NF1、ATM、BARD1） • 35 岁以前患过 ER 阴性乳腺癌 • 家族病史：有两个或两个以上一级亲属在 50 岁以前确诊乳腺癌 • 家族病史：有 3 个或 3 个以上父系（母系）亲属在任何年龄段确诊乳腺癌 • 绝经后自然分泌的雌激素或睾酮水平高 • 病态肥胖：身体质量指数≥40
1.1～2.0	• 35 岁以后患过 ER 阴性乳腺癌，或者 30 岁以前患过 ER 阳性乳腺癌 • 非异型性增生乳腺病变（常见导管增生、纤维腺瘤和放射状瘢痕） • 家族病史：有一个或两个一级、二级亲属在 50 岁以后确诊乳腺癌 • 身高≥1.75 米 • 社会经济地位高 • 骨密度高 • 相比其他人种，非西班牙裔白人和黑人风险较高 • 非足月妊娠 • 首次足月妊娠年龄超过 35 岁 • 从未母乳喂养 • 绝经年龄≥54 岁 • 12 岁以前月经初潮 • 己烯雌酚暴露 • 夜班工作 • 肥胖：25≤身体质量指数≤39.9 • 成人体重增加超过 8 磅 • 习惯久坐 • 5 年内使用激素替代疗法（使用雌激素和孕激素） • 绝经期 5 年内使用激素替代疗法（仅使用雌激素），或者治疗超过 10 年 • 最近使用口服避孕药 • 首次怀孕前已有 20 年烟龄，或者烟龄超过 40 年 • 饮酒 • 纤维摄入量低 • 植物雌激素摄入量低 • 绿茶摄入量低 • 缺乏维生素和矿物质（维生素 A、B_6、B_{12}、C、D，β- 胡萝卜素、叶酸、钙） • 经常食用红肉 • 经常食用高脂肪乳品

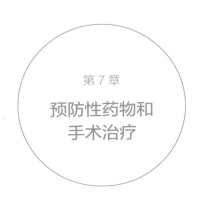

第 7 章

预防性药物和
手术治疗

对于很多人来说，乳腺癌的威胁永远存在，并给平静的生活增添无端的恐惧。但是你有能力主宰自己，而且你的身体只属于你，无论健康还是疾病，你都要认真地对它负责。当你用能够降低乳腺癌发病和复发风险的最新方法武装自己的时候，这些知识就能改变你的命运。经过上一章的学习，如果你的风险因素已经超出了自己能承受的范围，那么就应该考虑和医生谈谈改变饮食和生活方式之外的健康管理方法。

在决定积极使用药物或者采取手术之前，你应该先和医生讨论你能够独自接受监测的程度。当我和患者谈论这些的时候，她们通常表现出下列 3 种性格类型。第一种我称之为"帆船型"，是指那些能担风险，对成像检查、乳房自检和临床乳腺检查都很自信的人。这样的女性并非如看上去那么轻松，但因还未绝经或者单身，不想一上来就考虑诱导绝经的药物或者切除乳房的手术。第二种是"游轮型"，这种女性渴望获得更多的稳定性和可预测性，因此我们会在筛查计划中增加降低风险的药物。第三种是"快艇型"，她们对乳房成像、临床乳腺检查或者药物治疗没有丝毫兴趣，甚至还会说：

"乳房会置我于死地，我要它们干吗！"那么我们会考虑为她们提供外科手术，一劳永逸。

下文我们就先介绍相关药物，然后介绍手术。

预防性治疗

有一个术语听起来很可怕，叫作化学预防，来源于拉丁语"化学"这个词。化学预防涉及大量的化学物质（药物），目的是预防乳腺癌。我在这里提起它，是方便你日后在其他癌症文献中看到时能够识别，但是在这里，我们还是将其简单称为预防性治疗。[1]所有预防性治疗都以口服或者注射药物的形式，通过抑制体内循环的雌激素来发挥作用，这些雌激素与位于癌细胞上的雌激素受体结合，促进其生长和分裂。如果你符合下列 3 种情况之一，那么我建议你和医生谈谈预防性治疗：

» 经活检证实的非典型乳腺导管增生、非典型乳腺小叶增生或者小叶原位癌

» 35 岁及以上，未来 5 年内有 1.66% 或者更高的可能性患上乳腺癌（可以登录 pinklotus.com/gail 进行计算）

» 具有遗传性基因突变，例如 BRCA

● 芳香化酶抑制剂

80% 的癌症都是 50 岁以后发作的，也就是说肯定存在某种物质，会随着年龄的增长而增多——这就是雌激素。正如我之前提到的，之所以会产生雌激素，是因为肾上腺、卵巢、脂肪和脑组织中有一种叫作芳香化酶的酶，它能将雄激素（例如睾酮）转化成为雌

二醇。你应该还记得，乳腺癌细胞能够劫持乳房脂肪中的芳香化酶，利用它制造并提供自身所需要的雌二醇。我提到这一点是因为目前市场上的依西美坦（商用名：阿诺新）、阿那曲唑（瑞宁得）、来曲唑（弗隆）等药物，实际上就是发挥了"芳香化酶抑制剂"的作用。它们能使芳香化酶失活，从而减少雌激素在体内循环的量。因此，在卵巢失去调节功能后，抗雌激素药物就能通过干扰产生雌激素的最后一个途径来发挥药效。

试验证明，预防性治疗没有辜负名字里的"预防"二字。一项试验将 4 560 名高危绝经女性分成两组进行对比，一组每天服用依西美坦，另一组服用安慰剂，5 年后，芳香化酶抑制剂将浸润性乳腺癌的发病率减少了 65%。[2] 重要的是，参与者的耐受副作用良好，不良病例的数量在组间相等。因此，如果你能克服绝经后的不适、关节疼痛和骨密度流失等不良反应，那么服用依西美坦大有裨益。另一项大型研究着眼于阿那曲唑和安慰剂的对比，结果显示芳香化酶抑制剂将乳腺癌的发病率减少了 50%，安慰剂组的癌症发病率为 4%，阿那曲唑组仅为 2%。[3] 看起来好像改善的程度不怎么明显，但是每年有超过 4 600 名美国女性不必再面对乳腺癌，成绩相当喜人！

● 选择性雌激素受体调节剂

第二种有效的药物是选择性雌激素受体调节剂——口服用药。目前这类药物主要有他莫昔芬和雷洛昔芬（商品名：易维特）。它们的化学成分看起来和雌激素很像，就像一把钥匙只能开一把锁，它们会像雌激素一样钻进相同的雌激素受体。但是它们会胜过对手雌二醇，打败它然后堵住"锁眼"。干得漂亮！因此，选择性雌激素受体调节剂不是将癌细胞变为复制机器，而是堵住了"锁眼"，于是真正的雌二醇就无法为虎作伥，帮着癌细胞干活了。

● 他莫昔芬

20 世纪 80 年代的几项研究观察到，癌症患者使用他莫昔芬后的效果惊人——它不仅降低了乳腺癌的复发，还能显著降低对侧乳腺癌的风险。[4] 那么，是不是没有患过乳腺癌的高危女性服用他莫昔芬就能预防乳腺癌了呢？研究人员对 13 388 名高危女性随访了近 6 年后发现，他莫昔芬与安慰剂的试验对比显示，前者大幅降低了女性将来患上雌激素受体阳性乳腺癌的风险，并将死亡率减少了一半；如果活检证实是非典型细胞，那么服用他莫昔芬后的风险降低了 86%。[5] 他莫昔芬还会带来额外的好处：骨密度增加（不易骨折），胆固醇得到调节，乳腺密度降低。[6] 既然他莫昔芬这么好，那我们为什么不在早餐的全麦燕麦中加一点呢？原因有两个——副作用（潮热、阴道分泌物）和并发症（血栓、中风、子宫癌），但是大多数女性的耐受副作用良好，并发症也极为罕见。

这项他莫昔芬试验同时发现，BRCA-2 携带者的发病率下降了 62%，也就说 80% 的终生风险差不多能下降到 30%。[7] 此研究的 13 388 名女性中，这个亚群只有 19 名，不过另一项研究也证实了他莫昔芬在这方面的效果。猜猜看，当 BRCA 携带者患癌选择保留乳房，服用他莫昔芬，那么另一侧乳房的患癌风险会发生什么变化？来自 2 464 例患者的数据显示，BRCA-1 携带者二次患癌的风险下降了 62%，BRCA-2 下降了 67%。[8] 既然他莫昔芬能将第二次患癌的风险降低到如此程度，那么说不定它也能降低 BRCA-1 和 BRCA-2 携带者第一次患癌的风险。这个数据背后有一些不寻常的东西，听我慢慢解释。他莫昔芬所做的只是占据雌激素受体，却能显著降低 BRCA-1 携带者雌激素受体阴性乳腺癌的发病风险，是怎么办到的呢？在其他试验中，他莫昔芬从未对这类癌症起过作用。所以我想说的是，他莫昔芬能够阻止雌激素受体阴性乳腺癌，但是只对 BRCA 突变基因的携带者起作用。那么这是否说明他莫昔芬有还原基因突变的功能呢？可以说"是"，但它需要条件。这种条件可能是以单核苷酸多态性（简称 SNP，外号"剪贴手"）的方式出现，当细胞自我复制（记住，你每天大约制造 500 亿个细胞）的时候，SNP 基本上就在不停地"剪剪贴贴"，因此新生的细胞就有可能会"多条胳膊少条腿"。每人大约有 1 000 万个 SNP，其中大多数都没有任何意义。但是，科学家已经鉴定出超过 90 个 SNP 会增加乳腺癌风险。[9] 有时当 SNP 出现在控制附近基因的区域时，它们会直接影响那个基因的功能。科学家发现 BRCA-1 携带者的 SNP 会出现在雌激素受体附近，所以他莫昔芬和 SNP 共同改变了 BRCA-1 携带者无法修复突变基因的事实。[10] 因此，BRCA-1 和 BRCA-2 携带者应该考虑服用他莫昔芬作为预防性治疗。

● 雷洛昔芬（易维特）

如果你在寻找一种效果更好、副作用更小的选择性雌激素受体调节剂，那么你可以参考他莫昔芬和雷洛昔芬的研究，这项试验曾在 19 747 名高危绝经女性中让两种药物一决高下。[11] 在降低浸润性乳腺癌发病风险方面，两种药物的效果相当。但区别是雷洛昔芬具有以下优势：阴道分泌物较少、血栓较少，白内障较少，子宫癌发作较少。他莫昔芬会比雷洛昔芬多减少 50% 的 0 期乳腺癌（导管原位癌），而且不会引发失眠。如果由于血栓史等原因你不能服用他莫昔芬的话，那么雷洛昔芬是个不错的选择。从个人角度而言，我更欣赏他莫昔芬能够降低导管原位癌风险，所以它是我临床上的首选。

● 药物适用范围？

如果你打算采取这些预防性药物来降低风险，那么一定要记住，雷洛昔芬和芳香化酶抑制剂只适用于绝经后的女性，还没有绝经的女性千万不要尝试。他莫昔芬适用于所有女性，是绝经前群体的唯一选择。这些药物通常要服用 5 年，但是选择性雌激素受体调节剂（他莫昔芬和雷洛昔芬）在停止用药后，降低风险的作用仍能持续至少 5 年。[12] 尽管这些药物的功效远远大于其对人体的伤害，但是大多数女性偏偏喜欢背道而驰，不接受预防性治疗。美国食品和药品监督管理局目前只批准依西美坦、他莫昔芬和雷洛昔芬作为预防性治疗的药物。你要和医生一起权衡它们的风险和疗效，并最终选择（如果有适合你的药的话）对你来说最有意义的药物。

更多预防性治疗和降低风险的方法

有一种偶然现象，即人们在吃药治疗某种疾病的时候，这种药物居然对另一种与它不相关的疾病也能起到作用。下面几种药物令人惊喜，因为它们除了恪尽职守以外，似乎还能降低乳腺癌的发病风险。

● 双膦酸盐

首先登场的这类药物叫作双膦酸盐（阿仑膦酸钠是其中最受欢迎的一种），在治疗骨质疏松症方面效果显著。目前已经证实，它们对乳腺癌骨转移，以及芳香化酶抑制剂或化疗引起的骨质疏松具有疗效，除此之外，双膦酸盐或许还能让你免遭癌症的折磨。在女性健康计划的大型研究中，超过 2 800 名绝经后女性使用口服双膦酸盐的方法治疗骨质疏松。研究经过近 8 年的随访后发现，双膦酸盐服用者很少骨折（很好理解，双膦酸盐本来就有这方面的作用），而且比没有服用的女性患浸润性乳腺癌的概率低 32%。[13] 以色列的一项研究同样证实了这一发现，4 039 名服用双膦酸盐的患者患乳腺癌的概率相对减少了 28%。[14] 其他研究还指出这类药物直接的抗肿瘤作用，包括抗血管生成（新血管的形成）、抗增殖（细胞生长）和促进细胞凋亡（细胞死亡）。[15]

◐ 二甲双胍

另一种流传已久的药物二甲双胍，除了能控制 2 型糖尿病患者的血糖，还兼具抗增殖和抗发炎的作用，要知道这有助于改变我一直提到的肿瘤微环境。事实上，英国的一项研究评估了 22 621 名口服抗糖尿病药物的女性，发现与其他任何药物相比，长期服用 5 年以上二甲双胍会使乳腺癌的发病率降低 56%。[16]噻唑烷二酮类药物和二甲双胍作用类似，对乳腺癌也能起到 33% 的预防作用。[17]

糖和碳水化合物不会引起糖尿病（虽然它们会加重病情）；饱和脂肪——主要来源于以肉蛋奶为主的饮食——会堵塞肌肉细胞上的胰岛素受体。出现这种情况时，胰岛素无法通知肌肉打开"葡萄糖大门"，好让糖进入肌肉存储为糖原，于是葡萄糖在你的血液里四处乱跑，让所有人都以为出了问题的是糖；我们称之为胰岛素抵抗，因为细胞抵制了胰岛素对它们下的命令。作为回应，你的身体会分泌更多的胰岛素——叫作高胰岛素血症——就好像在说："喂，受体，你怎么回事啊？赶紧把葡萄糖大门打开！"然而受体被脂肪塞满了，压根儿听不见你说话。研究表明，胰岛素抵抗和高胰岛素血症会增加乳腺癌的发病率和死亡率。[18]所以，用二甲双胍来规范胰岛素和糖在体内的行为是有效的预防措施，但是并非所有的研究都有这样可喜的结果，其他抗糖尿病药物包括胰岛素本身，都没有防癌的作用。[19]

另一方面，通过摄取天然食品和以素食为主，2 型糖尿病在 22 周之内完全可以逆转——我的意思是，永远摆脱注射胰岛素，逆转——所以你也可以尝试改变饮食来击退糖尿病，拯救乳房。[20]尼尔·伯纳德医生和同事们仅仅利用营养搭配，就成功治疗了成千上万的糖尿病患者。你可以登录美国责任医疗医师委员会网 pcrm.org，查看更多建议和信息。

● 维 A 酸

新兴的维 A 酸方面的研究有望降低乳腺癌风险。红薯和胡萝卜含有大量维生素 A 的衍生物，这种代谢物对细胞生长、分裂和死亡的方式起着至关重要的作用。在实验室环境和有限的人体临床实验中，全反式维 A 酸能让癌前细胞恢复正常。假设 3 个培养皿分别装有（1）正常乳腺细胞，（2）癌前细胞或者非浸润性癌细胞（非典型或者原位癌细胞），（3）浸润性癌细胞。现在我们把不同浓度的全反式维 A 酸滴在培养皿中进行观察。令人难以置信的是，癌前非典型和非浸润性原位癌细胞从形态方面恢复正常；不仅如此，它们通过 443 种不同基因的表达方式也恢复了正常。[21] 这样一来，就连变坏的遗传途径也能重新变好。但是浸润性癌细胞无法复原，这也解释了为什么癌症一旦恶化到浸润阶段，单纯的饮食干预基本上是无效的。

在人类研究中我们发现，当乳腺癌患者在确诊后持续 5 年服用一种叫作维甲酰酚胺的合成全反式维 A 酸时，40 岁以下女性第二次患乳腺癌的风险明显下降了 50%，所有绝经前女性的风险降低了 38%，而且其效果在治疗停止后还能持续若干年。[22] 但是超过 55 岁的女性并未从中获益。究其原因，似乎和我们的老对手——IGF-1 有关。维甲酰酚胺能降低 IGF-1，但是其主要的结合蛋白——胰岛素样生长因子结合蛋白 -3 会增加。我们期待更多预防性治疗中的临床试验结果。[23]

● 非甾体抗炎药

我敢说你的药柜里肯定常备这两种药：阿司匹林和非甾体抗炎

药。止痛药雅维确实对头痛和经期疼痛具有附带的好处。这些抗炎药物在预防性治疗方面是有意义的，因为不管是阿司匹林（例如拜耳、百服宁、埃克塞德林、普通阿司匹林），还是非甾体抗炎药（例如雅维、美林、萘普生钠、普通布洛芬），都会阻碍一种叫作环氧合酶-2 的酶，这种酶会增加雌激素的分泌和雌激素介导的基因表达，从而促进癌细胞的生长。研究对 80 741 名服用阿司匹林和非甾体抗炎药的绝经后女性进行分析后发现，用药 5～9 年且每周服药两片以上乳腺癌发病率下降了 21%；用药 10 年以上患癌的风险减少了 28%。[24] 许多研究也证实了效果，乳腺癌发病率始终能够减少 25% 左右。[25] 定期使用乙酰氨基酚（例如扑热息痛）或者小剂量的阿司匹林（<100 毫克）几乎没有抗炎和预防的效果。非甾体抗炎药的推荐剂量为 200 毫克／片，阿司匹林为 325 毫克／片。除非你有出血性溃疡、中风或者其他需要避免此类药物的禁忌，可在医生指导下每周用药 2～3 次。顺便一提，它们还可以预防心脏病和结肠癌。

全面介绍预防性手术：乳房和卵巢

2013 年 5 月 14 日，安吉丽娜·朱莉在纽约时报上发表了轰动全球的文章——《我的医疗选择》，唤起了全世界的人们对 BRCA 基因的认知。当你听说一位女性欣然选择切除身体上两处尚且处于健康状态、象征女性气质的性感部位时，你一定很想知道："她为什么要这么做呢？"然而得知原因后，你又会不由自主地想："我会不会也有这种基因？"安吉丽娜向无数人普及了这种摧毁了一代又一代毫不知情的家庭的基因突变。如果你是 BRCA 突变基因携带者，那么你可以选择在癌症发病前切除风险最高的器官——乳房和卵巢。

🌑 双侧预防性乳房切除手术（简称 BPM）

为了最大限度地减少乳腺癌的发病率，一些高危女性接受了双侧预防性乳房切除手术，也叫预防性双乳房切除术，即为了防止今后癌变，切除还未患上任何已知癌症的乳房。在现代一系列保留皮肤（切除乳头）和保留乳头的乳房切除手术中，BPM 术后乳腺癌的发病率低于 3%，如果手术医生的技术非常过硬，那么即使保留乳头，发病风险也会为 0。[26]

两个现实因素或许会让你认真考虑 BPM：（1）遗传基因突变，（2）具有标志物病变和（或）强烈的家族遗传病史。BPM 降低了乳腺癌的死亡率，[27] 我推荐高危女性在 21 岁以后可以随时考虑这个手术。对于 BRCA 携带者，我则建议在 40 岁以前接受手术（乳腺癌的平均确诊年龄为 45 岁），或者比家族患癌亲属确诊时的最低年龄早 10 岁进行手术。为什么建议早 10 岁呢？ MD 安德森癌症中心的一项研究表明，当前这一代 BRCA 突变基因携带者确诊患癌的年龄会比上一代早 7.9 岁。[28] 此外，癌细胞在我们检测到它们之前的几年里就会发生变异。10 年应该可以有效阻止癌症的发生。一些女性在年纪很大的时候才发现自己携带 BRCA，例如 70 岁的时候，这说明不知不觉中她们已经从各种风险中逃脱出来，以致终生的乳腺癌发病率还不到 12%。这样一来，她们用不着手术，或许监测身体状况就已经足够了。

🌑 对侧乳腺癌（简称 CBC）

如果你有一侧乳房患癌，并且正在考虑切除它的话，那么是否应该同时切除另外一侧呢？在这种情况下，切除健康的乳房就叫作对侧预防性乳房切除手术。要回答是否选择接受 CPM 的问题，你首先应该了解对侧乳腺癌的发病风险，它表明没有得过原发癌的那侧乳房患癌的可能性。自 1985 年他莫昔芬被广泛应用以来，雌激素受体阳性的对侧乳腺癌发病率每年下降 3%。[29] 化疗的使用也使得对侧乳腺癌发病率下降了 20%，而且在接受治疗后至少 10 年不会发病。[30] 另外，我们还要知道增加对侧乳腺癌发病风险的因素：第一次确诊乳腺癌时还很年轻，[31] 第一次癌症是雌激素受体阴性乳腺癌，[32] 第一次癌症是小叶癌，[33] 有家族病史，[34] 有突变基因，[35] 月经初潮早，[36] 从未生育，[37] 肥胖。[38] BRCA 携带者患对侧乳腺癌的终生风险平均为 40%~65%，除此之外，与对侧乳腺癌关系最密切的是患者年龄和第一次患癌时的雌激素状态。下面这张表非常有指导意义，是我根据 2001—2005 年美国癌症数据库的分析制作出来的，适用于面临对侧乳房切除手术抉择的癌症患者。[39] 得到这些数字的前提是假设采取了适当的化疗和抗雌激素治疗。如果你看过 30 年之后雌激素受体阳性和雌激素受体阴性癌症患对侧乳腺癌的风险的话，就会觉得下面的数值还不算太高。

雌激素受体阳性（ER 阳性）和雌激素受体阴性（ER 阴性）乳腺癌女性患者确诊后 10、20、30 年内对侧乳腺癌（CBC）的发病风险（%）

确诊年龄（岁）	ER 阳性风险/年	CBC 风险（10年内）	CBC 风险（20年内）	CBC 风险（30年内）	ER 阴性风险/年	CBC 风险（10年内）	CBC 风险（20年内）	CBC 风险（30年内）
25~29	0.45	4.5	9	13.5	1.26	12.6	25.2	37.8
30~34	0.31	3.1	6.2	9.3	0.85	8.5	17	25.5
35~39	0.25	2.5	5	7.5	0.64	6.4	12.8	19.2
40~44	0.24	2.4	4.8	7.2	0.53	5.3	10.6	15.9
45~49	0.24	2.4	4.8	7.2	0.47	4.7	9.4	14.1
50~54	0.26	2.6	5.2	7.8	0.45	4.5	9	13.5
55~59	0.30	3	6	9	0.45	4.5	9	13.5
60~64	0.34	3.4	6.8	10.2	0.47	4.7	9.4	14.1
65~69	0.36	3.6	7.2	10.8	0.51	5.1	10.2	15.3
70~74	0.37	3.7	7.4	11.1	0.55	5.5	11	16.5
75~79	0.33	3.3	6.6	9.9	0.60	6	12	18
80~84	0.26	2.6	5.2	7.8	0.63	6.3	12.6	18.9

● 对侧预防性乳房切除手术（简称 CPM）

看到表中大多数 CBC 风险相对较低你也许会猜到，没有一项研究最终证实选择 CPM 切除健康乳房的患者具有生存优势。当然，我支持所有"想尽一切办法活下去"的态度，但是接受 CPM 与否，你的生存率都没有改变。[40] 这对于那些不愿意失去双乳的女性来说无疑是一个巨大的安慰，但是她们也不想坐以待毙。我知道你们有些人不是数据控，喜欢凭感觉做决定，我听到你们的感觉在说："把这个乳房也切了吧，另一个已经害过你了。"还有一些人可能不愿意因为想保留那侧健康的乳房，就不得不面对长期的监测、焦虑甚至活检。对她们来说，选择 CPM 是一种解脱，让她们在今后的日子里不必再时刻警惕，也不用担心癌症再次降临。

一项针对 81 名澳大利亚和新西兰乳腺外科医生的调查显示，继基因和家族病史原因之后，"恐惧和焦虑"会驱使患者选择对侧乳房切除手术。[41] 2003—2010 年，美国 45 岁以下接受 CPM 的女性从原来的 9.3% 增至 26.4%，是过去的 3 倍，也许更多的女性为了求得内心的平静而选择手术。[42] 在所有年龄段中，11.2% 的人选择了 CPM。[43] 有趣的是，如果外科医生是女性的话，那么患者选择 CPM 的可能性会高出 3 倍。[44] 或许面对一位如同知己的女医生，患者能更加坦率、彻底地探讨治疗方案——也许你会问她，如果她是你的话会怎么做，她会回答接受对侧乳房切除手术。2015 年美国乳腺外科协会年会上的一项非正式调查显示，只有 5% 的男性外科医生向妻子建议对侧乳房切除手术，但是有超过 20% 的女性外科医生会为自己选择这个手术。在欧洲，选择 CPM 的比率基本没有改变，因为公众对于乳腺癌和整形外科存在不同的看法。[45]

患者可能选择 CPM 的另一个原因就是，患癌一侧的乳房被切除后看上去和另一侧不太对称，而 CPM 能让你的新乳房更加相称。另一方面，你也可以通过诸如缩小、上提或者移植等方式来改善乳房的对称性，切除并非是唯一的选择，因此彻底的沟通是关键。别担心，不要轻易放弃你的乳房——它们是属于你的！

● 切还是不切？艰难的抉择

只有一些小型研究深入调查了 BPM 患者的满意程度，写下这些研究结果让我很难受，但是我认为你应该知道真相。55 名 BPM 术后平均 29 个月的患者参与了一项问卷调查：87% 的人感觉胸腔壁疼痛或不适，36% 的人表示疼痛影响睡眠，22% 的人认为对日常生活有负面影响，75% 的人认为性快感减少。但是，0% 的人表示"对自己的选择感到后悔"。[46] 另一方面，大多数已发表的研究证实，选择接受 CPM 的患者都表达了长期的整体满意度。[47] 和接受 BPM 但并未患癌的高危患者不同，选择 CPM 的患者都是从乳腺癌手下死里逃生的，所以对活下去的感激或许抵消了手术带来的抱怨、厌恶和永久的影响。

到底是接受双侧乳房切除手术还是对侧乳房切除手术，可不是个简单的选择。两者都需要在做决定之前，充分了解患癌的实际风险、感知风险、自身的期望和承受风险的能力、当前癌症的预后、对外观的要求，以及其他疾病或者风险因素（例如肥胖或者吸烟）可能造成的手术并发症——更不要说对生理、情感和经济方面造成的影响。预防性乳房切除手术实际上永久地消除了癌症的风险：不用隔三岔五地去拍片子，不用每个月做乳房检查，没有癌症，没有化疗，没有恐惧。对于许多人来说，这一点非常有吸引力，但并非所有人都这么想。我要澄清的是：预防性手术是一个非常私人的、不可逆转的选择，姐妹们做之前必须三思。在真切明白有关手术的一切后，有人决定"我要做手术"，有人却犹豫不决"以后再说吧"，还有人会坚定地拒绝"想都别想"。无论患者做何选择，我都支持她们，而你的医生也应该是这样的态度。

● 永别了，卵巢

我们可以通过降低风险的双侧输卵管卵巢切除术（简称RRSO），预防性地切除卵巢。由于 BRCA 携带者患卵巢癌的风险高达 54%，而且 40 岁以后会急速上升，所以通过切除卵巢降低风险其实就是在挽救生命——令人欣慰的是，这么做对乳房也有好处。一项针对近 2 500 名 BRCA 携带者的前瞻性研究发现，RRSO 能够使 50 岁以下 BRCA-1 携带者的乳腺癌发病率降低 37%，BRCA-2 携带者降低 64%；但是 RRSO 对于 50 岁之后乳腺癌风险的作用就微乎其微了。[48] 即使切除了卵巢和输卵管，你还是有不到 2% 的概率会患上原发性腹膜癌——生长在覆盖腹部和器官内部的薄膜上。[49]

美国国家指南推荐 BRCA-1 和 BRCA-2 携带者在 35～40 岁接受 RRSO，即生育结束之后；已经做过乳腺切除的 BRCA-2 携带者可以将 RRSO 延迟至 40～45 岁。[50] 绝经的女性就不必挨这一刀了。在接受 RRSO 后采取激素替代疗法不会增加 BRCA-1 和 BRCA-2 携带者患乳腺癌的风险，短期使用也不会影响前面提到的 50 岁以下 RRSO 降低乳腺癌风险的效果。[51] RRSO 术后终生接受激素替代疗法会导致寿命减少约一年，所以在自然绝经到来的时候（50 岁左右），应考虑停止治疗。[52]

做决定的时候不仅要考虑当下，也要放眼未来。有些患者知道输卵管是癌症的大部分起因，于是提出能否只切除输卵管而保留卵巢，这样不影响卵巢激素的正常分泌。这种做法目前是不提倡的。如果你属于高危群体，即接近 35 岁，目前没有生育打算但以后可能有，那么我建议你不妨在冷冻卵子或者胚胎之后，再切除卵巢。只要子宫完整，你就可以移植胚胎，等做好准备再生小孩，同时也不会受到卵巢癌的威胁。遗憾的是，冷冻卵子或者胚胎似乎都不在保险受理范围内，而且也不属于着床前胚胎遗传学诊断 [这是一个颇具争议的手段，允许 BRCA 携带者通过体外授精技术防止基因继续遗传，确保识别没有突变基因的胚胎，从而进行冷冻和（或）移植入子宫]。

完美预防

我们已经涉及了相当多的知识和内容。不管是饮食还是家族病史，既然你已经明白各种风险因素都存在着复杂的相互作用，那么我们用于筛查乳腺组织的最好方法是什么呢？在第 8 章，我会针对乳腺可能出现的各种良性和恶性肿块，介绍早期检测和诊断的先进手段和标准方法。

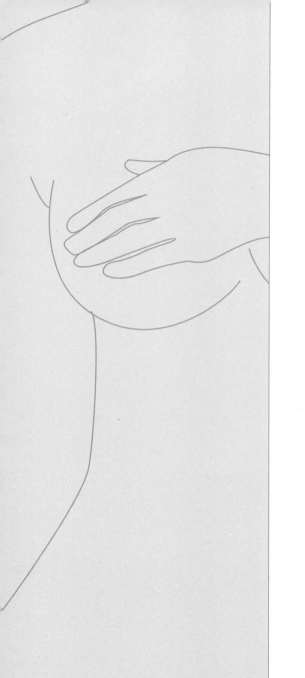

第四部分

理性做出医疗选择，与风险共存

BREASTS: THE OWNER'S MANUAL

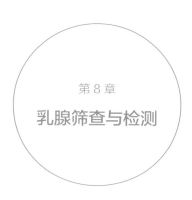

第 8 章

乳腺筛查与检测

大多数女性认为，只要做了乳腺 X 线摄影检查，就能得到一个明确的结果——到底"是不是"癌症。遗憾的是，乳腺癌筛查和诊断方面尚存在复杂难解的问题。我们缺乏操作简单、结果可靠的乳房筛查方法来确诊早期癌症，或者锁定需要治疗的病变部位。我也希望我们拥有这样的能力。谁要知道那么多无关紧要的良性病变？谁在乎 100 年也不会转移的惰性肿瘤？我们能消灭天花，登上月球，在千里之外操作机器人做手术，驾驶时速 500 英里① 的飞机在天空翱翔……然而，我们却做不到让乳房成像，确切知道里面是什么样子的。

你必须利用准确、客观的信息来做出明智的选择：是否接受筛查，如何筛查，多久筛查一次。根据自身的风险因素、焦虑程度、经济状况和个人健康理念，你的选择未必和他人一样。在这一章里，我们将仔细研究个体的选择。

---

① 1 英里约为 1 609.34 米。——编者注

徒手检查法

在详细介绍成像检查之前，我们先来谈谈徒手操作的检测方法——包括你的和医生的——以及这些方法在查明恶性肿瘤和区分良性肿块方面的精确程度。第 1 章提到过乳房自检的重要性，我也支持这种方法。我知道有大量的研究表明，不论做不做乳房自检，女性乳腺癌的死亡率都是一样的，实际上做自检的人甚至要多经历两倍不必要的活检。[1] 同样，研究表明，如果你定期接受成像检查，那么医生对你采取的临床乳腺检查对癌症检测的贡献不大。[2] 然而说了这么多，我见过太多女性在自检中发现了肿块或者感到有些不对劲，还有人带着处方来找我咨询她的医生发现的东西，结果确实都是癌症。所以，我不可能劝大家不要进行乳房自检和临床乳腺检查，我认为只要坚持认真自检，就会发现更多处于萌芽状态的肿瘤。事实上，能被医生和患者感知到的肿瘤约为 22 毫米左右，[3] 乳腺 X 线摄影检查能够发现的肿瘤尺寸是它的 1/4，而检测出的肿瘤平均为 21 毫米[4]——所以，当自检和机检出的肿瘤大小差不多时，怎么还能说乳房自检是没用的呢？

既然乳房是身体的一部分，那么你就应该充分熟悉它们，警惕它们的变化，这也是在挽救你自己的生命，而且不需要花钱。在女性无法获得常规成像检查的国家，例如肯尼亚、印度、埃及、突尼斯、沙特阿拉伯、叙利亚和巴勒斯坦等，50%～90% 的乳腺癌往往确诊时就已经是Ⅲ期或者Ⅳ期。频繁的乳房自检和培训专业的临床检查医务人员，可能是我们改善这一严峻现实的唯一合理途径。[5] 例如，在马来西亚的砂拉越州，医务工作者培训出临床检查方面的护理人员，同时提高了公众的意识，晚期癌症在短短 4 年内从 60% 下降到 35%。[6] 所以重读一下第 1 章，确保你的自检方法无误，从 18 岁起每月进行乳房自检，从 25 岁起每 1～3 年进行临床乳腺检查；

从 40 岁起，每年接受一次临床检查，雷打不动。

临床筛查方法及适合人群

现在，我们来详细了解 3 种筛查良性肿块和恶性肿瘤的方法。我发现各行各业的女性对健康问题都有着深刻的理解。我经常被患者的知识面和对乳房健康求知若渴的态度打动。所以这一节我不打算泛泛而谈，因为我觉得你能读懂，也愿意尝试去理解。

● 了解假阳性和假阴性

或许你会下意识地认为，只要用现有的成像方法定期筛查，那么不管肿瘤有多大，都能识别得出来。但是，即便我们拥有 3 种可以识别乳腺癌的成像方法——乳腺 X 线摄影检查、乳腺超声检查和乳腺磁共振检查（下面我会一一介绍），却没有一种是绝对完美的，每种方法都存在你需要了解的问题。

首先，3 种成像工具都有一定的概率出现假阳性和假阴性，而且其中的两种还会使你接触有毒物质。一方面，出现假阳性是因为成像医生（放射科医生）发现了一些不确定是不是癌的东西，要做更多成像检查甚至活检才能确定……于是只能得出结论：应该是良性的；或者要在 3～6 个月后复查一次。这一不确定性不仅令人焦虑、恐慌，还会导致更多检测、压力、不必要的手术和金钱的浪费。另一方面，假阴性发来"贺电"，上面写着："特大喜讯！你的成像结果一切正常，明年再见。"可事实上，癌细胞早已存在并且逃过了医生的法眼。除非出现令你在意的症状，假阴性会造成延误诊断甚至更糟糕的后果。至于接触有毒物质，是指乳腺磁共振和乳腺 X 线摄影检查中使用的显影剂，稍后我会详细说明。

其次，过度诊断也是问题，即在癌症检测中发现了一些本身生长缓慢且不会对生命构成威胁的"懒惰"肿瘤。不过既然知道它们的存在，我们就可以用对付坏人的"武器"——通常有外科手术、放疗和抗雌激素疗法，但不包括化疗——来狠狠地消灭它们。那么医生怎么判断它们是不需要治疗的呢？肿瘤医生可以通过肿瘤特征和肿瘤基因组测试做出判断（详见第9章），但是一般会切除整个癌变部位来解决问题，导致过度诊断。即使可以从活检（确诊癌症的穿刺活检）中收集到这些信息，但是不断地成像观察其成长变化也会为患者带来持续的不安和开销。

过度诊断有多频繁呢？这一事实在最近才得到重视和承认。英国的一个小组评审了3个随机试验后推断，癌症0期（导管原位癌）和早期浸润性乳腺癌的过度诊断率为19%，并估算出医生每过度诊断3名女性，可以挽回一条生命。[7]那么在外科手术中，又有多少乳房因为过度治疗而被完全切除了呢？让我们来看一组数据：对1998—2011年确诊的120万名美国乳腺癌患者的重新审查表明，即使可以保留乳房，29.3%的导管原位癌患者（其中35.5%处于早期）也选择了乳房切除手术，而11.2%切除了对侧乳房。[8]我们化零为整再来看：美国每年有60 000例导管原位癌确诊病例，显然其中有12 000例（20%）属于过度诊断：3 600例（30%）选择了乳房切除手术，还有400例（11%）切除了双侧乳房。这样每年就有4 000例"毫无必要"的导管原位癌乳房切除手术，还没有考虑过度诊断的浸润性乳腺癌病例。此外，对于原本就患有致死率比新确诊的乳腺癌还要高的其他疾病的女性，过度治疗会导致医生建议其中至少还能再活5年的人减少筛查次数，让她们陷入进退两难的境地。[9]当我们接纳越来越多能够更早发现更小肿瘤的新技术以后，过度诊断的问题可能会愈演愈烈。

目前，我们接受假阳性、假阴性和过度诊断打着早期检测的名义所展现出的不完美，因为我们不得不接受，先将缺陷放到一边，早点儿检测出来总比发现太迟好。

看懂乳房成像报告

在利用乳腺 X 线摄影、超声或者磁共振对乳房进行诊断时，成像医生会参照《乳腺影像学报告和数据系统》的指标对其进行分类，评估任何指定结果中肿瘤的可疑程度，并且规范报告内容以促进结果的交流（不要和癌症 0～Ⅳ 期混淆，两者属于完全不同的指标）。分类范围为 0（研究不完整，需要更多信息）～6（经活检证实的恶性肿瘤），中间 1～5 代表的含义分别为：

1＝正常

2＝良性（如囊肿）

3＝不确定（需要在 3～6 个月内复查，患癌风险低于 2%）

4a＝可疑（建议活检，患癌风险高于 2%，低于 10%）

4b＝可疑（建议活检，患癌风险高于 10%，低于 50%）

4c＝可疑（建议活检，患癌风险高于 50%，低于 95%）

5＝恶性（强烈建议活检，患癌风险不低于 95%）[10]

● 乳腺 X 线摄影检查及其适用人群

在乳腺 X 线摄影检查中，乳房会被两块塑料板轻而紧地上下夹住（也就是挤压），然后板子之间会放出小剂量的辐射束，从而产生图像，我们可以看到一片片浅色的乳房组织散布在颜色较深的脂肪之中。因为检查中肿瘤的成像结果为白色，所以要找它就像在暴风雪中找雪球一样困难。在没有具体问题需要特别检查的情况下，医生会操作乳腺 X 线摄影进行全面筛查；而对于诊断性乳房 X 线检查，医生会放大需要关注的区域来确诊病因。任何发现如乳腺或者腋下肿块、乳头溢液或者内陷、疼痛或者皮肤变化（如红肿、回缩或者增厚），以及追踪其他检查方式（如乳腺磁共振）的结果，都有可能受益于诊断性乳房 X 线检查。

由于快速、实惠、广泛适用，而且大多数放射科医生都看得懂，乳腺 X 线摄影检查不但能发现肿瘤，还能彻底挽救生命。乳腺 X 线摄影技术最擅长发现可疑钙化，也就是 0 期癌症（导管原位癌）的征兆，这种癌症不需要化疗，也不会有生命危险。因此，尽管乳腺 X 线摄影检查存在不足之处，但是它比其他任何工具在寻找导管原位癌方面都表现得更好。通常每筛查 1 000 名女性，就会发现 3.6 例患癌或者真阳性、1.2 例漏诊或者假阴性。[11] 在美国，所有乳腺 X 线摄影检查出的浸润性乳腺癌肿瘤的平均大小为 21.2 毫米。[12] 一项测试了晚期乳腺癌和乳腺 X 线摄影筛查之间关系的研究发现，50% 被诊断为晚期乳腺癌的女性在此前两年都没有接受过乳腺 X 线摄影检查；没有参与筛查的原因通常为超过 75 岁、未婚、没有乳腺癌家族病史、低收入阶层或者受教育程度较低。[13]

自 1976 年乳腺 X 线摄影检查问世以来，没有人质疑它在救人方面的效果，但对它起作用的程度争论不休。人们惋惜它的弊端，同时引入了更好的治疗方式，于是乳腺 X 线检查不得不和其他方法诸如化疗、他莫昔芬等分享治病救人的功劳。尽管如此，对乳腺 X 线检查在救人方面的优势最具说服力的证明，来自瑞典 210 000 名女性在引进检查技术之前（1958—1977 年）和之后（1978—1997 年）确诊乳腺癌死亡率的对比结果。由于乳腺 X 线检查，仅死亡率就下降了 28%，在 40~49 岁的年龄区间里（这个年龄段的人过去经常被告知不要做成像检查），死亡率显著下降了 48%。[14] 另外，没有接受成像检查的女性的死亡率也下降了 16%，这得益于 1977 年以后更好的治疗方法所做出的贡献。相比之下，1994—2011 年，日本的死亡率每年持续上升 1.1%，韩国每年上升 2.1%。[15] 值得注意的是，这些高收入国家具备治疗癌症的手段，但是并未广泛接纳乳腺 X 线检查。因此，（和西方女性相比）生活方式西化的亚洲女性较多死于乳腺癌，就是因为后者没有及早进行乳腺 X 线检查。

从所有相关乳腺 X 线试验汇集的评估显示，40～74 岁接受检查的女性几乎很少死亡，死亡率平均大幅减少了 20%，而且单看 40～50 岁也具有同样的优势。[16] 那么为什么某些检查建议排除这个更年轻的群体呢？ 50 岁以下的美国女性每年新增 60 310 例乳腺癌患者（占总数的 21%）和 4 700 名死亡患者（占总数的 12%）。普通女性应该从 40 岁开始接受乳腺 X 线摄影检查。另外，随机的前瞻性试验为什么排除了 74 岁以上的女性？ 想想看：超过 74 岁的美国女性每年新增 58 885 例乳腺癌患者（占总数的 20%）和 14 880 例死亡患者（占总数的 37%）。此外，超过 80 岁的女性中预计半数还能再活 10 年。女性过了 74 岁应该继续接受乳腺 X 线检查，直到生命的最后 5 年。

1998 年推广实施的二维乳腺 X 线摄影至今仍然是全美广泛使用的主要技术。我们可以处理、存储和发送二维数字乳腺 X 光片，就像操作手机上的照片一样，这样可以提高特定女性群体（包括 50 岁以下、未绝经、乳腺密度高）的癌症检测率，通常她们的乳腺组织中容易隐藏肿瘤。[17]2011 年，美国食品和药品监督管理局批准了三维层析 X 射线照相组合的使用，它和普通的乳腺 X 线检查过程（也需要忍受挤压和辐射）完全相同。二维技术就好像是将一整条葡萄干面包砸烂后，拍张照片，再从中找出那些葡萄干；而三维成像就好比取出 10～15 张薄薄的面包片，让我们更好地观察到里面的葡萄干。后者的效果有多好呢？ 在 2013 年的一项对比研究中，三维层析 X 射线照相组合将假警报减少了 17%，还比二维成像多发现了 34% 的癌症（前者每 1 000 例能筛查出 8.1 例癌症，后者是 5.3 例）。[18] 注意，如果你是高危群体或者乳腺密度较高，那么就应该要求医生为你做三维照相检查。

X 线检查方面的另一个"新人"——对比增强能谱 X 线摄影（简称 CESM），利用的是恶性肿瘤周围血管形成的事实。（还记得血管生成吗？）它在静脉注射碘对比剂后，拍下乳腺 X 线摄影照片，不过图像中呈现的不是二维或者三维那样的"暴风雪"。CESM 突出了恶性肿瘤周围的血流模式（让其显示为白色），而背景中所有干扰诊断的良性乳腺组织都会变暗，于是肿瘤就像夜空中闪耀的星星。对 8 项研究的回顾表明，CESM 在癌症检测中效果最好，98% 的时候都有所发现，但是在大约 42% 的时间里，它也会嗅出一堆癌症以外的东西。[19]CESM 通常用于替代乳腺磁共振检查（见下文）来查清二维 / 三维 X 线检查时的异常发现。[20]

那么乳腺 X 线摄影检查的缺点是什么？这些缺点有严重到让你彻底放弃检查吗？最令人不安的缺点当属假阳性，但是不要因此讳疾忌医，耽误自己查出原本可以被治愈的癌症。放射科医生会从左到右对比分析乳腺 X 线照片。他们寻找的是值得关注的区域，比如只在一侧乳房内发现的毛刺状肿块（想象一只被打死的蜘蛛张牙舞爪伸着腿的样子），在一片组织中时隔一年新出现的一个细微变化或者形变，以及钙化——白色的钙斑紧密地抱成团或者分散在乳腺导管内部。在乳腺 X 线摄影检查中，类似这样的发现大约每 1 000 例中就有 80 例，导致 8% 的人被召回接受额外检查。如果你是其中之一，也不要担心——我知道，站着说话不腰疼——实际上，被召回的人中 97% 都是良性肿块，我会在章节最后进行详细的介绍。如果你被召回，那么有 10% 的可能性需要做活检，而只有两三个人会被确诊患癌。[21] 总之，就算你被叫回去了，患癌的可能性也只有 3%。在经过 10 年乳腺 X 线摄影年检之后，49% 的女性都要忍受假阳性的结果，所以你不是特例！[22]

想知道如何减少假阳性出现的概率吗？一项研究在调查了近万份乳腺 X 线摄影检查结果后发现，下列因素会导致假阳性的增加：

年纪较轻，做过乳腺活检，有明确的乳腺癌家族史，使用雌激素，筛查时间间隔过长，当前的 X 线照片与之前的不具可比性，以及放射科医生主观认为成像结果异常。那么首先，如果你还有月经来潮，就将乳腺 X 线摄影检查的时间放在月经周期的后半段（月经来潮前两周）。在这段黄体期，较低的雌激素水平或许能够减少成像时乳腺组织的密度，使图像更容易辨识。这段时间的乳房敏感度也较低，可以更好地压紧，从而获得更清晰的成像结果。其次，确保检查时随身携带之前所有的乳腺 X 线摄影结果。在理想情况下，每年你会在同一家机构进行检查，这样你之前的照片就已经被保存在那里了；然而如果不是的话，确保把之前的检查结果一并交给放射科医生，方便他进行前后对比。最后，切记准时，在相等的时间间隔（12 个月）接受检查才是最有效的。

假阴性是乳腺 X 线摄影的另一个缺点。尽管检查报告说一切正常，但你仍然有可能患上乳腺癌。我也希望 X 线摄影检查是无比精确和万能的。乳腺 X 线摄影检查大约 28% 的时候会出现漏诊，恶性肿瘤没有被检查出来的原因主要有：乳腺密度高、隆胸、肿瘤位于乳房边缘、激素替代疗法，以及较差的成像质量。[23] 假设有 2 000 名女性接受乳腺 X 线摄影检查：我们预计有 8～10 例患癌、2～3 例漏诊，漏诊主要是因为它们太难从正常的乳腺组织中被识别出来。对于拥有乳腺密度特别高的患癌女性，漏诊率会从 28% 上升至 37%～52%，但是对于拥有脂肪型乳房的女性来说，又会降至 13%。[24] 经常有人问我隆胸是否影响癌症检测。隆胸会从很多方面影响检查的精确程度，最显著的是填塞物周围存在增厚的膜，导致检查难以压紧乳房，看清楚乳腺组织。即使特地为隆胸患者额外多拍一些照片，漏诊率依然高达 30%～50%——对于隆过胸的女性，我建议增加超声筛查。[25] 即使你最近的乳腺 X 线摄影检查一切正常，你也应该再找一下医生。

有时，患者会对乳腺 X 线摄影检查表现出抗拒，担心辐射会导致乳腺癌。你猜我是怎么跟她们说的？她们是对的。大量研究用计算机风险模型估计了辐射诱发的乳腺癌发病和死亡人数。在一生需要接受乳腺 X 线摄影检查的人群中，每 1 万名女性会有 8.6 例因辐射而诱发乳腺癌；但是，筛查发现的癌症病例是其致癌数量的 100 多倍。[26] 更重要的问题是，"在筛查过程中，每因辐射丧生一个人，对应又有多少人因此活命？"结论有所不同，英国的一个风险模型计算出的是 312 人，而美国模型的结果是 60.5 人。[27]

美国食品和药品监督管理局严格规定了辐射剂量，相比其他的生命威胁，乳腺 X 线摄影检查中接触的剂量很低。在美国，普通人在 7 周时间里从自然辐射材料和外层空间接受的宇宙辐射总量，相当于做了一次乳腺 X 线摄影检查，所以对救命没有一点儿好处的辐射量我们都能耐得住，更何况检查呢。[28] 乳腺 X 线摄影检查所减少的癌症死亡率大大超过辐射诱发患癌死亡的风险。如果你不幸刚好就是 1 162 名女性中那一个因为筛查而患上乳腺癌的人，那么其实概率上和"正常患上"乳腺癌并没有区别，事实上你可能根本不知道是筛查引起的，只是我指出了这一点。

和其他成像方法相比，乳腺 X 线摄影检查的辐射量到底有多少？[29]

1 次全身 PET/CT＝62.5 次乳腺 X 线摄影

1 次观察心脏冠状动脉的 CT 血管造影＝30 次乳腺 X 线摄影

1 次胸部 CT＝17.5 次乳腺 X 线摄影

1 次胸部 X 光检查＝4 次乳腺 X 线摄影

80 次口腔 X 光检查＝1 次乳腺 X 线摄影

7 周的正常生活＝1 次乳腺 X 线摄影

不用再多说什么了吧！

如果你因为怕疼而犹豫要不要接受乳腺 X 线摄影检查，那么要知道有时疼痛是有回报的。研究表明，大约 45% 的女性没有痛感，40% 觉得稍微有点儿疼，剩下的则认为非常疼，但是对于 89% 的女性来说，疼痛在几秒到几分钟之内就会消失。[30] 你可以试着将做检查的时间放在月经周期的第 3 周来降低乳房敏感度。另外，在检查前 30 分钟服用乙酰氨基酚（比如泰诺）或者非甾体抗炎药（雅维、美林、布洛芬）可能也会有所帮助。

对于普通人进行乳腺 X 线摄影检查的年龄、检查的频率，以及停止检查的时间，美国和国际不同组织的建议之间存在着相互矛盾的说法。对于制定这些方针的委员会来说，全都可以归结为成本—效益分析：我们应该承受多少不利影响（金钱、假阳性、不必要的活检、过度治疗、焦虑）来证明拯救生命是正确的呢？举个例子，美国预防服务工作组在调查这个问题时问道："用 1 339 次的乳腺 X 线摄影来挽救一条生命值得吗？"如果答案是肯定的，那么就从 50 岁开始筛查。"1 904 次呢？"如果认为值得，那么就从 40 岁开始筛查。[31]（顺便一提，他们选择了 50 岁，并建议每隔一年做一次检查，在 74 岁的时候停止。）在一项对乳腺 X 线摄影检查假阳性态度的调查中，大多数女性（她们都经历过假阳性召回）认为用 5 000 次乳腺 X 线摄影检查来挽救一条命是值得的。[32] 研究人员利用计算机模型分析了不同组织给出的各种起始年龄和筛查间隔，结果表明，从 40 岁开始每年接受乳腺 X 线摄影检查使死亡率降低的幅度最大。[33] 至于假阳性，每年接受检查的女性被召回的概率为每 13 年一次，忍受良性活检的概率为每 187 年一次——因此几乎不太可能需要做活检。

考虑到所有的可能，如果你患癌的风险属于正常范围，那么我建议你从 40 岁起就开始每年进行一次乳腺 X 线摄影检查。

⬤ 乳腺超声检查及其适用人群

超声检查的优点是广泛适用、经济实惠、患者耐受性好、没有深度挤压、没有辐射、没有幽闭恐惧，以及检查结果立等可取。我的每间检查室和手术室都有一台超声诊断仪，它就像我神奇的"第三只手"。我手持带有凝胶的扁平探头在乳房表面滑动，探头发出声波，声波会根据细胞构成的不同反映不同程度的组织。对于探测到的东西，超声仪会产生实时的图像，所以只要把探头放在皮肤上几秒钟，我就知道接下来该采取什么行动：是囊肿抽液，对肿块做活检，还是不做处理。我刚刚描述的就是诊断型超声检查的过程，它能当场查看值得关注的区域。如果没有特别需要关注的区域，医生（或者技术人员）便会用探头系统地检查双侧乳房的每个角落，看看是否有问题。筛查可以使用手持式探头，也可以采用全自动乳腺超声，通过机器引导探头进行统一检查。如果你的乳腺密度高或者隆过胸，那么无论选择哪种方式，超声筛查都是必需的。为什么呢？

2016 年，一项研究让 3 231 名乳腺密度较高且二维乳腺 X 线检查结果正常的女性，额外接受了三维层析 X 射线照相组合（上文提到过）和手持超声检查。[34] 结果发现乳腺 X 线常规检查漏诊了 24 例癌症患者：三维层析 X 射线照相组合能鉴定其中的 13 例，而超声检查可以检测其中的 23 例。假阳性的召回率也只有 3.33%，完全可以接受。总而言之，对于每 1 000 名接受乳腺 X 线常规检查的人，如果增加三维检查，就能多发现 4 例癌症，而增加超声检查的话就可以多发现 7.1 例。所以，如果你居住的地区没有三维检查，或者你是癌症的高危人群、乳腺组织密度高或者做过隆胸，那么除了乳腺 X 线摄影常规检查，务必增加超声检查——千万别异想天开地跑到 50 英里外去做三维检查。

● 乳腺磁共振检查及其适用人群

乳腺磁共振成像（简称 MRI）通过静脉注射造影剂和使用磁体来获得乳腺图像。它没有电离辐射。MRI 会审视整个乳腺组织的血流模式，检测血液快速积聚然后流走的区域；由于血管生成（也就是在恶性肿瘤细胞的授意下形成新血管），所以这种现象出现在癌变部位。MRI 基本上不受乳腺密度的影响，所以它非常擅长锁定恶性肿瘤，超过 90% 的时候都能发现，比二维、三维 X 线及超声检查的表现更加优秀（但是不如对比增强能谱 X 线摄影）。[35] 它有什么缺点？它的费用是乳腺 X 线摄影的 8 倍多，而且需要在金属管腔里脸朝下趴上 45 分钟，容易引起幽闭恐惧；一旦 MRI 发现你的身体里存在可疑物，你就还得做额外的测试和活检，花更多的钱，请更多的假，操更多的心——因为 MRI 判断正确的可能性只有 50%。[36] MRI 的召回率是乳腺 X 线摄影的 2 倍，导致不必要的活检数量是 3 倍。[37] 它不是筛查数百万女性的可持续方法。尽管如此，MRI 还是拥有一席之地，那是为什么呢？

MRI 有助于计划癌症手术，因为它能提供已知恶性肿瘤的更多信息，还有一定的概率发现其他癌症（在患病一侧乳房中查到的可能性为 14%，另一侧乳房为 4%）。[38] 但是，MRI 会延迟手术，增加乳腺切除率，而且没有证据表明这样能改善治疗效果，因此常规术前使用 MRI 弊多利少。[39] 只有在寻找某些特定的对象时，才会使用诊断性 MRI，例如：

（1）浸润性小叶癌（其他成像检查无法看得到的亚型，大小通常会被低估）患者的其他疾病；

（2）极其致密的乳腺组织中的恶性肿瘤；

（3）手术前恶性肿瘤对化疗的反应；

（4）X 线和超声检查正常，但是淋巴结上有癌细胞的患者的原发癌位置；

（5）佩吉特氏病（乳头的恶性肿瘤）的肿块；

（6）隆胸填塞物破裂。[40]除此之外，诊断性 MRI 仍然存在争议。

我们建议下列群体选择 MRI 筛查：

（1）考虑家族病史和个人因素，基于计算机模型得出终生风险超过 20% 的人；

（2）30 岁以前做过胸壁放疗；

（3）未经遗传测试，BRCA、利弗劳梅尼综合征和多发性错构瘤综合征基因携带者的一级亲属；

（4）突变基因携带者，接受筛查的年龄应至少要比家族中确诊癌症时的最小年龄早 10 年：BRCA 携带者（从 25 岁开始）、利弗劳梅尼综合征（20～29 岁）、多发性错构瘤综合征（30～35 岁）、ATM 基因携带者（40 岁）、CDH1（30 岁）、CHEK2（40 岁）、PALB2（30 岁）、STK11（30 岁）。[41]

激素的波动会导致造影剂流进致密或者纤维囊性组织中，所以为了减少假阳性，MRI 检查时间应放在月经周期的第 7～10 天（第 1 天是月经来的那天），或者在扫描前 3 周停止激素替代疗法。如果你选择了 MRI，那么每年就不必再做超声检查，因为既然有了乳腺 X 线和 MRI 的筛查组合，再接受超声检查就有些多余了。[42] 有的女性由于体内存在金属装置、患有幽闭恐惧症、病态性肥胖、对造影剂中的钆有所顾虑等，接受 MRI 检查可能会比较危险，也有的是因为没有条件接受 MRI 检查。对于这类人群，对比增强能谱 X 线摄影（见上文）提供了类似的检查方法。[43] 我希望你能确保使用最安全的造影剂——大环钆。据说它比其他钆溶液在脑部的积聚更少，美国食品和药品监督管理局对此类健康风险的研究目前尚不清楚。[44]

🔵 红外热成像具备参考价值吗？

在当今科技时代，红外热成像再一次走进人们的视线。一台具有红外技术的相机能识别皮肤温度的变化，像藏宝图一样指引我们发现"宝岛"——血流量和新陈代谢活动增加的部位，说明那里存在一个潜在的血管生成肿瘤。在加热模式下，你的乳房会呈现迷幻的旋涡图像，不同颜色代表不同程度的放热。我看过无数张这样的高温旋涡图，从来都不觉得它们能与其他成像结果相提并论。美国食品和药品监督管理局批准使用红外热成像，但是并不要求热成像图具备什么参考价值。目前没有相关的随机可控试验评估红外热成像对乳腺癌检测或死亡率的影响。在有具体结果之前，我不建议选择红外热成像。

● 活检一点儿都不疼

我们利用乳房自检、临床乳腺检查、乳腺 X 线摄影、超声检查或者磁共振检查发现了可疑情况之后，接下来该怎么办？医生坐在那儿猜一整天都猜不完发现的到底是什么，唯一的方法就是从你身体里取出一小块，放到显微镜下观察，才能得到确切的结果。经皮（穿过皮肤）穿刺活检利用实时成像来确保针进入目标采样时的准确度和精确度。如果使用超声引导能更容易一些，然而有时可疑区域只有乳腺 X 线摄影和 MRI 才看得到，就需要用这两种方法来引导穿刺过程。没有人喜欢乳房被夹住固定在那儿做 X 线引导的活检，或者趴在 MRI 的管腔里让乳房垂过台子，但放射科和外科医生通过活检诊断乳腺病变几乎不会留疤，而且如果你时间紧的话，当天就可以出院。

微创乳腺活检有两种类型：细针抽吸和粗针穿刺活检。不管采取哪种活检方法，都要在显微镜下分析所提取的组织样本，然后与成像结果进行比较，判断是否一致。"不一致性"是说病理报告上写的是"良性"，但是临床或者成像结果认为"疑似恶性"。出现不一致就需要采用不同类型的针或者手术切除来重新进行活检。

"一致性"意味着病理报告和成像符合预期，也就是要么确诊患癌，要么没有。而目标区域越可疑，需要接受粗针穿刺活检的可能性就越大。

细针抽吸活检可以使充满液体的良性囊肿快速萎陷，也可以诊断固体病变。医生会将一根与注射器相连的细针穿过皮肤进入目标，从肿块中抽取成千上万的细胞，然后送去病理科做细胞分析，即细胞学检查。一份针对 31 340 例细针抽吸活检的回顾表明，当存在恶性肿瘤时，细针抽吸活检正确诊断癌症的能力为 65%～98%，这取决于做细针活检医生的技术和病理学家的分析能力。[45] 细针抽吸活检研究的是单个细胞，它们脱离了四周紧邻的细胞环境，即便是良性，看上去也会显得可疑。在这种情况下，或者细胞数量太少的话，我们通常会改用粗针穿刺活检（或者一开始就用粗针，特别是当病变看上去很像恶性肿瘤的时候）。

粗针穿刺活检获取的是米粒大小的组织样本，因此和细针活检不同，样本包含成片的细胞，精确诊断的可能性高达 95%～99%。[46] 麻醉过后，医生将针插入肿块，从目标上取下一小块，最好使用超声引导穿刺，而使用乳腺 X 线引导的活检被称为立体定向的穿刺活检。如果 MRI 检测到 X 线和超声都无法发现的病变，就实施 MRI 引导的穿刺活检。

做过细针抽吸和粗针穿刺活检的女性或许担心这样会造成癌细胞的扩散，那么我们就来看一看事实到底如何。我的儿子塞巴斯蒂安在嘴角沾着巧克力屑出现在大家面前时，所有人都知道他吃了巧克力，很可能还是偷吃的。同样，在从肿块中取出活检针的时候，我们有可能把曾经在肿块内部的细胞带到肿块之外的区域。这样一来，沿着活检针出入的轨迹就会沾上细胞，理论上会导致肿瘤细胞的"种子"藏匿于邻近的组织和皮肤中。如果活检结果为良性（超过 80% 都是良性），那么就算沾上细胞也无所谓。但是，一旦被证实是恶性的，那么轨迹上的细胞无异于又是整整一团"巧克力"。

10 篇论文研究了肿瘤播种的可能性，对 3 643 名穿刺活检的女性进行了跟踪位点分析。[47] 研究得出结论，活检时连带出来的癌细胞很少会扩散形成新的恶性肿瘤，这种小概率事件对患者几乎没有直接影响。尽管沿着轨迹会有癌症复发的可能，但这种情况非常少见且可以治愈。事实上大约有 1/3 的时候都会出现"种子"细胞，[48] 但是由于它们与血液供应分离，所以即使在轨迹上生长，也无法存活。即便零星掉队的家伙负隅顽抗，其中绝大多数（如果不是全部的话）也会在随后的手术中被切除，或者在放疗的时候被消灭，又或者在抗雌激素的作用下饿死。我会想方设法来擦掉你"脸上的巧克力"，绝不允许你挂着它走来走去！

得知不用在意轨迹上的细胞之后，患者们又把焦虑的目光移向另一件事：担心癌细胞会进入淋巴结或者血液之中。活检直接造成肿瘤细胞扩散出乳腺组织的情况是极其罕见的：奥地利的一项研究对 1 890 名接受了前哨淋巴结活检手术的乳腺癌患者进行了评估，最终认为术前乳腺活检并不会人为引起肿瘤细胞向淋巴结的扩散。[49] 相对地，另外的报告称，细针抽吸和粗针穿刺活检可以将癌细胞转移到附近的淋巴结或者血管中，但是这对细胞行为有怎样的影响，目前尚不清楚，也没有研究表明会导致生存率下降。[50] 另外，既然浸润性乳腺癌能不断地将数百万恶性细胞输送到血液之中，那么被针戳一下其实是不会增加生存风险的。[51]

尽管我信誓旦旦地说了这么多，但还是会有人草率地拒绝："我不想做活检，我只想把它弄出去。"我尊重这样的选择，但是比起直接开刀，穿刺活检具有很多优势：

（1）良性结果通常可以避免手术，而你的肿块八成以上是良性的。

（2）美国每年都要进行 160 万次乳腺活检。[52] 想象一下，如果换成 160 万台手术，而且大部分结果都是良性的，完全没必要开刀，那得有多少人向我们提出抗议。

（3）避免手术意味着避免麻醉、留疤、手术疼痛、感染、血肿、可能的乳房变形、误工或者其他责任，也能减少前来照顾你的人的不便，还节省了从住院、麻醉，到手术、病理分析等一系列的巨额费用。2008 年的一项研究表明，事实上仅在佛罗里达州，高达 30% 的开放式活检手术率会导致每年 11 270 万美元的医疗费用。[53] 如果我们将这个数据推算到全世界，那么减少不必要的开放式活检手术，每年就能省下数万亿美元。

（4）如果开放式活检手术鉴定为恶性肿瘤，那么我们可能还得再次手术来清除边缘上的癌细胞，并检查淋巴结。第（3）条的优势又体现出来了吧？

（5）开放式活检造成血肿（手术部位出血）的可能性是穿刺活检的 20～100 倍。[54]

（6）开放式活检手术的感染风险是穿刺活检的 38～63 倍。[55]

（7）如果穿刺活检诊断为恶性肿瘤，那么我们有把握在手术之前，制订一个完整的、个性化的治疗方案。

以 52 岁的律师伊丽莎白为例，有一天，她带着疑似固体肿块的超声检查结果来找我。我认为这似乎是一个复杂性囊肿，不是固体肿块。我告诉了她我的想法，并建议她做一个细针抽吸活检。她反对："如果是恶性的怎么办？你会把癌细胞弄到我的身体里！你还是动手术把它取出来吧。"在我看来，原本 10 秒钟的无疤操作就能让整个故事以完美的囊肿结局落幕。需要澄清的是，之前她的放射科医生认为那是可疑肿块，所以本着负责的态度，我认为应该采集样本进行分析（也就是说，它不一定是良性囊肿）。医疗的艺术不是"我行我素或者言听计从"，而是需要双方你来我往的协商。所以，我们还是做了手术，而最终的病理结果就是"良性乳腺组织囊肿"。

良性肿块临床名称一览

既然你知道了我们定位和判断肿块的方法，那么就来了解一下真正的诊断结果吧。乳房把每个人都弄糊涂了，大量的错误信息更是增加了不确定性。我要澄清一些事实。

● 乳房疼痛也许是最好的"警报"

一种错误的说法是："肿块疼是个好兆头，因为恶性肿瘤从来不疼。"事实上，疼痛可以说是确定乳腺癌的唯一症状。我真希望所有的乳腺癌都会痛，那样我们就能在早期发现更多的肿瘤，不必过分依赖那些存在缺陷的筛查。对于在整个月经周期疼痛持续不消的部位要特别留意。[56]美国和英国的研究报告称，在2%～7%的患者中，乳房疼痛是恶性肿瘤潜在的次要表现；澳大利亚医生从业指南警告说，10%的癌症会伪装成疼痛。[57]如果让女性来写"我是如何发现自己患上乳腺癌的"，那么疼痛会排在第3位（6%的患者），排名第1的是"明显的肿块"（83%），紧随其后的是"乳头变化"（7%）。[58]当疼痛伴随其他症状出现时，比如明显的肿块或者乳头血性溢液，那么乳腺癌的发病风险会显著升高。[59]我们发现，在相对落后的国家，疼痛与癌症的相关性要更高一些，因为大多数女性已经处于疾病晚期，肿瘤长得很大了。尼日利亚的一家诊所报告称，23.1%的患者乳房疼痛，其中74.3%都是癌症。[60]如果你的乳房持续疼痛，特别是局部、反复发作的点，或者伴随有乳房肿块、乳头血性溢液或者红肿，那么就要赶紧看医生。

如果说只有不到10%的乳房疼痛是由乳腺癌引起的，那么与之相对的数字——90%的乳房疼痛（仅为唯一症状时）是由良性病变造成的——应该会给69%经历过乳房疼痛的绝经女性带来安慰。[61]事实上，一项针对2 400名女性进行的为期10年的追踪研究发现，乳腺疼痛或者乳房疼痛占所有与乳腺相关就诊的 47%。[62]2/3 的乳房疼痛具有周期性，即女性月经周期的激素变化导致月经前几天和排卵中期出现乳腺组织肿胀和疼痛。[63] 剩下 1/3 的乳房疼痛是非周期性的，可能持续不断或者间歇性发作，与多种潜在因素有关：口服避孕药、激素替代疗法、精神压力、胸壁肌肉拉伤（肋间神经炎）、骨痛（肋软骨炎）、体重增加、胸罩佩戴不当、乳腺炎症或者囊肿等良性病变。[64]

临床检查和成像结果证实乳房触痛区域没有大碍之后，大多数患者提着的心总算放了下来，通常她们也不打算采取特定的缓解方法。[65] 但是也有人经常问："我怎么才能消除疼痛？"坦白地说，下面我列出的非药理学的简单镇痛措施虽然缺乏确凿的科学调查，但是它们在临床实践中往往能够缓解乳房疼痛，一些研究也支持使用它们。这些方法相对安全，而且经济实惠。如果乳房疼痛着实令你困扰的话，我建议你不妨尝试一下，可以从排在最前面的两个开始：月见草油和维生素 E。如果出现罕见的剧痛等症状，请转诊咨询乳腺专家，他会重新考虑采用处方药和手术来缓解乳房疼痛。

如何缓解乳房疼痛

缓解措施	方法与用量	疗效
月见草油	每日两次，每次 1 500 毫克，持续 6 个月（避免怀孕、哺乳，或者服用抗痉挛药物）	次亚麻油酸能够恢复组织中的脂肪酸平衡，降低神经敏感性[66]
维生素 E	每日一次，1 200 国际单位	消炎作用；与月见草油一起使用，可协同增效[67]
圣洁莓	每日两次，每次 3 毫克干浸膏	与阿片受体、组胺受体和雌激素受体结合[68]
大豆食品：豆腐、毛豆、豆豉	每日 1～2 份（1/2 杯）	减少月经中期激素波动，[69] 降低雌激素水平[70]

缓解措施	方法与用量	疗效
低脂肪饮食	食用水果、蔬菜、纤维和谷物	降低雌激素水平，[71] 降低乳腺 X 线摄影检查时的乳腺密度 [72]
减少咖啡因的摄入	尽量减少咖啡、茶、软饮料和巧克力的摄入	限制甲基黄嘌呤的摄入量有助于缓解纤维囊性结节 [73]
限制钠 / 盐的摄入量	在月经前两周（黄体期），每日 1 500 毫克或更少（3/4 茶匙）	减少乳腺组织中的液体潴留 [74]
放松一下	尝试肌肉放松、针灸、瑜伽或者正念冥想	乳房疼痛可以通过减轻焦虑紧张来缓解 [75]
佩戴合适的、支托型的胸罩	日常生活和运动时佩戴	减少神经压迫，改善支托方式，运动时能缓和胸部晃动 [76]
运动	走路、跑步、骑车、游泳、远足，参加体育项目	大脑中的内啡肽碰撞阿片受体，减少慢性疼痛的感觉 [77]
局部非甾体抗炎药，例如扶他林、三乙醇胺乳膏和 Capzacin-HP	根据需要涂抹于疼痛部位	消炎 [78]

● 如何鉴别乳头溢液

　　让我们花点儿时间讲讲溢液，因为我见过很多患者都有这样的症状。在接诊室里，我能从超过 50% 的乳头中挤出液体来，这很常见。[79] 只要溢液仅在你挤压乳头周围的时候出现，就可以忽略它（除了出血、红色、棕色或者像水一样透明的情况）。溢液可以是黏稠的，也可以稀薄如水。颜色可能是琥珀色、黄色、绿色、蓝色、灰色、白色和黑色。溢液的颜色不同是由挤压的力度和不同良性病变引起的，如囊肿、激素失调、纤维囊性变化和乳腺导管扩张（乳管炎症引起的扩张和扭曲）。[80] 在这些情况下产生的溢液是从乳头表面上多个乳管开口排出来的，通常两侧乳房都会有。如果你不喜欢有溢液排出，那就不要挤压乳房。即使你从来没有怀孕，乳腺导管也天生存有少量液体，所以你挤也挤不干净，它还会重新续上。有时，这些液体会失去大部分水分，堵塞乳头导管的末端，这时乳头表面看上去就有一个白色的小点。当你挤压的时候，它就会凸出来。我见过很多女性在面对这些黏糊糊的东西时惊慌失措，所以或许听完我的解释，你就不会去看医生了。

然而，如果溢液是自动流出来的，那就另当别论了。这说明乳管内有东西将液体挤了出来，尽管这种东西有一定的概率是恶性肿瘤，但它更有可能是乳头状瘤（第 6 章的标志物病变之一）、感染、脓肿、乳腺炎、乳腺损伤或创伤反应、药物、草药或者大麻作用的结果、激素失调、内分泌紊乱或者其他一些良性疾病。[81] 分析溢液的成分，采取合适的成像研究甚至乳腺活检，都可以帮助我们做出明确的诊断。

你的乳房有溢液吗？

溢液出现下列症状，要及时就医：

- 自然溢出，染脏胸罩、睡衣，或者能看到有液体从乳头滴出
- 清澈如水
- 颜色呈现血色、粉红、红色或者棕色；如果是由恶性肿瘤引起的颜色变化，通常也会存在肿块[82]
- 任何颜色且伴随乳房疼痛或者肿块
- 乳头外观改变，出现回缩、内陷、皮肤增厚、鳞状、破裂或者皮肤瘙痒
- 男性——任何乳管、任何颜色，挤压或者不挤压都出现溢液
- 两个乳头流出大量乳白色的溢液，但是你并没有生育计划，这可能是脑垂体中出现非恶性脑瘤的一种症状，被称为泌乳素瘤，可以通过血液激素水平和脑部扫描进行确诊，用药物或手术进行治疗

如果你感觉到乳房有明显的肿块，那么可能马上就会联想到最糟糕的结局。但是对于 40 岁以下的女性，95% 的肿块都不是恶性的，[83] 而且在任何年龄对肿块进行活检的女性中，超过 80% 都被证实为良性。[84] 那么年轻女性什么时候应该考虑看医生呢？你要先对乳房有一个大致的了解（见第 1 章的乳房自检）。然后，如果肿块在整个月经周期一直都在，摸起来粗糙坚硬、没有痛感，而且混在周围组织中，边缘形状不清晰，或者在对侧乳房的同一位置没有相应的肿块，那么就要赶紧找医生做检查。即便如此，它呈良性的可能性还是很大，而且一些良性肿块甚至会自行消失（但是一定要让医生检查过再说）。

● 良性肿块临床名称一览

医生在与你交谈时，可能会提到肿块、团块、病变、肿瘤、异常新生物和交替生长等术语——这其中没有一个词能代表癌症。事实上，这些术语同时适用于良性和恶性肿块。接下来，我将全面地介绍非恶性肿块，你可能从医生那里有所耳闻，或者在放射或病理报告中见过它们。

囊肿：囊肿是最常被诊断出的乳房肿块，多见于 35～50 岁的女性。[85] 这些良性的、充满液体的囊泡可能从堵塞的乳管中发展而来。它们通常摸起来圆圆的、有点儿软，就像一个装水的小气球，但也可能会非常坚硬。乳腺囊肿是哺乳期女性出现的一种充满乳汁的囊肿。囊肿可能单个出现，也可能数量众多、间隔开来或者积聚在一起，小到肉眼无法观察，大到超过 10 厘米。它们通常会随着你的月经周期反复，在月经到来时变得更大、更软，然后在几天之后恢复原状。超声检查可以轻而易举地识别出它们。一项大型研究发现，65.1% 的绝经前和 39.4% 的绝经后女性都有囊肿，而且其中半数女性的双侧乳房都有。[86] 研究已经证实使用激素替代疗法的女性在绝经前期患上囊肿的风险为 66%，这不奇怪，因为囊肿对激素敏感。

囊肿的自然历程是生长和退化，大约一半囊肿在 1 年内可以完全消失，70% 在 5 年内不复存在。[87] 尽管大多数囊肿会自行消失，但我们仍可以用一根细针在短短几秒内就将其抽吸出来。抽吸囊肿的原因一般为：

（1）患者的请求，通常因为囊肿特别大、特别疼，或者造成皮肤凸起；

（2）囊肿的成像结果呈现"复杂性"，说明它可能是固体，或者在囊液中存在固态的东西。

上述研究发现的 475 例复杂性囊肿有 2 例（0.42%）存在癌变，其他类似的研究结果也基本如此。[88] 良性囊肿的存在不会增加患癌的风险。

纤维囊性变：纤维囊性变是最常见的乳腺疾病，而且摸起来经常很像肿块，至少有一半的女性受此影响。但是，因为纤维囊性变总是忽大忽小，如果突然出现明显摸得到组织的区域，必须通过临床和成像检查来判断到底是不是癌。它们有可能看起来模糊且不清晰，也可能呈现为有序块状；通常会肿大，在排卵期（周期中段）和月经之前变得有触痛感，而且会受到其他因素的影响，例如激素补充剂、压力、咖啡因或者盐的摄入等。单侧或者双侧乳房可能会有间歇性或者持续性的触痛感，可能出现在固定部位或者任何地方。纤维囊性变经常会随着女性进入中年而增加，绝经后会随着雌激素影响的消退而消失（算是它的一个优点）。

纤维腺瘤：由于我们对乳腺小叶（产乳）上的激素刺激知之甚少，小叶有时会变成良性固体肿块，被称为纤维腺瘤。将舌头抵在腮帮子上，隔着脸颊用手揉一揉它，纤维腺瘤摸起来就是这种感觉：像一颗玻璃球或者有弹性的硬橡皮。纤维腺瘤最常见于乳房的外上象限，按压时会从手指下轻轻弹开。它们在生育的年龄阶段会持续存在，在怀孕期或者服用避孕药期间变大，通常在绝经后萎缩。纤维腺瘤一般不会引起疼痛，但是可能会导致月经前几天身体不适。纤维腺瘤在年轻人中相对常见，15～35 岁的女性中 7%～13% 都有。[89]它们在 75%～90% 的时候是单个存在的，而 10%～25% 的时候在单侧或者双侧乳房中呈现为多个肿块。[90] 如果它们在青少年时期出现，就被称作青春期纤维腺瘤，见于半数有乳腺病变的年轻女孩。[91] 它们在 20 岁前服用避孕药的人中更为常见。如果它们一直持续到绝经以后，那么纤维腺瘤就会钙化，在乳腺 X 线摄影上呈现出厚厚的爆米花状外观。

青春期纤维腺瘤只要根据临床检查和超声图像的典型特征基本就可以确诊。此后两年里应该每 6 个月做一次临床和超声检查，确保其没有发生变化。而对于 20 岁以上的女性，确诊的唯一方法就是穿刺活检或者切除后进行分析。但是，在 3 个月（没做活检）或者 6 个月（做过活检）之后重新进行临床和超声检查，同样可以管理好具有良性特征的固体肿块。[92] 大约 50% 的纤维腺瘤会在 15 年内消失，25% 会继续存在，25% 会生长。[93] 已知的纤维腺瘤发展为癌症的概率为 1/50 000～1/10 000 不等。[94] 这样的数字可以让人松口气。

选择切除纤维腺瘤可能是因为局部疼痛、焦虑、影响美观、突然生长或者活检发现癌前细胞。[95] 切除手术会留下一个小而隐蔽的疤痕。[96]

叶状肿瘤：叶状肿瘤有 3 种类型：良性（50%）、交界性（25%）、恶性（25%）。其中 80% 呈现为可触摸的、坚硬的、多变的无痛肿块，20% 无法摸得到的只能通过成像检查确诊。[97] 它们可能出现在任何年龄段，但是最常见于 40 岁出头的女性和患有乳房肥大症（男子女性型乳房）的男性。[98] 良性叶状肿瘤的外观和触感与纤维腺瘤相似，甚至病理学家也不敢保证在活检中一定能区分出这些"表亲"，它们有 25%～30% 的可能性会被误认为是纤维腺瘤。[99] 然而，叶状肿瘤的特点是往往在短时间内长得很大。所以，如果活检报告上写着"无法确定，可能是叶状肿瘤，也可能不是"，或者如果一个所谓的纤维腺瘤在后续检查中快速增长，那么就应该切除它。叶状肿瘤通常会在被切除后的前两年里复发，所以你应该在这段时间内每6个月进行一次临床和成像检查，来确认它们是否再次出现。[100] 良性的叶状肿瘤不会增加将来患癌的风险。交界性和恶性的叶状肿瘤需要广泛性切除，也就是将周围大量正常的乳腺组织一并切掉（有时会连乳房一起切除），但是很少有扩散至乳房以外或者需要化疗的情况。[101]

腺瘤：腺瘤的外观、触感和表现都与纤维腺瘤非常相似，但是它的结缔组织（就是"纤维"的部分）更少。哺乳期腺瘤只发生在怀孕或者哺乳的女性身上，而且母乳喂养一旦停止就会自行消失，同时过度分泌的激素状态也会消除。[102] 管状腺瘤往往见于年纪较轻的女性，而且通常有着紧密堆积的钙化灶。虽然腺瘤可能会由于大小原因需要切除，但是它们没有恶变潜能。一经活检证实无害，你就可以放心地无视它了。[103]

乳头腺瘤：顾名思义，这是在乳头或者乳头下形成的肿块，也被叫作"乳头导管菜花样乳头瘤病"和"侵蚀性腺瘤病"。乳头腺瘤最常见于30～40岁女性，但也不排除男性。即使是良性的，它们也往往会侵入局部组织和细胞，甚至可以在乳头皮肤表面生长，引起皮肤变化和乳头糜烂。乳头腺瘤可能会伴随出血、疼痛等症状，导致医生将其误诊为某种乳头癌症（佩吉特病）。乳头腺瘤被切除大多是因为造成令人不适的症状，以及在其内部或者周围有极小的可能性存在癌细胞。[104]

导管内乳头状瘤：乳头状瘤是良性、固体、疣状肿块，是由乳腺导管中的衬里细胞形成的；一般常见于35～50岁女性，乳头和乳晕下有时摸起来有豌豆大小的肿块。然而大多数乳头状瘤是摸不出来的，需要通过对血性乳头溢液的化验来鉴定，或者通过乳腺成像结果来研究，抑或在做其他活检的时候偶然发现。[105] 非典型、可触知的多个乳头状瘤是标志物病变，我们在第 6 章讨论过，因为有67% 的可能性会升级癌变，所以应该切除。[106] 顺便说一下，由人乳头瘤病毒引起的皮肤和生殖器疣与乳腺乳头状瘤没有任何关系。它们只是由于细胞结构类似，所以名字相近而已。

脂肪坏死：这就是医生说的"死脂肪"，即乳房中形成的圆形、坚硬的球状物。脂肪坏死通常是良性的，但是会在成像检查时冒充恶性肿瘤，所以有时只有穿刺活检才能断定它不过是脂肪而已。[107] 脂肪坏死通常是乳房受到钝挫伤引起的，比如车祸、跌倒，或者仅仅是在搬箱子的时候不小心撞上了它。创伤发生时，你通常会发现皮肤有瘀伤。其他原因还有隆胸的注射物，比如脂肪、[108] 石蜡 [109] 或者硅胶 [110]（顺便说一句，注射硅胶丰胸，通常会形成极其坚硬的球状物，可能并非你想要的样子）；手术，比如肿块切除或者乳房缩小术、[111] 乳房切除后的再造术；[112] 乳腺放射治疗。[113] 如果脂肪液化，就会变成油状，可以用细针轻松地抽吸出来，但是如果它一直是固态，就不必在意，除非对你的日常生活造成影响。

乳腺炎：因为乳头表面有 8～12 个乳腺导管开口，细菌可以顺着它们钻入体内，并在导管深处安营扎寨。哺乳的时候，积聚在堵塞导管中的奶水就成了细菌的免费大餐。乳腺炎从炎症开始，并迅速演变成为细菌感染，同时伴随明显的发红、发热、触痛的乳房肿块、发烧和发冷。进一步恶化之后，肿块会表现为乳房脓肿，也就是形成一包脓液。乳腺炎最常见于哺乳期女性，没有哺乳的女性也不能掉以轻心。后者的发病原因通常是经常吸烟，患有糖尿病、肥胖症、慢性疾病或者免疫系统很差。患有乳腺炎并持续治疗了一段时间的非哺乳期女性必须排除癌症，尤其是炎性乳腺癌（看起来像乳腺感染）。

乳腺炎的治疗手段一般为热敷、服用乙酰氨基酚和布洛芬、乳房按摩，以及抗生素疗法。对肿块的振动疗法可以帮助刺激循环和疏通堵塞——事实上，你可以用背部按摩器或者电动牙刷来完成。乳腺外科医生可以通过抽吸乳腺囊肿（充满乳汁的囊肿）或者炎性囊肿，疏通乳头表面任何堵塞的导管。哺乳的妈妈们应该坚持泵奶和母乳喂养，帮助释放导管堵塞，还可以找哺乳专家来指导最佳的衔乳和哺乳技巧。在哺乳期间，许多抗生素对婴儿都是安全的。

脓肿：乳腺炎进一步恶化就会出现乳腺脓肿，也就是细菌形成的一包脓液，通常可以摸得到，并伴随皮肤发红、发热和局部疼痛。哺乳期的女性可能有 3% ～ 11% 的时候会出现脓肿。[114] 发病的风险因素主要有 30 岁以上、首次分娩、吸烟。非哺乳期女性脓肿相对会更频繁地出现，尤其是下列人群：非洲裔美国人、肥胖症患者或者吸烟者。[115] 治疗手段一般采取抗生素和某种形式的引流：每 2～3 天反复抽吸直到脓肿消失，或者由外科医生在接诊室或者手术台上开刀取出。[116]

肉芽肿性乳腺炎：这是一种罕见的、良性的乳腺发炎，表现为乳房中有可触摸的坚硬肿块，可能伴随（或者不伴随）其他症状，例如乳头溢液、乳头回缩、疼痛、皮肤发炎、皮肤溃疡、脓肿形成和淋巴结肿大。虽然是良性的，但是除非做活检进行确诊，否则它与恶性肿瘤或者脓肿难以区分。[117] 肉芽肿性乳腺炎可以由多种情况引发——结核病、结节病（见下文）、糖尿病，或者对隆胸注射异物的反应，比如硅胶（我警告过你）。[118] 在没有明确病因时，这种情况又被叫作特发性肉芽肿性乳腺炎，并且会在平均 9～12 个月后自行消退。[119] 不要尝试切除、服用类固醇或者其他药物，因为这样会导致肉芽肿性乳腺炎的伤口愈合不良，容易反复发炎。[120] 肉芽肿性乳腺炎不会增加患癌风险。

糖尿病性乳腺病：糖尿病性乳腺病又名淋巴细胞性乳腺炎或

者淋巴细胞性乳腺病，在所有良性乳腺疾病中占比不到 1%，见于 0.6%～13% 长期患有 1 型糖尿病的绝经期前女性。[121] 糖尿病性乳腺病通常表现为，单侧或双侧乳房中出现单个或者多个坚硬、活动、可触摸的无痛肿块。[122] 活检可以证实诊断结果，而且无须治疗，也不会增加后续乳腺癌发病风险。

脂肪瘤：乳腺脂肪瘤在全身各处的呈现方式都一样：半柔软、非触痛的成熟脂肪细胞团组织在一起，外覆一层薄薄的膜。如果不确定的话，穿刺活检或许可以证实诊断结果，但是病理医生通常只会在报告上记录"成熟脂肪细胞"（其实就是脂肪），而不是写脂肪瘤。如果脂肪瘤生长过快，引发疼痛或者其他困扰你的症状，那么可以选择切除。它不会增加后续患乳腺癌的风险。

错构瘤：它们是乳腺中正常组织组成的良性病变，但是细胞生长紊乱。病理医生或许会把它们称作纤维腺脂肪瘤、脂肪纤维瘤或者腺脂瘤。[123] 它们通常为柔软、离散的无痛肿块，外覆一层膜，有可能会长得很大。由于其内部细胞不具有明显特征（看起来就像乳腺中的正常细胞，即导管、小叶、脂肪、结缔组织），所以必须通过完全切除才能确诊。虽然错构瘤中很少出现恶性肿瘤，但我们一般都会选择将其切除。[124]

假血管瘤样间质增生：这个名字有点儿长，念着有些拗口，我之后会简单将它称为 PASH。显微镜下的 PASH 组织几乎没有缝隙，看上去像血管，但其实并不是，因此被叫作假血管瘤样——意思就是假性血管外观。由于这一假象，穿刺活检有时会把 PASH 误认为是由血管内壁产生的恶性肿瘤，也就是血管肉瘤（出现这种情况时，你应该再听取一下其他人对载片结果的看法）。[125] PASH 最常见于 50 岁左右围绝经期的女性，男性也有。虽然大多数都是在活检中偶然发现的，但是 PASH 也会在 30%～44% 的时候表现为可触知、非触痛的皮肤增厚。[126] 乳腺 X 线摄影和超声检查的成像结果经常显示为一个明确的固体肿块，看上去像纤维腺瘤，有时又像恶性肿瘤。[127] 只要成像结果不可疑且经过穿刺活检证实为 PASH，就可以排除手术切除的必要。[128] 患有 PASH 的女性似乎不太可能发展成为乳腺癌。[129]

结节病：结节病是一种慢性的非癌变炎症疾病，最常影响的是肺部，很少仅原生于乳腺。结节病表现为一种坚硬的肿块，与恶性肿瘤相似，成像结果同样显示为可疑的针状肿块。活检可以证实诊断结果，而且一旦确诊，就没有必要切除。[130] 结节病最常见于30～49 岁的女性。[131] 它不会增加后续乳腺癌的患病风险。

乳房情况多

上面这一系列冗长的肿块清单着实令人不悦，可是只要确诊乳房里出现的不是癌，想必你还是会欣然接受它们的。在下一章，我们将直面癌症，这意味着我们要战胜它，摆脱它的阴影，为人生注入新的目标和快乐！

第 9 章

直面癌症：治疗手段详解

不论你的医生乐观积极还是严肃认真，与你当面交谈还是电话通知，也不论你天生自信还是胆小怕事——"你得的是乳腺癌"这句话都会是一个不小的打击。万一这件事发生在你身上，我希望可以帮助你，让你的抗癌之旅尽可能地富有成效。

首先，深吸一口气，在呼气的时候告诉自己"我会活下去"。这是一句神奇的咒语，要每时每刻、每一天都深信它。这句话不仅仅是自我安慰，更是毋庸置疑的事实。大多数乳腺癌患者都活下去了，凭什么你不行呢？我并不是小看了从确诊到痊愈所需的意志力和忍耐力，但是你必须充满战胜癌症的信心。你会加入一个大家庭（真的，一个你之前从不需要的），成员有外科医生、整形医生（根据需要）、肿瘤内科医生、放射肿瘤医生，最好还有中医、营养师、理疗师、后援团和心理医生（根据需要）来确保你彻底地康复。你制订好计划准备果断行动时，便会想要收集一些重要的资料：成像报告（乳腺 X 线摄影、超声、乳腺磁共振、PET/CT、骨扫描、脑磁共振）、刻录有成像结果的光盘、病理报告、每位医生的会诊笔记、手术报告、特殊的研究报告（例如基因测试、基因检测、基因复发评分、乳腺癌复发指数）、放疗结果、化疗结果和实验室结果——不过很快，这个装满资料的活页夹就可以被束之高阁了，而你也该忙着去拥抱新的生活。

我们来谈谈从现在起到康复那天你会经历什么。本章解释了什么是乳腺癌以及我们采用的所有治疗方法——也是治愈方法。我想通过教育科普为你注入信心和希望，让我们携手，确保你能得到应有的关怀和照顾。所以，读下去，活下去！

一旦诊断结果……

乳腺癌各阶段的变化就好比天气。导管原位癌 0 期不需要化疗，如同"阳光彩虹"一样平静，而刚从乳房切除术中恢复的 ⅡA 期就像"阴雨连绵"的日子，即便如此，它也无法想象刚刚进入等待宣判行列的Ⅳ期周围呼啸的"暴风雪"。你第一次拿到诊断结果，肯定会下意识地四处收集乳腺癌方面的信息，拼命让自己感到一切还在掌握之中。但千万不要盲目悲观，反之亦然。只有对症下药，才能有效地解决问题。

当你试图了解那些令人沮丧的信息时，你就会从尽可能多的来源收集尽可能多的细节，这是很正常的。但是我要提醒你，在了解更多癌症分期的知识，和医生一起制订抗癌计划之前，不要过分依赖网上的搜索结果。陌生人留言板上骇人听闻的故事未必与你的癌症有关，却有可能让你从一开始就打退堂鼓。无论如何，忠于自己的个性，赋予自己力量，遵守这条原则能让你在做决定的时候头脑更加清楚。你要知道，就算有人"好心好意"地给你讲黛安娜婶婶的朋友的女儿充满坎坷的故事也没什么用处。（我最喜欢的一张问候卡片上写着："如果生活递给你柠檬，那么我绝对不会告诉你，我表哥的朋友死于柠檬的故事。"）你应当尽量减少外界的干扰，在整个过程中保持冷静，可以这么说——你要做的就是从最有见识和经验的人那里获得准确的信息、希望和鼓励，准备好有勇有谋地行动。

在将诊断结果告知家人时，你要慎重地考虑方式方法，顾及孩子和年迈父母的感受。关于家人对待不确定性的方式、对你的依赖程度，以及在面对困境时表现出的成熟度，你应该是最了解的。通常，如果不需要家人帮你拿主意的话，最明智的做法就是确定治疗策略后再告诉他们。这样一来，在拿到最终诊断结果之前，不必连累家人一起陷入病理检查和身体扫描的焦急等待中。我的患者常说，等待和不知情是最糟糕的。所以，如果你能让他人免除这份煎熬（并且避免让他们的恐惧反过来影响你），那当然更好了。最好选择恰当的语言将你的情况真实委婉地表达出来，尤其是对于有孩子的家庭，我认为甚至可以等到手术过后再说出真相。另外，我建议对孩子应该直接使用"癌症"这个词，因为吞吞吐吐甚至隐瞒病情，都会让人感到更加不安。孩子们总有一天会明白，所以最好由你来跟他们讲清楚。眼下从你这里获得真相，会增加他们在日后内心感受到的透明度和信任感。或许你可以对 6 岁的孩子这么说："妈妈的乳房病了，是乳腺癌。但是它只发生在很小的一个部位，而且已经不见了。还记得你打过让你不再得水痘的预防针吗？现在我只要吃点儿药，癌症就不会回来了。医生说，我们可以活得很久、很健康，所以不要担心。我还会一直陪着你，喊你打扫房间，多吃蔬菜！"

乳腺癌的发展阶段

我们之所以会"谈癌色变"，在很大程度上是因为癌症一直躲在一层看不透的面纱后面。但是，一旦你明白了正常细胞癌变的生理进程，就能看穿它的真面目——一个需要从你身体里去除的组织上的小问题。掀开面纱后，癌症似乎不那么可怕了。我们先不要杞人忧天，好不好？

我们在第1章讲过，乳房中产奶的小叶和细细的导管一起向乳头输送奶水。8～12根导管最终在乳头表面开口。导管粗细不均，在小叶处是1毫米（小叶平均为3毫米），而在乳头附近是5～8毫米。大约75%的乳腺癌都原发自内部面条粗细的导管，10%源自小叶，15%涉及不太常见的亚型。这些亚型通常也始于导管，但是由于特征明显，所以被赋予了一些很形象的名字，比如黏液的或者管状的，但其实都是乳腺癌。[1]

假设将其中一根正常的乳腺导管切开，从横截面向内看去（或者对于小叶癌，将小叶切下薄片，像小碗一样，仔细观察它）。如果它是正常的，你会发现里面排列着单层细胞，看起来一致有序，一个紧挨着一个，就像下图中左1所示。

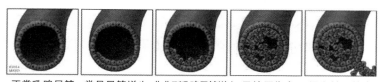

正常乳腺导管　常见导管增生　非典型乳腺导管增生　导管原位癌　浸润性导管癌

当某些因素（突变、雌激素、IGF-1等）刺激这些细胞增殖时，它们就会形成排列有序的第2层，我们称之为常见导管增生（简称UDH）——图中的左2。就像皮肤会长雀斑一样，UDH不是黑色素瘤，不需要切除，不过是老化的一部分。但是，当这些UDH细胞变得杂乱无章，不受控制或者无序生长，产生多层并且改变形状时，就被称为非典型。非典型乳腺导管增生（简称ADH）见图中左3，在确诊后需要切除。我们在第6章介绍过，ADH属于标志物病变。

最后，如果足够多的非典型细胞侵占了导管的剩余空间，并且向外扩张超过 2 毫米，或者如果两根相邻导管都出现 ADH，那么病理医生就会将其视为乳腺癌。[2]

乳腺癌最早期的形式是导管原位癌（简称 DCIS）——图中左 4，每 33 名女性中会有 1 例确诊。如果不接受治疗，36% 的 DCIS 最终会突破导管壁，浸润周围的乳腺组织。[3]也就是说，64% 的 DCIS 会原地不动伴随你的余生，而且不会造成任何伤害。问题是，虽然我们曾经尝试寻找到底是哪 1/3 的 DCIS 会发生浸润（患者年龄、肿瘤等级和大小等），可是几乎所有的 DCIS 都表现出相同的浸润倾向。[4]所以我们不得不承认，2/3 患 DCIS 的女性被过度治疗了。[5]如果 1 毫米或者不到 1 毫米的癌细胞突破导管壁，那么这种 DCIS 就被称作微小浸润。

超过 1 毫米大小的细胞团突破导管壁就被称为浸润性导管癌（简称 IDC）。同样地，小叶中的恶性肿瘤也是这样恶化成了浸润性小叶癌（简称 ILC）。"浸润"这个让人浑身不舒服的字眼简单来说，是指曾经在完好无损的导管内部的细胞，现在直接到了导管壁另一侧，但是还在原来的乳房里。虽然我们老说"浸润"，可事实上无法得知此时癌细胞是否已经浸润到了别处，比如淋巴结或者肝脏。病理医生在活检时只能看到肿瘤中的一小片组织，无法断定癌细胞是否已经扩散到了乳腺之外。浸润性癌症（IDC/ILC）有可能进入淋巴或者血液，并随之前往其他器官（肿瘤转移），但是在确诊时，只有 5% 的癌症是通过淋巴结转移到其他器官（像肺或者骨骼）的。

既然提到了导管癌，那我再简单说说浸润性小叶癌。ILC 往往会像排成一列休息的孩子一样，依次单行浸润乳腺。这种浸润方式在成像或者临床检查时不容易被发现，直到它最终占据足够大的空间才能被识别出来。这也是为什么确诊的时候 ILC 的肿瘤往往比 IDC 大得多。[6]尽管如此，由于更温和的生物特性，ILC 在各个阶段都具有比 IDC 同等甚至更高的生存率。[7]另外，IDC 和 ILC 的治疗方式是完全相同的。

一个值得提及的狡猾亚型是炎性乳腺癌。这类肿瘤通常没有肿块，最初迹象就是突然的肿胀、发红、乳房疼痛、皮肤增厚，坑坑洼洼的，看起来像橘皮。它很有可能会被误认为是乳腺感染，所以如果抗生素在几天里不能完全根除它，就要赶紧去找乳腺外科医生，因为炎性乳腺癌的治疗一定要趁早。

从第一行教你看活检报告

既然我们对正常细胞如何恶变为异常细胞，以及它们如何填满导管或者小叶，然后突破导管壁（也就是浸润）有了一个基本的了解，那么接下来就要探究一些本质细节。活检病理报告揭示了许多癌症固有的生理特性，而且这些信息有助于指导治疗的方案。病理报告定义了癌症的类型和级别，以及是否出现在乳腺组织的血管中，还提供了 4 种生物学标志物的特征，这些我们稍后会加以说明。然后，肿瘤会被归进某个分子亚型，医生便据此来制订治疗方案。

右侧乳房 11 点钟距乳头 4 厘米（活检）

» 浸润性导管癌
    » 修正的布卢姆 - 理查森组织学 II 级（最高是 III 级），总分：6/9
        • 核级别：2（最高是 3）
        • 小管形成：3（最高是 3）
        • 有丝分裂指数：1（最高是 3）
    » 未发现淋巴血管侵犯

我们从第一行开始看：医生从他们的位置来审视你的乳房，并像看钟表一样记录值得注意的区域。所以，报告上的"右侧乳房 11 点钟距乳头 4 厘米"就是指这个肿块位于右侧乳房的外上象限。"最糟糕"的消息往往写在病理报告的开头，也就是这里的"浸润性导管癌"。接着，我们来看分级：分级比较了癌细胞和正常细胞的特征，让我们对这些细胞的危险程度有一个更加明确的了解。级别可以被称为 1 级、2 级、3 级；低级、中级、高级；或者高分化、中分化、低分化（其实都是一回事）。1 级看起来和原来的乳腺细胞相似，2 级变化较大，3 级看起来失去控制。病理报告中的"诺丁汉"或者"修正的布卢姆 – 理查森分级"指的是病理医生最终为你定级的依据。重点是等级越高，癌症越严重，但是分级仅仅是我们检测的众多特征之一。

有些病理报告还特别指出是否观察到癌细胞正在朝乳腺血管或者神经发展，这分别被称为淋巴血管侵犯和神经周围侵犯。即使观察到，也并非意味着细胞扩散到了乳腺组织之外，但这是具有攻击性的一种表现。

拿到最初的活检报告大约需要 1 周时间，同时也会获得肿瘤特征（或者生物标志物特征），它会为癌症的生理特性提供重要的依据。下面我们来详细介绍一个肿瘤特征的例子，帮助你解开隐藏其中的奥秘。

浸润性乳腺癌的生物标志物特征

预后标志物	结果（% 阳性）	染色强度	测试结果
雌激素受体	98%	3+	阳性
孕激素受体	79%	2+	阳性
HER2 IHC 测试		2+	意义不明
FISH 测试			阴性
Ki-67 抗原	26%		高

最重要的是，雌激素和孕激素会加剧癌变吗？在理想情况下，我们会看到雌激素受体（简称 ER）和孕激素受体（简称 PR）具有很高的百分比（范围为 0～100%）和很高的染色强度（1～3+，3+最高）。在这个例子中，雌激素促进了 98% 的癌细胞，而孕激素刺激了 79%。一些实验室使用的是奥利德评分，将 ER 和 PR 分为 0～8 个等级，级别越高越好。当体内循环的激素撞击这些受体时，它们会示意癌细胞增殖分裂，所以如果你的 ER 百分比很高，就说明雌激素正在大量刺激癌细胞的生成。记住，即使是绝经后的女性也具有大量雌激素，因为脂肪细胞中的芳香化酶将类固醇转化为雌激素。大量雌激素在 ER 阳性肿瘤周围飞来飞去，虽然听起来感觉不太好，但是我们喜欢这些受体，它们存在于大约 80% 的癌症中。首先，它们攻击性低，通常见于更容易治愈的癌症。[8] 其次，如果雌激素为它们提供能量，那我们可以通过服用抗雌激素药物的内分泌疗法来饿死它们。最后，如果你没有 ER，那么你可能需要将化疗作为治疗方案之一，而且（不幸中的万幸）化疗对大多数 ER 阴性肿瘤非常有效。我们没有严格针对 PR 的治疗手段，但是 PR 越高，癌症的攻击性就越低。

对于浸润性癌症，报告中的肿瘤特征会提到一个负责细胞生长和修复的基因，叫作人表皮生长因子受体 -2（简称 HER2）。在 15% 的癌症中，HER2 都会变得极为兴奋。测试 HER2 的方法有两种：第一种是免疫组织化学（简称 IHC）测试，IHC 结果为 0 或者 1+ 表示 HER2 不存在，结果为 3+ 表示 HER2 存在，意义不明则为 2+。因此在表中显示 "2+" 的情况下，又进行了荧光原位杂交（简称 FISH）测试，通常这样就能够得出确切的结果。HER2 阳性癌症比 HER2 阴性癌症更具攻击性，所以化疗是无法避免的。好消息是如果你曾确诊为 HER2 阳性浸润性癌症，那么靶向治疗（例如赫赛汀和帕妥珠单抗）能够精准地消灭这种亚型，而且非常

乳房健康手册

有效。一旦医治，HER2 阳性实际上就在所有亚型中具有最佳的治疗效果。

　　乳腺癌中攻击性最强的亚型就是三阴性乳腺癌。所谓"三阴性"，是指肿瘤细胞表面缺失了我们刚刚讨论过的 3 种受体：雌激素受体、孕激素受体和 HER2 受体。一般来说，三阴性乳腺癌在所有的亚型中预后最差，但是正如前面提到的，化疗对于 ER 阴性肿瘤十分见效，包括三阴性乳腺癌。事实上我们发现，如果三阴性乳腺癌患者在切除肿瘤之前接受化疗，那么几乎有 30% 的可能性彻底消灭乳腺和淋巴结中所有的癌细胞。[9] 这种情况被称为病理完全缓解或者 pCR。pCR 患者的生存率往往呈现显著提升，和 ER 阳性的亚型差不多。[10] 三阴性乳腺癌患者复发的风险，大部分都落在前 3 年里——如果 5 年后癌症都没有复发的话，那就不必再担心了。[11] 到时候一定要开瓶香槟庆祝一下。

　　肿瘤特征的最后一部分是 Ki-67 抗原。Ki-67 回答了这样一个问题："有多少细胞正在积极分裂？"也就是说，细胞从一个变成两个，而不是处于休眠状态。增殖细胞的百分比为 1%～100%。在理想情况下，比值应该小于 11%，超过 20% 就被认为是"高"（根据实验室不同会有所变化，以自己的报告为准）。数字越低，说明你的癌细胞越懒。我们就喜欢好吃懒做的家伙！但是我们也有办法（不幸中的万幸）更好地对付那些快速增殖的家伙，所以就算你的 Ki-67 值高出天际，也不用害怕。

　　如果在肿块切除或者乳房切除手术中清除了整个肿瘤，那么病理报告还会包含一些额外的信息：最终肿瘤大小，发现肿瘤数量，其他病变如导管原位癌，边缘状态（肿瘤是否落在切除边缘，或者切除下来的组织边缘是否清晰），切除多少淋巴结，以及淋巴结上是否有癌细胞。

21 种亚型，哪些更高危

虽然都叫作乳腺癌，但据我们所知，显微镜下至少可以观察到 21 种独特的亚型。然而细胞的行为比它们的外观更重要。一个连环杀手可以既英俊又友善，但我想知道的是他的企图和能力，而不是样子。分子表达谱可以帮忙：利用刚才介绍过的 4 种生物标志物，医生将肿瘤分成 5 种不同的分子表达谱，每一种都具有独特的遗传性倾向，以不同的方式呈现、响应和重现。分子亚型将 ER 和 PR 的存在与否合并为一种，称之为激素受体（HR 阳性 /HR 阴性），再加上 HER2 蛋白（HER2 阳性 /HER2 阴性）和 Ki-67 的过表达，由此确定下列亚型。

> 管腔 A 型（HR 阳性 /HER2 阴性）：74% 的乳腺癌，多为 ER 阳性，级别低，Ki-67 低，预后较好；使用内分泌疗法，通常无须化疗；与月经初潮早、绝经晚、激素替代疗法和晚育有关。
>
> 管腔 B 型 HER2 阳性（HR 阳性 /HER2 阳性）：也叫"三阳性"，以及**管腔 B 型 HER2 阴性（HR 阳性 /HER2 阴性）**，10% 的乳腺癌，ER 阳性细胞较少，2～3 级，Ki-67 较高；使用内分泌疗法，通常需要化疗，三阳性还要添加抗 HER2 药物；与 18 岁后的体重增加有关。
>
> HER2 过表达型（HR 阴性 /HER2 阳性）：4% 的乳腺癌，级别高，富有攻击性；使用化疗和抗 HER2 药物治疗。
>
> 三阴性（HR 阴性 /HER2 阴性）：12% 的乳腺癌，包括基底样肿瘤，级别高，分裂速率高，如果不进行靶向治疗，生存率较低；使用化疗；哺乳期前不常见，较常见于非洲裔美国人。[12]

对于一些更有利的亚型，比如涉及 0～3 个淋巴结的管腔 B 型（HR 阳性 /HER2 阴性），分子表达谱留给我们的"坏人"形象是很模糊的；我们需要更清楚的"特写"来确定是否需要使用化疗来对付这种癌症。我们通过市场上已有的基因分析测试，包括基因复发评分、基因检测、EndoPredict、PAM50/Prosigna 或乳腺癌复发指数等，来深入了解基因是如何引发特定癌症的。这些测试从癌细胞那里获取了大量生物标志物存在与否的状态——有些存在是好的，有些不是——根据你个人肿瘤中基因的表达情况，将所有信息代入算法之中，最终得出未来 10 年这个坏家伙重新出现在关键部位（比如肺、肝脏、大脑或者骨骼）的可能性。如果复发率很高，那么化疗可以降低风险；但是如果复发率很低的话，化疗就没用武之地了——正好你省得脱发了。[13] 关于化疗的具体内容，后面还会详细介绍。

癌症的 0 期至Ⅳ期是指什么

从 1959 年开始，TNM 分期系统提供了一种国际通用的癌症分期方法，方便医生之间进行肿瘤解剖学和疾病程度的交流：T= 肿瘤大小，N= 淋巴结，M= 转移。由于分期的价值在于预测生存率和指导治疗，所以 2018 年肿瘤的生理特征（分级、ER/PR、HER2）和基因组谱（基因复发评分、基因检测）也被纳入了分期系统。增添这些生理特性和基因数据后，分期系统就比单独的解剖学（TNM 部分）在预后方面更有意义。但是，目前世界上大多数国家无法达到 TNM 分期系统以外的技术，因此新的分期标准在全球推广仍需要一段时间。

没人知道自己能活多久——是否会患上癌症——但有时预测的结果却能安抚人心。有的人宁可不知道自己的预后，也有人想要大概了解未来病情的走势。记住，你不是一个统计数字。生存率百分比反映的是许许多多和你处于相同阶段的女性的结果；只要你愿意，肿瘤医疗团队可以帮你得到一个更加个性化的结果。医生口中的"5

年生存率（简称 5YS）"是指 5 年后患者生存的百分比，但这并不代表你活不过第 6 年！由于治疗手段在不断地发展，所以我们只公布 5YS、10YS、15YS；15YS 表示至少经历了 15 年的治疗，与 5YS 相比，15YS 对你来说更加遥远。下面列出的是解剖学分期（TNM）和相应的 5 年生存率，稍后我们会举例说明，融入基因组信息的最新分期系统是如何颠覆 TNM 分期系统的。不论处于癌症的哪个阶段，你都有生存的希望。

0 期：导管原位癌。癌细胞被困在乳腺导管内，没有扩散能力。小叶原位癌不是癌症，尽管名字里有"癌"。25% 的乳腺癌。5 年生存率为 100%。

IA/IB 期：癌细胞浸润导管壁或者小叶壁，但是总大小低于 2 厘米；细胞没有扩散至淋巴结或者进入体内。48% 的浸润性乳腺癌。5 年生存率为 99%～100%。

IIA/IIB 期：肿瘤超过 2 厘米，还没有扩散至淋巴结或者浸润到胸部肌肉；小于 5 厘米的恶性肿瘤，已经扩散至 1～3 个腋下淋巴结（腋窝处）。34% 的浸润性乳腺癌。5 年生存率为 93%。

IIIA/IIIB/IIIC 期：肿瘤大小不限，扩散至 4 个或 4 个以上的腋下淋巴结、锁骨周围的淋巴结和（或）胸骨下的淋巴结（内乳房淋巴结）；超过 5 厘米的恶性肿瘤，扩散至任何淋巴结；已经长入胸肌的肿瘤。13% 的浸润性乳腺癌。5 年生存率为 72%。

IV：癌症已经转移出乳腺和附近淋巴结，到达其他器官或者远处的淋巴结。最常见的部位是肺、肝、大脑和骨骼。我经常听人说某个亲戚得的是乳腺癌，但是死于肺癌，那么她可能是死于乳腺癌转移的肺癌。当乳腺癌转移到肺部时，它的外观和行为仍然表现为乳腺癌，而不是肺癌。5% 的浸润性乳腺癌。5 年生存率为 22%。[14]

通过融合分子表达谱（基因检测、基因复发评分）将肿瘤的生理特性引入分期系统后，预测出的生存率就取代了 TNM 分期系统的结果。举个例子，非常小的三阴性乳腺癌比 5 厘米大的管腔 A 型癌症凶猛得多——因为三阴性乳腺癌的生理特性使得它更加危险，而生理特性远比肿瘤大小重要。所以，在新的分期系统下，一方面，1 厘米的三阴性乳腺癌即使达不到 2 厘米标准，且淋巴结呈阴性，也还是会被分在 ⅡA 期（TNM 系统下为 ⅠA 期）。另一方面，具有低风险基因表达谱、4 厘米大小的 2 级 ER 阳性、PR 阳性、HER2 阳性浸润性肿瘤，扩散至 9 个腋下淋巴结，却被分在 ⅠB 期（TNM 系统下为 ⅢA 期）。因为在分期时，肿瘤的生理特性比解剖学更重要，所以某人的 5 年生存率可能一下子就从 72% 涨到了 99%～100%。

下表所示的是世界各地女性乳腺癌被确诊时 TNM 分期系统的抽样结果，从中可以发现癌症阶段的分布不均与全球经济的差距类似。收入越低，癌症所处的阶段就越高。

特定国家乳腺癌的阶段分布（%）[15]

国家	Ⅰ期	Ⅱ期	Ⅲ期	Ⅳ期
巴西（2008—2009 年）	20	47	28	5
加拿大（2000—2007 年）	41	38	13	8
中国（1999—2008 年）	19	55	23	3
丹麦（2000—2007 年）	29	47	16	8
埃及（南部癌症研究所，2001—2008 年）	11	39	25	25
伊拉克（库尔德斯坦，2006—2008 年）	5	53	32	10
利比亚（2008—2009 年）	9	26	54	12
马来西亚（东海岸和吉隆坡，2005—2007 年）	5	39	45	11
尼日利亚（拉各斯，2009—2010 年）	6	15	63	16
泰国（2009 年）	12	38	41	9
英国（2000—2007 年）	40	45	9	5
美国（2004—2010 年）	48	34	13	5

百分比经过修正排除了 0 期和未知阶段；由于四舍五入，百分比的总和可能不等于 100。

我经常听到这样的疑问："你怎么知道肿瘤有没有转移到其他地方？"是这样，我们检查得很仔细，还会检测血液中的肿瘤标志物，发生Ⅳ期转移的时候，它们会升高。具有阳性淋巴结或肿瘤性质比较恶劣的患者应该考虑全身分期，医生将会对你进行全身成像检查，确定是否存在远端转移。扫描方式可能有正电子发射断层成像（简称 PET），电子计算机断层扫描（简称 CT）胸部、腹部和骨盆，脑磁共振（针对 TNBC 和 HER2 阳性），以及骨扫描。在完成这些扫描之前，你无法真正知晓癌症所处的阶段，但是对于肿瘤特性比较有利的癌症，比如淋巴结呈阴性的癌症，因为结果肯定是阴性的，所以甘冒辐射的风险接受扫描也许并不值得。

癌细胞潜伏多久了？

在明白了癌细胞的形成和恶化具有疾病连续性后，几乎所有人都会问："那它到底是从什么时候开始的呢？"实际上，你的癌细胞早在 3～20 年前就从某处入侵了——我知道你很惊讶，当时你和医生一点儿都没有察觉。甚至有可能在更早以前，你还在妈妈肚子里的时候（还记得接触己烯雌酚会引发阴道癌吗？），细胞就已经变异成非典型细胞了。[16] 这和有多少细胞在特定时间里参与积极分裂，以及它们的分裂速率有关。细胞根据其生理特性有不同的增殖频率，但是平均来说，50 岁以下的人，细胞每 80 天分裂一次；50～70 岁的人，每 157 天分裂一次；而 70 岁以上的女性，每 188 天分裂一次。所以，一个细胞变成两个大约需要 3～6 个月，而且并非所有癌细胞都在积极分裂。[17] 一块方糖大小的癌能容纳 10 亿个细胞。[18] 所以，如果一位 61 岁患者的肿块大小为 1 厘米，其中 20% 的癌细胞积极分裂，那么第一个细胞发生变异的时间就可追溯到 10.3 年前。

显然，她在过去3年接受的激素替代疗法并非引发癌症的元凶，只是会让癌症更早地暴露。同理，两个月前服用的避孕药和上周吃的牛排也是同样的道理。

事实上，有些女性活了一辈子都不知道自己体内有恶性肿瘤，甚至还有人的癌症可能自行消失。对此，我是从没有已知乳腺癌，死于其他原因（如车祸）的女性的解剖结果中了解到的。852名女性的联合尸检表明，40～49岁女性中的39%患有导管原位癌，然而不可思议的是，50～70岁的年龄段中只有10%患有导管原位癌。[19]剩下的导管原位癌都跑到哪里去了？类似地，挪威和瑞典的研究人员推测，通过乳腺X线摄影检查确诊的一些癌症，也可能自行消退。[20]他们将60万名女性随机分成两组：一组从当前开始接受6年常规乳腺X线摄影检查，另一组从4年后再开始。因为后一组没有接受成像检查，所以你会认为在前4年里她们中患癌的人更少，事实确实如此（比前一组少了49%）。但是一旦后一组开始接受乳腺X线摄影检查，就应该会赶上另一组的数据了，对吧？结果并没有。后一组确诊的乳腺癌仍然比前一组少14%，这就说明有一定数量的癌症自行消失了。

不要误会，医学并没有（至少目前还没有）进步到能看出哪些人不用治疗就能自愈，所以一旦确诊患癌，"但求稳妥，以免遗憾"才是最好的行动方案。

癌症，是你自己造成的吗？

我们可能无法准确地判断你乳房患癌的原因和方式。答案要回归到关于"种子和土壤"的讨论，我们知道癌症是由致癌物质、遗传因素和肿瘤微环境等多重负面因素影响叠加造成的。我更喜欢积极地想办法解决问题，而不是一味地沉浸在"为什么是我"这种毫无意义又让人内疚的感觉中。诚然，有些癌症可能不把我们派出的"精兵猛将"放在眼里，但是有些亚型的发展势头却是可以阻止甚至逆转的——比如前面提到的尸检中发现的导管原位癌。而且，我们的身体对于这种疾病也并非毫无防备。

你还记得第 4 章的那个研究吗？仅仅两周，饮食和运动就能将肥胖女性的血液转化为抗癌法宝，杀死了培养皿中的乳腺癌细胞。之后，饮食和生活方式逆转了活检证实的男性前列腺癌。在第 7 章里，维 A 酸使非典型和原位癌恢复正常。我们有的是改进的空间，而且既然知道了乳腺细胞能够引发癌症，那么就赶紧按下"复位键"，让身体环境不再适合癌症卷土重来。改变身体的未来，你绝对做得到。

但是，先别去琢磨癌症是不是自己造成的。

你的治疗选择有哪些？

在美国，我们非常擅长治疗和治愈乳腺癌。如今美国 350 万得过乳腺癌的女性就是证明人。[21] 1975 年之前，乳腺癌死亡率每年缓慢上升 0.4%；1989 年以后，死亡率在所有种族和年龄层中发生了 180 度的逆转，下降了 36%[22]——多亏了早期检查和更先进的治疗手段。[23] 我们手上有 5 种行之有效的工具，当然你未必全部都会用到，它们是化疗、手术、放疗、内分泌/激素治疗和靶向药物治疗。接下来我们就一起深入了解每种方法，探究它们各自适用的肿瘤。

化　疗

首先要解决的是患者最关心的问题："我一定得化疗吗？"如果

你不想做的话，当然可以不做，但是考虑到自身健康，你的癌症必须同时符合以下4个要求才可以免除化疗：ER阳性、HER2阴性、扩散少于4个淋巴结、低风险的基因测试评分。在任何给定的情况下，低风险的基因测试评分比其他任何因素都更重要，拥有它就相当于手握一张免化疗的王牌。相对地，只要具备下列情况之一，你通常就应该接受化疗：ER阴性、HER2阳性、扩散到4个以上的淋巴结、高风险的基因测试评分。

没有人想要化疗，但是也没人愿意等死；尽管化疗并不能保证彻底清除癌细胞，但是许多人在收效大于风险的情况下还是会选择它。肿瘤医生会分析关于癌症的各种已知变量，利用计算机模型（如Adjuvant! Online）权衡基因测试的结果，预测你接受（或者不接受）化疗时内分泌治疗的效果如何。现在的我们比以往任何时候都更依赖基因组学，但令人遗憾的是，世界上大多数患者都接触不到这种昂贵的方式，而且它们往往会颠覆我们的直觉判断。举个例子，化疗试验显示，23%的女性在基因复发评分中表现为低风险，不需要化疗，而利用计算机模型输入诸如肿瘤高级别和淋巴结阳性等数据，就会提示建议化疗。[24] 大多数人为了5%的生存率甚至更高的生存质量而选择化疗，[25] 但也有人会非常固执地表示："打死我也不化疗。"

化疗通常持续半年，每1~3周静脉注射一次，每次用药时间4小时。在一项2017年涉及25项试验的元分析中，34 122例早期乳腺癌患者使用的是"剂量密集型"治疗方案，也就是说每2周化疗一次。[26] 与每3周一次相比，"剂量密集型"在10年内的复发率较低（减少了4.3%），生存率较高（增加了2.8%）。考虑到治疗过程中同样要忍耐，我更倾向于剂量密集型——反正都是要做，何不从这些令人讨厌的经历中获取最大的利益呢？

化疗并不针对目标或者受体，只是随着血液循环试图消灭那些快速移动的细胞。由于它无法区分快速移动的癌细胞和代谢速率高的正常细胞，所以会误伤"好人"，头发会掉光，指甲会变脆，肠胃刺激引发呕吐。但是最重要的是三阴性乳腺癌被干掉了，HER2被彻底消灭了。这也解释了为什么某些肿瘤可以躲过化疗攻击，例如分裂速率低的 ER 阳性肿瘤很懒散，移动缓慢，化疗压根儿"看不上"它。所以，肿瘤的来势越凶猛，化疗的效果越明显。对于那些上网搜索发现自己患的可能是"最致命的癌症"的人来说，这是个好消息。化疗引起的临时副作用瞬间就不是问题了：掉头发（脱发）、疲劳、恶心、呕吐和感染风险（由于免疫抑制）；甚至潜在的永久并发症也不算什么：手足神经损伤（神经病变）、化疗脑（认知功能下降）、骨质疏松症、心脏损害、不孕不育、过早停经和急性白血病，再怎么说也比失去生命要好得多。[27]

所谓化疗脑，是指在接受化疗后思维变得迟钝，容易健忘，你可以咨询医生在化疗中是否允许结合使用盐酸哌甲酯、阿司匹林和红细胞生成素，[28] 以及在疗程之间使用抗氧化剂（维生素 A、维生素 C、维生素 E、谷胱甘肽、硒、辅酶 Q10、褪黑激素、N– 乙酰半胱氨酸）是否安全。[29] 越来越多的证据表明，这些干预措施有助于预防化疗对大脑的损伤。

我们有很多能够改善化疗副作用的方法，而且补充和综合疗法也会在这一艰辛的过程中提供多方面的护理支持。你甚至可以戴上一顶医用冰帽，减少化疗对头皮的影响，防止脱发。在每一次治疗结束后，大多数女性都需要休息几天来克服化疗的副作用。经常有患者对我说，她们知道有人不是因为癌症，而是因为化疗去世的。据统计，每 1 000 名接受化疗的患者中仅有 1.3 人因此死亡，所以我也不清楚哪来这么多死于化疗的传闻，但是总的来说，每 1 000 名接受化疗的人中，999 人都是安全的。[30]

我知道你会考虑改做放疗，但你不能逃避化疗。为什么？手术和放疗是从癌症原发的部位（比如乳房、皮肤、胸肌或者淋巴结）来阻止其局部复发。相反，化疗、激素和靶向治疗（我们很快就会谈到）降低的是癌症转移（比如转移到肝脏）复发的风险。化疗可以提高生存率（也可以降低乳房局部复发风险，但那并不是你选择它的主要原因）。所以，如果你需要清除所有远端转移的细胞（全身治疗），那么只能选择化疗，因为放疗做不到，手术（局部治疗）也做不到。

那应该先做化疗还是手术？当然是选择治疗后能活得更久的方案。事实证明，不管先做哪个结果都一样，所以怎么选都没有问题。[31] 尽管生存率一样，但是如果你确实需要化疗（比如对付三阴性乳腺癌），那么术前化疗（被称为新辅助化疗）好处更多：

1. 需要乳房切除手术的大型肿瘤，可以通过化疗缩小，直到可以接受肿块切除手术，这样不影响外在美观。

2. 疾病来得太突然，你还没有想好是否应该切除乳房。化疗可以在4~6个月里控制住突变基因（BRCA等），这样你就能从容不迫地和整形外科医生商量手术相关事宜。

3. 可以检测肿瘤对治疗的反应，以便确认药物的疗效（肿瘤回缩说明方法有效，如果继续生长就意味着我们需要改变策略），确保万无一失。

4. 或许你可以加入需要监测肿瘤及其反应的临床试验。

5. 说不定化疗能够彻底消灭恶性肿瘤，也就是说，病理医生在手术切除下来的组织中找不到任何癌细胞，这叫作病理完全缓解。病理完全缓解的女性患者的生存率更高，但是如果先做手术取出肿瘤再接受化疗，你就不会知道自己是否属于这一类人群了（虽然你的生存率同样较高，但是你不会知道无须手术，只需化疗就能让肿瘤消失）。[32]

如果你决定先做手术——我们马上就要介绍——那么最后一次手术结束到化疗开始之前的间隔不得超过 90 天。在分析了加利福尼亚癌症登记处确诊为 I 期到 III 期的 24 843 例乳腺癌患者后，研究人员发现，女性手术后 90 天内开始化疗，生存率是相等的。一旦超过 90 天，这种相等的机会将不复存在：生存率将整体下降 34%，对三阴性乳腺癌患者来说影响更为显著，生存率将普遍下降 53%。[33]

手　术

你还记得我是一名外科医生吧？现在我们就来聊聊切除肿瘤、治愈癌症需要面临哪些问题，我会设身处地为你着想，让你对未来的抗癌之路充满信心。

🔘 应该做肿块切除手术还是乳房切除手术？

如果乳腺癌患者想彻底清除体内的肿瘤，那么就需要接受手术，因为针对癌症的其他手段通常无法将最后一个癌细胞赶尽杀绝。我们有两种方法赶走这些"不速之客"：

（1）肿块切除手术（也叫作局部乳房切除或者保留乳房手术），会连带肿瘤周围一圈健康的乳腺组织一并切除；

（2）乳房切除手术，将全部乳腺组织连带部分（或者不带）遮盖的皮肤一并切除。

准备好了解下面这个可能会打击你的事实了吗？在治疗浸润性乳腺癌时，切除整个乳房和保留乳房的结果是一样的，都不能增加你的生存率。20 世纪 80 年代，6 个意义重大的研究揭开了这一事实，并从根本上改变了乳腺癌手术的前景：不论接受乳房切除手术——切除乳房，还是选择肿块切除手术——保留乳房（配合或者不配合放疗），乳腺癌生存率的结果相同。[34] 但是也有例外：对于风险较高的癌症，如果在肿块切除手术之后增加放疗，确实能将 15 年后的生存率提高 5.3%。[35] 那么局部的复发率，即恶性肿瘤重新出现在乳腺或者腋下的概率又如何？几乎相等——不管你选择肿块切除外带放疗还是乳房切除手术。目瞪口呆，对吧？我再说一遍，无论是保留乳房配合放射治疗还是手术切除整个乳房，生存率和复发率基本相同。虽然不配合放疗的肿块切除手术也具有相同的生存率，但是局部复发率却是配合放疗或者选择乳房切除手术的 3 倍。因此，没有配合放疗的肿块切除手术通常风险极高——下面讨论例外的情况。

研究人员将几千名女性随机分成了 3 个治疗组：（1）只接受肿块切除手术；（2）肿块切除手术配合放疗；（3）接受乳房切除手术。之后他们便对其进行了长达几十年的随访，跟踪在世的、已经离世的、病情复发和没复发的人——20 多年后，我们仍然发现，3 个治疗组的生存率相等，（2）（3）两组的局部复发率基本相当。[36] 乳房切除手术的长期局部复发率相对更低一些，但是并没有提高生存率——要知道，和从前相比，现代辅助治疗手段（包括术后化疗、放疗、抗雌激素和靶向治疗）都能减少局部复发。这些研究始于 20 世纪 80 年代，所以女性大概从 40 年前开始接受治疗。举个例子，10% 的 HER2 阳性乳腺癌患者在接受肿块切除外加放疗后，过去经常会在 3 年内复发，不过添加新的抗 HER2 药物后——并非切除乳房——癌症复发率减少到了 1%。[37]

无论选择肿块切除外加放疗还是乳房切除手术，只要配合辅助治疗，那么预计癌症在很多年之内都不会来骚扰你的乳房和胸腔——而且最有可能是永不来犯。对于癌症的各个阶段来说，5 年局部复发率为 1.8%，[38] I 期癌症为 0.8%。[39] 随着时间的推移，药物和放疗的效果便会逐渐减弱，某些癌细胞也就有机会重整旗鼓：癌症在 10 年内复发的可能性为 4%～6%，[40] 而终生复发的可能性为

10%～20%。[41] 所以一旦切除，80%～90% 的时候癌症不会出现在你的乳房和胸腔——这非常好，尤其是你要明白，局部复发并不代表你会丧命，只是又不得不再次面对肿瘤。下面的情况会增加局部复发率，但是在大多数的研究中，肿块切除配合放疗和乳房切除的复发率几乎相当，所以两种手术仍然是等价的：淋巴结阳性、边缘阳性、40 岁以下、淋巴血管侵犯、三阴性乳腺癌、HER2 阳性，以及在同一象限（多发性）或者不同象限（多中心性）出现不止一个肿瘤和广泛的导管原位癌。[42] 稍后我们再讨论要不要做乳房切除手术。

我们刚刚讨论的都和浸润性癌症有关。至于导管原位癌，无论接受什么手术，生存率都接近 100%，但是术后复发的话就不好了。所以，肿块切除手术后增加放疗能使 15 年后的局部复发率从 19% 降至 9%（选择放疗可能是明智之举），[43] 而乳房切除手术后的复发率接近 0（但是从各方面考虑，这可能是极端情况，下面将会提到）。[44] 顺便说一下，半数复发的 DCIS 都会恶化成为难以治愈的浸润性癌症，出现这样的结果往往令人沮丧。对于边缘阳性，局部复发率更是加倍上升，而且肿瘤越大越不好，边缘需要被"清理干净"（见病理报告）。至于边缘，你可以想象一个煮熟的鸡蛋，蛋黄代表肿瘤，蛋白代表肿瘤周围被切除的一圈正常细胞。那么要切掉多少"蛋白"才够呢？事实证明，如果手术后还要放疗的话，那么只要保证"蛋黄"完全没有暴露出来就可以了，这被称作"肿瘤无墨水"。[45] 如果你不打算接受放疗，那么外科医生会考虑切除更大范围的边缘（也就是切掉蛋黄周围更多的蛋白）。

或许你会疑惑："等等，手术切除之后乳房都没了，怎么还会得乳腺癌呢？"我知道，这挺不公平的。乳腺癌仍然可以重新造访曾经的部位，或者发生远端转移。即使是非常细致的外科手术，也不可能清除皮肤里最后一个乳腺细胞。就算外科医生真的做到了，你的皮肤也会因为失去血液和淋巴供应而无法存活。皮肤和腋下到处都有分散的极其微小的乳腺细胞，而肿瘤细胞能一直待在皮肤血管之中（更有可能是淋巴结）。前面我们才讲过，乳房切除后导管原位癌的复发率近乎为 0%，但是对于浸润性癌症来说，根据其基本情况和所处阶段，皮肤、肌肉或者腋下淋巴结中残存的癌细胞终生的复发率为 10%～20%。[46] 所谓转移复发，就是指细胞离开乳房后，落户到人们赖以生存的重要器官（肺、肝、大脑或者骨骼）上，最终导致女性死于乳腺癌。显然，如果手术时癌细胞随着血液在身体里循环，那么不管是割下肿瘤还是摘掉乳房，都无法彻底清除它们。28% 左右的乳腺癌最终会卷土重来，在远端复发。[47]

既然是否切除的生存率和复发率都差不多，那么手术选择就完完全全只是选择而已，而且不管选什么结果都是一样的。然而，即便没有生存优势，许多女性也会摘除她们的乳房。在美国，65% 的患者选择肿块切除手术，35% 选择乳房切除手术。[48] 选择切除乳房可能是基于以下 6 种原因。

1. 肿瘤比胸部大，或者有多发性肿瘤。尽管技术上可行，但肿块切除后会产生明显变形（术后放疗必不可少，清除剩余的癌细胞），而乳房切除手术可以做得更漂亮。
2. 为了清除阳性的边缘。
3. 肿块切除后无法接受放疗：对先前肿瘤已经进行过放疗，认为这种方式太伤人，生理条件不允许（例如心脏病），所在地没有放疗设备，有 ATM 基因突变或者胶原血管病（皮肤耐辐射能力差）。
4. 有 BRCA、其他突变基因或者强大的乳腺癌家族病史。
5. 炎性乳腺癌通常需要切除乳房。
6. 个人偏好："我的乳房我做主，我就是不要它了！"这是我执行乳房切除手术的第一大原因。这位姐妹很可能害怕复发，或者坚信某种违背统计数据、凭空感觉的生存优势（她不是数据控，或者认定自己就是那"千分之一"，压根儿不在乎统计数据）。[49] 我能理解这种心情。乳房背叛了你，它已经丧失了魅力。那些监测、检查、X线摄影、超声、磁共振、活检，每次结果有点儿风吹草动，对人的身心都是一种煎熬与折磨。又或许这场噩梦来得毫无缘由——你明明还很年轻，没有家族病史，超级健康——好像乳腺的 DNA 出了问题；不管我们能否证实，你很清楚，如果没有乳房，生活就会更平静。

● 手术切口在哪里？

外科医生选择切口位置的时候，会考虑肿瘤的部位（如果存在）、现有疤痕、外观要求和乳房缩小的程度（如果需要）。在理想情况下，切口会隐藏在乳晕边缘、皮肤颜色自然改变的地方，或者在乳房下皱襞，也就是内衣钢圈托住的位置。对你来说很重要的细节一定要和外科医生认真商量。例如，即便是切除乳头，也只在不得已的情况下才在整个胸部拉开一条切口；通常我都是"穿孔取出"靠近病灶的乳头，并且从乳房下皱襞摘除乳腺组织，将乳晕保留在原处——看起来就像你长了扁平的乳头。我们甚至可以"借"一半对侧的乳头嫁接过来，这样一来两边都是真的了。注意切口的位置，再加上如今各种各样的再造技术，你可以不必担心，依旧如从前一样由内而外散发性感与魅力。

● 淋巴结怎么办？

乳房中的癌细胞有可能通过淋巴管逃逸到腋下淋巴结。原发性肿瘤发生淋巴结转移所必经的第一批淋巴结被称为前哨淋巴结。每个腋下有大约20～40个淋巴结，但是我们只对前哨淋巴结感兴趣。在做乳房手术时，外科医生会在切除肿块或者乳房之前，向乳房注射蓝色染料／放射性示踪剂（或者二者并用），对前哨淋巴结进行活检（简称 SLNB）。然后，染料／示踪剂进入腋窝，平均会有两个淋巴结变成亮蓝色／具有放射性：它们就是前哨淋巴结，会从腋下的切口被切除，再交由病理医生进行化验。每个人都有前哨淋巴结。变蓝／发热并不代表它们就是癌；如果癌细胞扩散，可能会从这些淋巴结上检查到，所以我们要对其进行化验，而你也不能再要回它们了。

"阴性"淋巴结意味着癌细胞还没有扩散，"阳性"淋巴结则已经包含癌细胞。那么淋巴结呈现阳性会怎样呢？如果 3 个或 3 个以上的前哨淋巴结呈阳性，或者在手术前活检发现阳性淋巴结的话，那么外科医生会通过一个彻底的腋下淋巴廓清术（简称 ALND）来切除至少 10 个淋巴结。ALND 会导致 84% 的患者出现并发症（大多数程度较轻可以痊愈）：疼痛、麻木、体液增加（血清肿）、上肢运动受限、感染或者永久性手臂肿胀（淋巴水肿）。[50] 淋巴水肿是腋下手术最严重的并发症，出现在 13% 的 ALND 和 2% 的 SLNB 中；[51] SLNB 能将所有的并发症降低到 10% 以下。[52] 如果只有一两个前哨淋巴结上有癌细胞，通常建议仅对腋下剩余的淋巴结进行放疗，因为就算做了 ALND，生存率和淋巴结复发率也没有变化，那么当然应该尽量避免 ALND。[53]

大约 20% 的 DCIS 在切除后会升级为浸润性癌症。在 DCIS 肿块切除手术中进行 SLNB 是有争议的；除非你在 55 岁以下，有切除乳房的打算，或者 X 线检查中肿瘤至少有 4 厘米，是可触摸的或者高等级的 DCIS，这样外科医生或许才会建议你这么做。[54] 大多数外科医生在预防性乳房切除术中不会连带执行 SLNB，但是有 2%～8% 的可能，我们切除的本以为健康的乳腺组织中已经存在癌细胞。[55] 在这种情况下，我们无法执行 SLNB，因为乳房已被切除，不能注射染料／示踪剂了。这时候你必须做出决定：是重新做 ALND 来确保癌症不再扩散（可是手臂会变粗），还是接受放疗，又或是听天由命？预防性乳腺染料注射（简称 PBDI）可以解决这一难题：在做乳房切除手术的时候注射染料，并用缝合线或夹子来标记真正的前哨淋巴结，但并不切除。万一活检发现了癌细胞，我们还可以重新切除一两个正确的淋巴结，但是 98% 的女性都不会遭受不必要的淋巴结切除。我在 2013 年开发了这项技术，希望 PBDI 能给女性带来更多的可控感和安心感。从那以后，我只有一次重返手术室做了 SLBN，因为发现了一个意想不到的恶性肿瘤——它就像一颗蓝色的小珍珠，恰好长在缝合线的旁边。

● 在乳房切除手术中可以保留乳头吗？

保留乳头和乳晕的乳房切除术（简称 NSM）可以让你的乳房和现在看上去一模一样——乳头、雀斑、疤痕，一个都不少。不需要摘走再重新装回乳头，外科医生会通过一个铅笔粗细的切口，把所有乳腺组织从皮肤下面拿走，然后（通常在同一个手术中）由整形医生给皮肤下面填入移植物或者组织。你还是你，只不过皮肤下面的乳房是假的。自 2005 年以来，接受 NSM 的患者增幅超过 200%，但是据称癌症有 0.4% 的可能性在乳头部位复发。[56] 除非患有佩吉特氏病（乳头癌）、炎性乳腺癌，或者乳头导管下有癌细胞，那么就可以在不影响生存率或复发率的前提下安全地保留乳头。NSM 所能达到的外观效果通常更胜一筹；照镜子的时候你会看到更完整、更圆润的乳房，让你回想起怀孕的日子（如果你有过的话），而且填塞物会比原本的乳房看上去更高耸。曾经胸部松垂（下垂）的大胸女性可能会很开心："哇，坚挺多了！" NSM 也有缺点：

（1）保留下来的乳头没有感觉或者丧失功能；

（2）将松垂的乳头上提到中央对称的位置是有难度的；

（3）有些皮肤血流不好，造成术后乳头不能存活。不过我对此有办法。

最后一条，皮肤或者乳头无法存活统称为坏死，是去往皮肤的血液供应受损而导致的。吸烟、糖尿病、先前放疗、多发性乳房瘢痕、严重下垂、肥胖、乳房大于 D 罩杯、妊娠纹、血管疾病，这些都会让皮肤的血液供应变得脆弱。事实上，我已经找到了解决办法，如果适用于你的话，你就可以和外科医生谈谈我接下来要说的内容。他可能有办法缓解这个问题，但他肯定也会喜欢上我的方式，赶紧把这一页拍下来给他看看！

如果你皮肤的血液供应非常不好，那么就把乳房连同它周围的血液都取走，让外层覆盖的皮肤像薄薄的降落伞一样挂在那里。那它怎么成活？现有的血管扩张膨胀，形成的新血管会将大量血液输送到创伤的部位，帮助其愈合和修复。[57] 2008 年，我听说意大利的外科医生在乳房切除手术前几个星期，利用腹腔镜工具从一个很小的切口将乳头从乳房中提起来，以便刺激血液流向皮肤。[58] 随后，在进行乳房切除手术时，皮肤洋洋自得："我有大量的血液，我们上周才做到这样。"至于在切除乳房前先增加乳腺组织血液流动的做法，整形外科医生已经用了几个世纪。[59]

基于这样的理念，我开创了一个开放式的延迟保留乳头技术，它的疗效就像魔法一样神奇。在真正的乳房切除手术前的 1～3 周，我会在手术室做一个提前计划好的手术切口（就像降落伞上的狭缝），并上提一半的皮肤离开乳房表面。我还切下乳头后面和内部的导管，以便交给病理科进行分析，从癌细胞的角度来确认保留乳头是否安全。被上提的皮肤会自动吸收我们需要的血流量——现在，对于乳房患病严重、曾经无法接受 NSM 的女性来说，她们中 99%都可以保留乳头。[60] 对于胸部较大或者下垂的女性，我会使用延迟保留乳头的方法，从乳晕顶部中央切口，切除一块月牙形的皮肤，这样在边缘缝合后，乳头就可以上提得更高一些。对于那些胸部丰满又想保留乳头的患者，我们首先要做的是缩小或者上提，将乳房减小到 C 罩杯，同时去除肿瘤和淋巴结。我们需要等待 10 周（或者更长，如果需要化疗的话）才能做延迟保留乳头手术，然后再执行 NSM——这样乳头不仅能存活下来，而且高低适中。[61]

我还准备了高压氧疗法，以防手术后皮肤松弛，没有生气。高压氧会增加血液输送至皮瓣的氧气含量，从而进一步减少乳头和皮肤坏死的可能性。[62] 你一定要把这个方法也记住。

● 考虑乳房再造技术

在保乳手术和放疗之后，你可能还会需要再造手术来修复乳房的凹陷或者不对称。不管是乳腺外科医生本身擅长整复技术，还是要整形医生的帮忙，乳房整复都应该在肿块切除手术的过程中进行，调动周围乳腺组织来重塑乳房形状。整形医生利用脂肪移植、缩小／上提、组织重排、疤痕修复，以及其他方法来改善保乳手术后的外观效果。如果你的乳头被切除了，那么可以用乳房本身的皮肤制作一个没有感觉的乳头凸起（就像折纸一样），或者利用身体其他部位的皮肤来制作。你还可以在人造乳头的周围做一圈色素沉着的文身来再造有颜色的乳晕，也可以选择栩栩如生带有立体效果的文身乳头。

胸前挂着"葡萄柚"的日子一去不复返，曾经匀称丰盈的乳房要被取代了。再造的方法有很多，取决于你对外观的期待、体形、健康状况、先前的乳房手术和辐射接触。目前我们主要有两种再造手术：移植再造和皮瓣修整，二者也可以结合使用。你需要和医疗团队一起讨论个人的要求，在这里我会让你先有一个大概的认识。

再造最好是在切除乳房的同时马上进行，不要推迟到数周甚至数年之后。移植再造是在美国最常见的再造方法。[63] 在所谓的一步到位或者直接移植手术中，整形医生会在切除乳房的同时将永久填塞物放进去。有时，填塞物直接紧贴在 15 分钟前刚被剥夺血液供应的皮瓣上。对于胸部较小，就算变大一点儿也无所谓的女性，这种一步到位的方法是最有效的。除此以外，大部分患者重返手术室都是为了调整：要么太大，要么太小，或者距离太远、乳头位置不对称，需要在边缘填补脂肪……这样一来，一步到位反而要花两步完成。

在大多数情况下，移植再造还涉及组织扩张器的使用。组织扩张器差不多相当于一个干瘪的填塞物，用来放在皮肤下面或者胸肌后面。因为扩张器植入后仍然保持干瘪，不会压迫皮肤中的细小血管，所以可以保证血液尽可能多地流向乳房皮肤和乳头。经过 1～3 个月的时间，它们会在生理盐水的作用下慢慢膨胀，直到达到预期的大小。扩张器可以帮助外科医生优化最终填塞物的大小、位置、外观和乳头位置。在后续的手术中，扩张器会被永久性的填塞物（通常是硅胶）替换出来，因为在没有乳房的情况下，生理盐水不光波动剧烈，还会发出晃荡的声响。

另一种方法叫作自体皮瓣再造，就是用你自己的皮肤、脂肪，有时是腹部（腹直肌肌皮瓣或者腹壁下动脉穿支皮瓣）、背部（背阔肌）、大腿（股薄肌）或者臀部（臀肌）再造比移植物更加自然的乳房，因为身体组织和脂肪的斜坠感与乳房更为相近。但是，这会在供体部位产生疤痕和潜在缺陷，手术时间也比移植要长，住院恢复的周期也要更久。随着双侧乳房切除手术的增加，有时会没有足够的组织来再造两个乳房。根据所在地的不同，你会发现，美国和世界各地有着多种版本的再造手术。选择没有好坏之分，只有最适合你的那一个。

尽管美国各州和联邦法律将再造手术纳入保险理赔范畴，但是仍有 65%～75% 接受乳房切除手术的女性没有选择再造。[64] 在对来自洛杉矶和底特律的 2 200 多名接受了乳房切除手术的患者进行的多民族调查中，没有接受再造手术的主要因素有：受教育程度较低，年龄偏大，患有其他会受到再造影响的疾病，非洲裔美国人，化疗。患者认为的最常见原因是避免额外的手术（48.5%）和觉得再造并不重要（33.8%）。[65] 可以肯定的是，我认识的许多"平淡而不平凡"的患者对自己的选择十分清楚，她们没有考虑再造手术，也从未感到后悔。

应该什么时候手术？

虽然确诊患癌让人猝不及防，但是相对于身体的伤害，癌症对情绪方面的打击才是更急需应对的，所以你要用一些时间有条不紊地规划好一切，千万不要因忐忑不安而乱了阵脚。2016 年，针对美国癌症数据库的一项分析得出，患者通常在确诊后 4 周内就打算进行手术或者化疗。[66] 在 94 544 名 66 岁（平均年龄 75 岁）以上的癌症患者中，确诊 3 个多月后才手术的和不足 1 个月就手术的相比，患者的 5 年生存率降低了 4.6%；这只是针对 I 期和 II 期的患者，不包括 III 期。因此令人意想不到的是，癌症所处的阶段越早，反而必须尽快做出治疗决定。在 115 790 名 18 岁以上（平均年龄 60 岁）的女性中，确诊 3 个多月后才手术和不足 1 个月就手术的相比，患者的 5 年生存率降低了 3.1%，这同样针对的是早期阶段的癌症。

任何涉及腋下手术、延迟保留乳头手术、组织扩张器替换的肿块切除手术，以及不含再造的乳房切除手术都属于门诊手术，只需要 1～2 小时。手术后 1 小时，开点儿布洛芬和少量安眠药，你就可以回家了。如果感觉自己能够安全驾驶且没有服用安眠药的话，那么第二天你就可以洗澡、开车，甚至正常上班。但如果接受的是更广泛的切除手术或者腋下淋巴切除，那么你可能需要在家静养一周。

含有移植再造的乳房切除手术也可以是门诊手术，但是通常需要术后在护理机构住院或者康复一两天。皮瓣再造手术住院的时间不等，术后可能会有酸痛感，然后逐渐缓解，两周后感觉良好，4～6周以后彻底恢复健康，这时你就可以重新回归岗位了。

● 如何选择手术前后的药物和补充剂？

许多患者每天都服用补充剂，所以他们喜欢打听在手术过程中有哪些东西对身体有好处。在此我会分享个人认为最受用的手术期间补充剂，但是你一定要在使用之前征得医生的同意。对于简单的肿块切除手术，其实没有必要考虑服用补充剂，而对于耗时较长的肿瘤手术，特别是乳房切除手术，我发现女性通常乐于积极主动地促进自身的康复过程，而这时服用一些补充剂确实能帮助你更好地恢复健康。此外，在计划手术之前，你要记得告诉医生你正在服用哪些药物和补充剂，因为有些药物会促进出血，需要在手术前 7 天停用，比如阿司匹林、银杏和维生素 E。

你在手术前两周可以考虑服用下列补充剂，肿块切除手术 1 周后再停药，乳房切除手术 4 周后再停药。

下列补充剂有助于伤口愈合（这些药片太多了，你可以在每天早上加入抗氧化奶昔混合）。

> » 维生素 A：每日 25 000 国际单位

> » 维生素 C：每日 1 000 毫克

> » 锌：每日 30 毫克

> » 氨基葡萄糖：每日 1 500 毫克

> » 高效复合维生素：每日 1 剂

> » 芦荟凝胶：每日 1/4 杯[67]（凝胶中的乙酰化甘露聚糖能够减

少炎症的细胞因子，增强免疫系统；额外好处是蒽醌类通过降低甲型雌激素受体，抑制乳腺癌的活性）[68]

　　为了帮助麻醉后的代谢，清醒时每 2 小时补充一杯水进行水合作用。在 48 小时内，你需要忌口肉类、乳制品、精制糖和酒精，因为脂溶性的麻醉剂将从胆汁排出，而这些食物会减缓胆汁分泌。我还建议增加纤维（西兰花、甜菜）和富含硫的食物（大蒜、洋葱）。每天服用 1/4 茶匙的姜黄粉，在 48 小时里喝 3～6 杯绿茶或者蒲公英茶。[69] 对于手术时长超过 3 小时的人，我推荐在术前一周和术后两周使用抗脂肪肝的排毒组合：每天服用胆碱（1 000 毫克）和甲硫氨酸（1 000 毫克），[70] 可以促进胆汁分泌和脂肪代谢，外加每日 3 次 140 毫克的乳蓟（水飞蓟宾）。[71]

　　在伤口愈合时，我会推荐一些减轻伤口肿胀、瘀伤和缓解恶心感的方法。为了减轻肿胀和瘀伤，你可以在进手术室前，在舌底含 5 颗山金车的溶解颗粒，醒来之后再服用 5 颗。手术后每天服用菠萝蛋白酶（1 000 毫克）可以消炎。[72] 想要快速缓解恶心感，可以在手术前 1 小时服用姜根粉（1 000 毫克）[73] 和诺丽果提取物（600 毫克），[74] 在彻底清醒后再次服用姜根粉。手术前 8 小时不能进食，但是这些补充剂和少量的水在我的允许范围之内。

　　最后，你要尽可能保持手术部位的清洁卫生。手术前 3 天，每天用含有氯己定的皮肤杀菌剂（如 Hibiclens）清洗一次，降低感染的可能性。[75] 把杀菌剂从脖子到肚脐涂抹在干燥的皮肤上，静待 3 分钟，然后冲洗干净。如果你在手术前几天出现发烧、感染（皮肤、牙齿、尿道）或者其他疾病的话，务必通知医生。因为身体其他部位的感染会增加乳房外科手术的感染，医生也宁可等你感觉好一些再进行手术。另外，许多含硅的乳膏和黏合剂可直接适用于伤口愈合，防止落下疤痕、疙瘩或者瘢痕瘤。从手术后一周开始用药，坚持使用 12 周。

手术迷信，百害而无一利

许多关于乳腺癌的手术迷信扰乱了我试图营造的"术前禅"。我最常拆穿的就是下面这两种。

我常听说患者担心癌细胞暴露在空气中会发生扩散。然而实际上，肿瘤在低氧环境中才会生长旺盛。这一事实还推动了利用氧气来消灭癌细胞方法的研究。[76] 但是，在对 626 名患者的问卷调查中，38% 的患者认为手术中的空气暴露会导致肿瘤扩散。[77] 对此坚信不疑的女性很有可能因此拒绝手术，从而造成严重的后果。[78] 癌细胞是通过淋巴和血管从乳腺转移出去的，并不能在空气的护送下进入淋巴或者血液；就算有，一股氧气就能当场杀死它们。

另一类常见的迷信是，患者要我根据她们的月经周期进行手术，声称这样有助于提高生存率。这一观念源自 1988 年，有实验表明患有乳腺癌小鼠的治疗具有时机相关性。[79] 在 20 世纪 90 年代，这则被我称为"老鼠与女人"的故事曾让许多研究人员投身手术—月经周期的研究当中，其实挺有意思的。"卵泡期阵营"的研究表明，在月经周期第 0～14 天内进行手术，能带来更低的局部复发率和更高的生存率。[80] "没那么早！" "黄体期阵营"反驳，他们证实在月经周期第 15～32 天接受手术能活得更久。[81] "等等！" "任意阶段阵营"得出结论：手术与月经周期并不存在关联性。[82] 令事态更为复杂的是，这些研究假设每一位女性都像钟表一样，准时在第 15 天排卵。（真的吗？确诊癌症之后也是？）在同样的研究中，改变自然周期的长度，提前或者推后几天，都会让许多患者突然从黄体期进入卵泡期，反之亦然。[83]

为了证明手术时机理论，3 项前瞻性研究通过血液激素水平确定月经周期，而不是让疲惫的癌症患者回忆上次月经时间。[84] 研究的结果都认同"任意阶段阵营"。从生化角度定义月经周期之后，不管在黄体期还是卵泡期做手术，复发率和生存率都没有区别。

放 疗

放疗究竟是什么，它是如何发挥作用的呢？放疗是用高能 X 射线（光子）精确地瞄准乳房本身、乳房切除术后的胸腔壁和（或）周围淋巴结，以"清除"那些预谋在未来某天卷土重来的癌细胞。

毫无疑问，放疗有助于消灭残存的"邪恶分子"。20 世纪 90 年代的大型试验证明，没有接受放疗的肿块切除手术在 12 年后的局部复发率高达 35%，而增加放疗后的复发率则会下降至 10%。[85] 如上所述，现代放疗技术将 10 年复发率控制在 4%～6%。尽管肿块切除手术同时切掉了清晰的边缘，但是存在于乳房中的极小病变仍会导致癌症复发。研究人员在对手术摘除的 300 个小于 4 厘米的恶性肿瘤样本进行评估时发现，其中 43% 在距离主要癌变部位 2 厘米处仍有零星的癌细胞——如果选择的是肿块切除手术，那么不但那些细胞永远不会被切除，还会被认为边缘正常。[86] 额外的好处是，在接受肿块切除手术后进行放疗的女性中，乳腺癌特异性 15 年生存率（不是死于心脏病或者其他疾病）上升了 5%（也有很多女性为了 5% 的生存率而选择化疗）。[87]

甚至在乳房切除手术之后，如果出现大于 5 厘米的浸润性肿瘤、受牵连的皮肤或者肌肉、4 个或 4 个以上阳性淋巴结、阳性切缘、化疗后的阳性淋巴结和广泛的淋巴血管浸润，你有时可能还需要放疗。[88] 如果乳房切除手术后存在 1～3 个阳性淋巴结或者边缘与肿瘤很近，就需要具体问题具体分析，因为现代化疗和内分泌治疗几乎没有给放疗留下什么改善的余地。[89] 顺便说一下，如果你需要在乳房切除和移植再造手术之后进行放疗，那么一定要遵循下面的方法，尽量减少皮肤和肌肉紧缩导致的包膜挛缩（填塞物造成的挤压）：放疗当天开始，每天 1 片 10 毫克顺尔宁，服用 3 个月；放疗后一周开始，每天 3 次，1 次 1 片 400 毫克的巡能泰，服用 6 个月；放疗后一周开始，每天 1 片 1 200 国际单位的维生素 E，服用 6 个月。[90]

放疗的能量可以来自外部大型机器向胸部发射的能量束，也可以来自内部，在曾经患癌的乳房内临时放置一个小装置，由内向外做环状放射。对于浸润性癌症和导管原位癌，放射科医生通常会选择下面 4 种放疗方式——两种外部，两种内部：

（1）全乳腺照射；

（2）加速全乳腺照射；

（3）加速部分乳腺照射；

（4）术中放疗。

术中放疗是在外科手术中进行的，而另外 3 种是在手术之后；如果计划做化疗，那么加速部分乳腺照射要放在化疗之前，而全乳腺照射和加速全乳腺照射则放在化疗之后。

全乳腺照射多年来一直是放疗的标准，甚至是符合下列情况的乳腺癌患者的唯一选择：癌细胞浸润到皮肤或者胸壁，有阳性淋巴结，在乳房切除术之后或者是炎性乳腺癌亚型。另外，如果你有 4 个或 4 个以上的阳性淋巴结，那么胸骨附近和锁骨上下的淋巴结就需要和腋下 1～3 个淋巴结一同进行放疗。手术后 3～6 周开始，每天接受全乳腺照射，从周一到周五，持续 5～7 周。放疗只要躺在台子上，让无痛、不可见的能量束照射胸部，全程大约需要 20 分钟，即便如此，这样的例行公事还是会令你筋疲力尽、颇感不便。

我们非要做 33 个疗程吗？不一定。加速全乳腺照射将 33 个疗程缩短至 15 个或者 16 个疗程，3～4 周就可以结束，而且和全乳腺照射的治疗方式相同，具有同样的安全性和消灭癌细胞的效果。[91]接受加速全乳腺照射是有要求的：肿瘤必须小于 5 厘米，并且只出现在乳房的一个象限，边缘清晰，阴性淋巴结，胸宽小于25厘米。两种照射技术——三维适形放疗和调强放疗——能尽可能地减少对周边重要器官的间接损害，例如肺和心脏（特别是左侧乳房患癌，因为心脏在左边）。最后的几次全乳腺照射／加速全乳腺照射将只针对癌变部位，给它致命的一击。质子治疗是乳腺癌治疗的新兴手段，具有更高的精确度和更小的间接伤害，但目前尚缺乏与久经考验的光子治疗的对比试验结果，而且只有少数机构有能力提供。

即使只是3周，你还觉得太久吗？你可以咨询医生下列形式的加速部分乳腺照射：

（1）基于导管的技术（SAVI、球囊式近距离治疗、三坐标测量机）需要将装置经皮肤插入曾经癌变的部位，可以在接诊室局部麻醉后进行（类似于一次活检）。我们将具有放射性的铱粒沿着伸出皮肤的导管送入体内；一天需要插两次导管（间隔6个小时），每次10分钟，坚持5天就好。

（2）多个导管间质内放疗，指在肿块切除的部位周围放置15～20根导管（像安全别针一样进出皮肤），然后放入上述的放射性粒子。不过既然有第一种方法，我就不会选择第二种。明明我可以绞尽脑汁避免影响乳房的外观，那又何必给皮肤上留下30～40个进进出出像铁轨一样的疤痕呢？

（3）你也可以使用三维适形放疗和调强放疗外部照射仪器，但是只需要对准肿块切除的部位，每天2次，持续5天。

7个随机的临床试验显示，与全乳腺照射／加速全乳腺照射相比，上面3种形式的加速部分乳腺照射的局部复发率几乎相同，但是接受加速部分乳腺照射必须满足：至少40岁（一些放射科医生会要求你至少50岁），肿瘤小于3厘米，阴性淋巴结，导管亚型（非小叶），阴性边缘，没有淋巴管浸润。[92]加速部分乳腺照射之所以有效，是因为85%的癌症复发出现在上次癌变部位的2厘米范围内，所以针对符合要求的患者，只需要将那片危险区域"炸毁"，不用破坏整个乳房。[93] 加速部分乳腺照射可以减少隆胸女性出现挛缩（挤压感）。记住，即使在全乳腺照射之后，还是可以使用加速部分乳腺照射治疗乳房病症的局部复发；所以，即便复发，你也不想切除乳房的话，重复放疗也是可以的——你可以做一次全乳腺照射，再做一次加速部分乳腺照射。[94]

术中放疗是在肿块切除手术（不适用于乳房切除手术）中进行的单剂量放射治疗，将一个装置包好，放进之前肿瘤所在的位置，然后对这个部位进行 20～25 分钟的照射（全程你会犯困）。因为我们在放疗的时候没有确认最终的病理结果，所以你可能不具备接受术中放疗的资格；尽管如此，你可以继续改用全乳腺照射，并考虑将术中放疗作为辅助。两个试验比较了全乳腺照射和术中放疗，结果显示术中放疗的 5 年局部复发相对高出 3～10 倍，[95] 所以这项技术还未成熟，但是你可以加入临床试验。[96]

不论是在放疗过程当中还是结束以后，也不论是哪种形式的放疗，你都不会具有放射性，所以尽情地和孩子们或者孙子们拥抱吧。放疗会让人感觉孤立无援和沮丧失落，但是我希望你能心存感激地看待这种重要的治疗手段；国际原子能机构估计，世界上的发展中国家至少缺少 5 000 台放疗仪器。因此，多达 70% 的癌症患者无法接受原本可以从中获益的放疗。[97]

大多数短期副作用会在外部放疗一个月后得到缓解：疲劳（最为常见）；"晒伤"的皮肤发红、发暗、起泡、发热、瘙痒、干燥，以及变得敏感或者脱皮（建议涂一些优色林万用膏、阿甘油或者维生素 E）；乳房有沉重感或肿胀。潜在的长期副作用包括：乳房萎缩变硬；神经损伤（持续数秒如刀割般的刺痛，也许一周出现两次，永久存在）；乳房、胸部或者手臂出现淋巴水肿（肿胀）；肋骨骨折。[98] 辐射诱发的肺癌、食道癌、甲状腺癌和结缔组织或者血管癌非常罕见（例如，淋巴管肉瘤发病风险小于 0.5%），[99] 但是比一般女性的患癌风险高出 23%，并在治疗后的 10～15 年内处于发病高峰期。[100] 放疗后的乳腺不能分泌乳汁。加速部分乳腺照射的并发症包括毛细血管扩张（治疗部位的皮肤出现蛛丝般细小的红色血管）、硬球状的脂肪坏死、感染和截留液。[101] 一旦进行放疗，特别是全乳腺照射／加速全乳腺照射，皮肤和肌肉就会失去弹性和供血，如果癌症复发需要切除乳房的话，那么会使得再造手术难度更大。

有人可以稳妥地避免放疗吗？是的。事实上，美国国立综合癌症网络治疗指南建议 70 岁以上的女性在治疗小于 2 厘米的雌激素阳性肿瘤时，完全可以免除放疗，并使用内分泌疗法治疗淋巴结阴性的乳腺癌。[102] 对于这个群体，全乳腺照射仅将 5 年复发率从 4.1% 降低到 1.3%，而且没有改善生存率，因此许多女性决定跳过 6 周的放疗，避免一切副作用。[103] 26 岁以上患有 DCIS 的女性，在不接受放疗的情况下，乳腺癌的 8 年复发率为 6.7%，接受放疗后是 0.9%，但前提是 DCIS 必须小于 2.5 厘米，是 1 级或者 2 级，至少有 3 毫米的清晰边缘。[104] 如果 DCIS 大小为 5 厘米、等级不限、边缘状态不限，那么 15 年后，放疗能将复发率从 31% 降至 18%。[105] 基因组检测可以针对个人情况来预测 DCIS 的局部复发率，还可以在探讨放疗优势时提供重要信息。[106] 在有其他合适选择的情况下，成功规避放疗的关键要素是肿瘤具有 5～10 毫米的清晰边缘。

内分泌／激素疗法

尽管激素疗法会造成绝经的感觉，还会严重影响女性的情绪，但是大多数人每天能服用一点儿抗癌药就会感觉很欣慰。药物在一定程度上能帮助内心达到真正的平静。

大约有 80% 的乳腺癌是雌激素受体阳性和孕激素受体阳性，当在体内循环的激素触发了这些受体时，癌细胞就会增殖分化。[107] 内分泌（激素）治疗要么阻断受体本身的雌激素，要么消除体内雌激素的产生。如果你的癌症被证实是 ER 阳性或者 PR 阳性，那么肿瘤或者外科医生肯定会跟你谈起内分泌治疗。下面介绍一些最常见的方法，让你熟悉它们的名字和机制。

内分泌治疗主要采用口服用药的形式，当然也会注射药剂。这些药主要有他莫昔芬和芳香化酶抑制剂（简称 AI），需要每天服用，坚持 5～10 年。他莫昔芬是通过钻进雌激素受体使其失活来发挥作用的，就像用口香糖堵住锁眼一样，癌细胞因为没有能量供给就逐渐死亡；但是，在子宫和骨骼里，它却和雌激素是一伙的。也就是说，他莫昔芬是一种选择性雌激素受体调节剂。与之同类的另一种是托瑞米芬（法乐通），仅被批准用于转移性乳腺癌。而芳香化酶抑制剂——阿那曲唑（瑞宁得）、依西美坦（阿诺新）、来曲唑（弗隆）——通过关闭肾上腺、卵巢、大脑、肝脏、皮肤和脂肪中的转换酶（芳香化酶），来阻止雄激素转化为雌激素。氟维司群（芙仕得）是唯一的雌激素受体下调剂，用于治疗绝经后的乳腺癌，它会给雌激素受体打上标记，方便消灭。在那些局部晚期或者转移的 ER 阳性 HER2 阴性癌症患者中，芙仕得能比瑞宁得多增加 20% 的无病生存时间（身体没有任何癌症症状的月数），前者 16.6 个月，后者 13.8 个月。[108] 芙仕得需要每个月进行肌肉注射。激素治疗通常在手术、放疗和化疗完成之后开始。其主要目的是防止复发，但有时我们会给这些药物配合新的佐剂（在手术前）来缩小肿瘤，癌症患者的其他疾病偶尔会阻碍我们治疗可治愈的乳腺癌，那么此时这些药物就能起到控制癌症的作用。

对于浸润性癌症，不论年龄大小、是否化疗、淋巴结或者 PR 处于什么状态，他莫昔芬能够降低 47% 的乳房内复发风险、50% 的对侧乳房患癌风险，并且提高 29% 的生存率。[109] 对于绝经后的女性来说，芳香化酶抑制剂比他莫昔芬更加有效，应该优先选择。[110] 如果你的卵巢功能正常，那么服用 AI 不能制止卵巢产生大量雌二醇，所以你要么服用他莫昔芬，要么先抑制卵巢功能再服用 AI。因为对于绝经前复发风险高的女性来说，卵巢抑制加上 AI 就能够让乳房不患癌的概率比服用他莫昔芬高出 1%～15%。[111] 我们可以通过每个月皮下注射戈舍瑞林（诺雷得）、亮丙瑞林（利普安）或者曲普瑞林（艾尔建），让卵巢暂时休眠，也可以通过化疗（有时）或者卵巢切除术（手术切除）来永久关闭卵巢功能。多延长 5 年的内分泌治疗，可以将 10 年复发率从 25.1% 降低至 21.4%，死亡率从 15% 降低至 12.2%。[112] 有许多搭配用药的方式可供选择，比如先服用他莫昔芬再服用 AI（一旦绝经）——或者反过来，又或者服用 10 年他莫昔芬。[113] 基因组测试乳腺癌指数在分析过癌细胞后，会针对个人情况给出额外 5 年内分泌治疗所具有的优势，并根据肿瘤独特的基因构成来分析是否值得忍受治疗带来的副作用。因为内分泌治疗是通过减少癌转移来提高生存率的，所以即便是切除了双侧乳房的浸润性癌症患者（癌细胞可能已经转移出乳房），也需要考虑继续接受治疗，但是导管原位癌不需要。在肿块切除外加放射治疗 DCIS 之后，服用他莫昔芬能降低 42% 的乳腺癌复发率和 50% 的对侧乳腺癌发病率，但是这种方法对双侧乳房切除手术后的患者不起作用。[114] 另外，AI 在 DCIS 中的疗效还未经正式研究。

内分泌治疗的副作用和绝经期的症状很像：潮热（见于 30% 的女性）、失眠（20%）、体重增加（20%）、性欲减退（16%）和疲劳感（20%）；[115] 此外还会出现盗汗、阴道干燥、阴道分泌物、小腿抽筋、情绪波动、皮肤干燥和脱发。只有不到 1% 的他莫昔芬使用者会出现并发症：白内障、静脉血栓（深静脉血栓形成，简称 DVT）或者肺部疾病（肺动脉栓塞，简称 PE）、中风和子宫癌。值得注意的是，由他莫昔芬引发的 50 岁以前的子宫癌极其罕见，以致美国妇产科医师学会都没有建议对其进行监测。AI 使用者常见的不适症状为关节疼痛和骨质疏松。戈舍瑞林、亮丙瑞林和曲普瑞林可能会引起骨痛、体重增加、潮热、恶心和注射部位疼痛。芙仕得可能会带来关节疼痛、潮热、疲劳和恶心。很抱歉，列了这么多痛苦的副作用却没告诉你该怎么办，但是别担心——我会在第 10 章分享一些缓解的方法。

靶向药物治疗

靶向药物的作用就像射向目标的箭，它们针对的是癌细胞赖以生存的特定受体或者蛋白质。这些药物可以在术前或者术后使用，也可以用来对付局部复发或者远端转移的癌细胞。大多数药物的副作用耐受良好。

我们先从 HER2 靶向治疗说起，这种疗法能以精确的方式锁定 HER2 受体，跟踪曾经高度致命的亚型，并将其转化为一个非常有利的亚型。我们会打流感疫苗制造抗体来识别和破坏抗原。同样地，曲妥珠单抗（赫赛汀）就是一种用来对付 HER2 蛋白的人工抗体，因为 HER2 蛋白会促进大约 15% 的癌症。赫赛汀是静脉注射类药物，开始的时候和化疗一起使用，在化疗结束后 1 年里，仍然要每 3 周注射一次。如果是转移癌，就需要永久使用。赫赛汀在和阿霉素或表阿霉素（化疗药物）结合使用时，有 3% 的可能出现心脏毒性，所以每 3～6 个月，需要接受超声心动图或多门控的血管造影片扫描来监测心脏情况。[116] 美国食品和药品监督管理局批准的药物 Ogivri 与赫赛汀的生物特性类似，可以替代使用。[117]

比起赫赛汀，帕妥珠单抗（帕罗嘉）能攻击 HER2 的不同部位；可以在手术前将它和赫赛汀一起静脉注射到体内产生协同效应，有时也会在术后使用或者针对晚期癌症。第 3 种 HER2 抗体静脉注射药物曲妥珠单抗抗体 – 药物偶联物（Kadcyla，又叫 TDM-1），用于治疗晚期癌症。其他抗 HER2 的靶向药物还有日常的口服药激酶抑制剂、拉帕替尼（泰立沙）和来那替尼。在赫赛汀治疗失败之后，泰立沙就被用于治疗晚期癌症，继赫赛汀的时代之后，来那替尼（Nerlynx）成为早期癌症的治疗选择。

接下来是周期蛋白依赖性激酶抑制剂：这一组箭直指两种蛋白——CDK4 和 CDK6，用于减缓或者阻止细胞分裂。帕博西尼或者瑞博西尼与芳香化酶抑制剂联合起来，可以阻止 ER 阳性 HER2 阴性晚期癌细胞在绝经前和绝经后女性体内增殖，并将疾病恶化所需的时间延长一倍。[118] 如果你选择同时服用帕博西尼和芳香化酶抑制剂，那么我必须提醒你的是：食物中的一些天然类雌激素化合物可能会干扰药物的效果。所以，此刻应避免食用一切大豆制品（染料木素）、所有常规饲养的奶牛产品和玉米（玉米赤霉烯酮），它们会在组织培养中令原本强大的药物组合失去效用。[119] 这些药需要每天服用，持续 3 周，然后停药 1 周再重新开始。

医生可能还会推荐哺乳类雷帕霉素靶蛋白（简称 mTOR）抑制剂给你，例如依维莫司（飞尼妥），它的箭指向造成细胞分裂和血管生成的 mTOR。如果使用来曲唑或者阿那曲唑后，晚期 ER 阳性 HER2 阴性癌细胞还在不停生长的话，那么绝经后女性可以每天口服依西美坦和依维莫司来抑制 mTOR。

最后，DNA 修复酶（又称 PARP）抑制剂的箭指向的是多腺苷二磷酸核糖——一种与 DNA 修复相关的酶。口服药奥拉帕尼通过防止被化疗损伤的癌细胞自我修复，来减缓患有转移性三阴性或者 ER 阳性 HER2 阴性乳腺癌的 BRCA-1 和 BRCA-2 携带者Ⅳ期癌症的恶化。

正中靶心！靶向药物直达并破坏目标，或至少能有效抑制它。

免疫疗法能解决问题吗？

诡计多端的癌细胞会操纵原本搜寻和消灭它们的免疫系统，抵抗我们布下的天罗地网。当细菌、病毒、寄生虫、癌细胞等入侵者企图争抢你体内的养分来加速自身生长，并对你造成伤害时，正常的免疫系统就会启动应急警报。免疫疗法的目的就是增强人体先天的免疫系统，让它能够积极识别并中和微转移，同时保护健康的细胞免遭损伤。赫赛汀是一种被动免疫治疗剂，只有不断地注射用药才起作用。相比之下，主动免疫治疗和乳腺癌疫苗能够产生持续的免疫活化，这样一来，在治疗结束后的很长一段时间里，你的身体都能持续地对抗癌症。现阶段的免疫治疗和疫苗试验就是在研究防止乳腺癌发病、复发和（或）转移的各种方法。[120]

免疫疗法是我们抗击乳腺癌前线的巨大希望，其中既有转移癌症患者延长生命的手段，也有预防癌症的疫苗。已被证实成功的免疫疗法有：宫颈癌的预防性疫苗、前所未有的延长转移性黑素瘤患者生命的疗法。

补充与代替医疗

补充与代替医疗（简称 CAM）将一系列药用食品和民间疗法融入西方医学。CAM 能更好地帮助你预防、治疗、康复，其中有的已经经过临床证实，有的具有一定疗效，而且对人不会产生副作用。不要将 CAM 与"替代疗法"混为一谈，后者排斥标准治疗，并支持一些未经证实的偏方。对于那些不考虑正统疗法的患者，特别是被确诊为非晚期浸润性癌症的人来说，这是危险而不明智的做法。当然，归根结底，这是你的癌症、你的乳房、你的生命和你的选择——他人都应该倾尽全力支持你。

我经常将 CAM 纳入外科实践当中。我记得每次见到一位服用他莫昔芬的患者，她都会抱怨潮热有多难受。4 年来，她从不把我提出尝试针灸的建议放在心上。没想到有一天她突然来找我，说："克里斯蒂医生，两个月前我去看了负责针灸的医生——就去了一次，我的潮热好了！"一项抗雌激素方面的随机试验在 12 周里，比较了文拉法辛（郁复伸）和针灸对治疗女性潮热的作用。[121] 两种方法都减轻了潮热和抑郁的症状，但是有一点：文拉法辛组出现恶心、头晕等副作用，而且在治疗后两周，潮热又死灰复燃。而针灸组不仅控制住了潮热症状，没有副作用，还带来了额外的好处，包括性欲增加、精力旺盛、思维清晰、产生幸福感。

一项针对 4 000 多名癌症幸存者的调查显示，他们经常选择下面几种 CAM 方法：祈祷 / 修行（61.4%）、放松（44.3%）、信仰 / 精神治疗（42.4%）、营养补充剂 / 维生素（40.1%）、冥想（15%）、宗教咨询（11.3%）、按摩（11.2%）和互助群体（9.7%）。[122] 最不常见的干预措施包括催眠（0.4%）、生物反馈治疗（1.0%）和针灸 / 穴位按摩（1.2%）。寻求 CAM 的通常多为女性、年纪尚轻、白种人、高收入和高学历的群体。在 MD 安德森癌症中心的调查中，83.3% 的人曾经至少使用一种 CAM 疗法，[123] 据说加拿大为 82%，[124] 而 14 个欧洲国家 CAM 的使用率从 15% 到 73% 不等。[125] 癌症中心面临着巨大的机遇，它们可以通过提供服务、可靠信息，以及展开研究来填补 CAM 方面的空白。

除了上述 CAM，很多人还尝试传统中医、阿育吠陀医学、身

乳房健康手册

心运动（气功、太极拳）、芳香疗法、精油、药用真菌（灵芝、云芝、香菇、舞茸）、奶蓟、槲寄生（伊斯卡多）、大笑、减压技巧、瑜伽、艺术 / 舞蹈 / 音乐治疗、草药、饮茶、整脊疗法、人体运动学、整骨疗法、灵气疗法、可视化 / 意象引导，以及有精神活性成分的四氢大麻酚（简称 THC）和无精神活性成分的大麻二酚（简称 CBD）等，这些方法多多少少都增强了身体对癌症的抵抗能力，和（或）改善了生理和心理的健康。

新的旅程

随着我们不断地寻求缓解副作用和避免复发的方法，补充与代替医疗在许多结束了癌症治疗患者的生活中占有重要的一席之地。余生很长，要做的事情很多，和我一起走进第 10 章，继续我们的旅程。

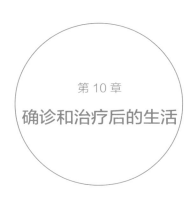

第 10 章

确诊和治疗后的生活

　　对于大多数接受过乳腺癌治疗的女性来说，最糟糕的日子已经过去，生命也呈现了新的常态。终于不用再频繁地预约医生了，尽管你对此很感激，但还是感觉有点儿不对劲。坐下来喘口气的时候，你可能会开始思考今后的生活该如何继续。几天前，该做的事情一清二楚：躺在那儿乖乖接受手术，等着抗癌药流经静脉发挥作用，忍受照进胸腔的 X 射线。或许你会感到脆弱无力、病恹恹的，但是至少你有计划，知道下一步该做什么。然而现在疾病远去，反倒令你不知所措，甚至感到恐慌。你的大脑终于有时间胡思乱想：可恶的癌细胞会不会又乘虚而入？

　　每一场旅行无疑都会遇到崎岖坎坷。我管这叫作无法避免的癌症之前／癌症之后。你该如何克服创伤，减轻痛苦？你还活着，那么打算如何活下去？我深切地希望女性能从治疗的阶段性胜利中走出来，认识自身的价值，重新定义自己的美，为自己的恢复力感到庆幸，并鼓足勇气坚持下去……因为旅程还在继续，并且充满了选择。我们虽然不能控制一切的最终结果，但是可以选择如何面对这段患癌的经历。你会采取怎样的态度——感激、愉悦、乐观，成为抗癌的战士；还是愤怒、恐惧、悲伤，成为无辜的受害者？对于药物、监测、社会心理、人际关系、饮食、健康和精神方面，你又会做出什么样的决定？在最后这一章，我们探讨的是治疗后的生活：监测复发，管理并发症，加深与信仰、与他人、与自己的关系。

持续不断的监测

癌症治疗结束之后，最重要的就是在日常生活中根据自身情况量力而行，时刻关注身体的变化，发现任何不寻常的情况都要及时与医生交流。在患癌之前曾经忽视的或者一拖再拖的身体症状，现在都必须重视起来。

不管是看起来纯良无害还是异常凶险的症状，都要事无巨细地报告给医生。当然，并非每次出现新的疼痛就是癌症在敲门——比如清理腋下毛发时不小心刮伤了自己，或者做完普拉提感到胸肌酸痛——但是发现任何持续的症状都应该咨询医生。医生可能不了解你 10 年前得过癌症，也许会忽略复发的真正迹象，所以一定要问问他："这是不是乳腺癌？"同样，按照第 1 章介绍过的详细方法，坚持每个月进行乳房自检，发现以前从未出现过的肿块、皮肤变化、乳头溢液。出现下列新的症状需要留意：

- » 骨痛
- » 骨折
- » 便秘
- » 知觉减退
- » 极度疲劳
- » 某些活动引起的呼吸困难，而之前从未发生过（例如走一

段楼梯）

» 没有感冒的咳嗽

» 头晕

» 视力模糊

» 身体一侧无力

» 头痛

» 混乱

» 丧失记忆

» 说话或者行动困难

» 抽搐发作

» 恶心

» 腹围增加（感觉裤腰太紧）

» 皮肤发黄、瘙痒

» 手脚浮肿

» 食欲不振

» 无故消瘦

美国临床肿瘤学会更新了对乳腺癌治愈后暂无症状的患者进行后续跟进和管理的指导方针。[1] 对于肿瘤小于 5 厘米和少于 4 个阳性淋巴结的患者，医生建议在最开始的 3 年每 3～6 个月体检一次，在第 4 年和第 5 年每 6～12 个月体检一次，此后每年体检一次。而在通常情况下，各部门的医生（药物、放疗和外科）会有其各自的监测计划，使检查变得更加频繁，但是有研究证据不赞同这样的做法。对于Ⅲ期或者Ⅳ期的乳腺癌患者，治疗团队还会制订个性化的监测方案。你可能会发觉自己一直处于某种形式的治疗过程中，尤其是Ⅳ期患者。美国临床肿瘤学会认为，任何在乳腺检查方面经验丰富的普通医师，做出来的结果是一样的，同样能令患者满意。你应该坚持乳房自检（可以登录 easybreastexam.com 查看视频指导），在发现新肿块、骨痛、胸痛、呼吸困难、腹部疼痛或者顽固性头痛时，一定要告诉医生。

对于仍然保留乳房的女性来说，应该在你上次检查后的 1 年或者结束放疗后的 6 个月内进行乳腺 X 线摄影检查，以两个时间点选到的为准。每 6 个月都要对患癌一侧的乳房进行乳腺 X 线摄影，直到结果稳定，然后重新恢复每年一次 X 线摄影筛查。在医生检查过后，如果你既没有症状又没有具体发现，就无须做其他常规的跟进检查：血液和肿瘤标志物（CEA、CA 15-3 和 CA 27.29）检查、骨扫描、胸部 X 光检查、肝脏和盆腔超声、PET/CT 扫描、磁共振等。这似乎是违背常理的。但实际上，与出现症状才得知转移，然后诉诸治疗相比，早期检查发现癌症转移并没有增加生存优势。[2] 因此在没有症状的情况下，我不推荐进行转移性疾病的常规检查，比如背部疼痛就去做骨扫描。

尽管如此，我还是建议你和医生制订一个针对你个人的监测计划。举个例子，如果乳腺 X 线摄影漏诊了你的小叶癌，然而磁共振发现了它，那么医生可能每年会为你增加磁共振检查。对于乳腺密度高或者携带突变基因的女性，医生可能会增加超声检查。一项前瞻性研究发现，24% 患早期癌症的女性在化疗之前血液中都会存在循环肿瘤细胞（简称 CTCs）。[3] 随访结果显示，CTCs 会引起早期复发，并且降低生存率，因此你可以和医生商量，考虑是否在非转移性乳腺癌中筛查 CTCs，以便尽早设法干预，延长生命。癌细胞在破裂死亡时，会释放细胞游离 DNA，也就是自由漂浮在血液中的基因片段。一项研究表明，细胞游离 DNA 能比肿瘤标志物 CA 15-3 更好地预测转移性复发。[4] 通过血液采样检测 CTCs 和细胞游离 DNA 的过程被称为液体活检，血液化验的用途也在不断地扩展。的确，目前用于鉴别转移性疾病的方法（例如 PET/CT 或者 CA 15-3 检测）不能简单地对症状做出回应，从而提高生存率，但是液体活检可能会改变这一现实。如果你需要做液体活检的话，可以咨询肿瘤医生。

重返日常生活以后，你也不要忽视整个身体的健康。和患癌之前一样，心脏病、糖尿病、高胆固醇和其他疾病依旧有可能找上门来。肿瘤团队可能会忽视你的整体情况，所以保持健康就全靠你自己了。

制订护理计划

癌症治疗结束以后，主动积极治疗就转变成为被动跟进随访，患者可能会有些无所适从。就算癌症成为历史，你仍然需要明确已经做了什么，将来还要做什么，以及由谁来做。

你可以登录 pinklotus.com/thrivership 下载一个免费工具"幸存者护理计划"。为了帮助你建立专门属于你的生存计划，它提供了你必须收集的各种文件的清单，以及必须向肿瘤和主治医生咨询的问题。这样一来，你就不会遗漏任何对当前健康最重要的因素了。举个例子，加拿大安大略省癌症登记处确诊并治疗了 11 219 名乳腺癌患者，研究人员对其随访 5 年后发现，大多数女性每年都会上医院找肿瘤主治医生。这是好事吗？要具体问题具体分析，如果没有计划地草率行事，这就谈不上是好事。这些女性中有 1/3 乳腺 X 线摄影检查做得太少，有一半做过太多转移性疾病检查。[5] 没有计划，沟通就无从谈起，损害的还是你的健康。

正视癌症的"过境礼物"

好不容易忍受了各种各样的治疗，设法逼得癌症走投无路。尽管从战场上下来的你已是伤痕累累，但所幸没有输掉战争。然而一想到接下来还要面对癌症遗留的问题，难免令人感到失望和沮丧。在"坚强活着基金会"的一项癌症幸存者调查中，患者对于治疗后的诸多问题表示非常担忧：96%是情感方面，91%是生理方面，75%是实际生活方面。[6] 仅情感方面，焦虑、抑郁和痛苦都会影响人际关系、形象和自尊。所以，让我们勇敢地直面癌症的"临别礼物"，应对由治疗引发的常见并发症，并探寻各个领域可以改进的空间。

淋巴水肿

同侧的乳房和手臂共用同样的腋下淋巴结，因此手术过程中摘除部分淋巴结和（或）放疗剩余部分淋巴结，都有可能阻碍手臂、颈部或者躯干的淋巴回流，导致这些区域出现淋巴水肿（淋巴液潴留）。根据严重程度，你有可能会变得对受影响区域（通常是手臂）的疼痛感或者沉重感毫无知觉，也感觉不到对日常功能和精细动作的损害。导致淋巴水肿增加2～4倍的因素包括切除的淋巴结数量、腋下放疗、在愈合过程中缺乏活动、肥胖、术后感染、积液或者"绳"病（腋网综合征）。[7]

特别是对于容易患上淋巴水肿的高危人群，一个简单的装置（L-Dex）就可以在常规检查中派上用场，在你察觉之前就能发现手臂淋巴液早期积聚的情况。这个装置通过双臂传递对人体无害的电信号，利用生物阻抗图谱来比较信号传播的速度（有液体积聚时，信号传播得更快）。一旦检测到差异，便可以及时采用压缩袖套和物理疗法进行干预，大大降低永久性淋巴水肿的恶化进程。[8] 这样一来，就可以避免手臂变粗了。

由于对淋巴水肿的定义不一致，文献中的发病率范围为0～94%，但是来自30项前瞻性研究的汇总推算出平均发病率为21.4%，通常在手术后2年里出现。[9] 淋巴水肿也增加了手臂感染的风险，例如淋巴管肉瘤（手臂血管中的癌性肿块），不过较为罕见。[10]淋巴水肿的预防和管理方法主要有徒手按摩淋巴引流、使用压迫绷带、积极主动锻炼、皮肤护理和训练。[11]在理想情况下，你可以要求转诊到负责淋巴水肿专门训练的理疗师那里，在手术或者放疗后几周开始训练。对于身体虚弱的患者，他们可以通过显微外科手术将别处的淋巴结移植到腋下来进行治疗，这一过程被称为吻合血管的淋巴结移植。[12]

但是如果涉及采取其他预防措施，你也不必过度谨慎。在身体活动与淋巴水肿试验中，穿着压缩袖套的情况下同侧抽血、测血压、侧压睡觉、针刺、烧伤、虫咬、倒刺、割伤、飞机旅行、举重、晒伤，或者在炎热的天气下剧烈运动等，都不会增加发病风险。[13]另一项用 24 个月随访了 632 名患者的研究发现，在没有采取袖套保护的情况下，抽血、注射、血压读数和空中旅行对淋巴水肿没有影响。[14]不用担心任何预防措施，除了蒸桑拿——这是唯一会影响淋巴水肿的活动。

🔵 骨质疏松症

在癌症治疗中使用化疗和芳香化酶抑制剂后，骨骼就会变得非常脆弱，甚至一个小小的喷嚏都有可能引发骨折。但是我们可以采取一些预防措施。如果化疗和内分泌治疗引起绝经，从而造成天然雌激素不足，就要和医生商量每年做一次双能 X 线骨密度仪扫描来监测骨密度。想保护骨骼，就要每天补充 1 200 国际单位的钙和 2 000 国际单位的维生素 D；每周最少进行两次 20 分钟的负重练习，例如健步走、爬楼梯、打太极拳、举重等。必要的时候，双膦酸盐类药物，比如福善美（阿仑膦酸钠）、安妥良（利塞膦酸钠）和骨维壮（伊班膦酸钠），都可以减少乳腺癌在骨骼的复发，以及提高绝经后非转移性乳腺癌患者的生存率。[15]体重过轻、吸烟和酗酒都会加剧风险。

骨和关节疼痛

化疗（特别是紫杉烷类药物）、激素疗法和靶向治疗都会引起骨或者关节疼痛，[16] 甚至双膦酸盐类药物也可能造成骨骼疼痛。持续的疼痛需要进行诊断来排除癌症的复发，然而大多数情况都是副作用的结果。很多没有患癌的人也会感到疼痛——可能是姿势不佳、自身免疫失调或者关节炎造成的，所以疼痛很有可能与癌症、治疗完全无关。你可以补充维生素 D 和钙，交替冷热敷，服用非甾体抗炎药（如布洛芬），涂抹辣椒碱软膏，以及找辅助医疗从业人员做针灸、按摩、理疗、整脊疗法、打太极拳和灵气疗法，发现任何新的症状就尽快咨询医生。

周围神经疾病

化疗会损伤周围神经，导致手脚有麻木、刺痛和虚弱感。周围神经疾病会随着时间的推移而改善，但是 30% 的患者表示存在长期影响。[17] 你可以咨询医生，转诊寻求康复医生和理疗师的评估与治疗，或者转诊寻求疼痛科专家的药物治疗，还可以转诊寻求综合医生的针灸和按摩。职业理疗师会教你如何应对日常生活中的不便，以及在家和办公室可以操作的减轻疼痛的预防措施。

疲劳感

治疗带来的疲劳感就算在入睡之后也不会消失。它会干扰你的大脑和骨骼，让你难以保持对聊天和活动的兴趣。疲劳感就像连锁反应，抑郁沮丧和孤立无援无异于雪上加霜。在积极接受化疗和放疗的患者中，99% 都会感到疲劳，超过 60% 认为其影响程度为中度 /重度。[18] 几年之后呢？最大型的相关研究发现，33% 的女性在治疗结束后的 1～5 年仍有疲劳感，抑郁和疼痛是导致持久疲劳感的两大顽固因素。[19] 想缓解疲劳，你就必须强迫自己动起来，认真对待饮食营养，加入互助小组，尝试补充药物，找医生谈一谈，他会检查你是否存在其他疾病，比如贫血和甲状腺功能障碍。逐步采取行动提升精力，一次一点儿，要心平气和、不厌其烦地对待自己。精力充沛的时候，优先考虑行动起来，比如尝试一些新鲜事物（比如瑜伽）或者拜访亲友。

绝经期的症状

意料之中的是，不管多大年纪，耗尽体内的最后一个雌激素分子都会导致绝经后的不适越发严重。症状主要有抑郁、焦虑、失眠、化疗脑、阴道干燥、性欲减退、体重增加、骨质疏松、疲劳、骨头和关节疼痛、潮热、脸红、出汗、皮肤干燥瘙痒、头发稀疏。你要振作起来，并可以尝试第 5 章中非常有效的非雌激素干预方法。

体重增加

除了对你的生命构成威胁，癌症对精神方面的影响还会使你的体重增加。活动减少、水潴留、某些药物影响、食量增加，以及绝经期新陈代谢下降，都能让你的体重慢慢增加。你必须限制高热量的垃圾食品、精制糖、盐、饱和脂肪、酒精，同时坚持运动。你要咨询营养师，回顾第 5 章关于肥胖的讨论，别忘了体重增加后死亡率是如何翻倍的。不管那些脂肪是怎么来的，谨记"少动嘴，多动腿"，这条原则就能让它们消失。

性功能障碍、生育和妊娠问题

许多患者担忧癌症影响他们的性生活和生育能力，但是又很少提及。这没什么可忌讳的，我们一起聊聊吧。

经过治疗，患者的情绪和生理方面会产生很多问题，包括难以产生性欲、性交疼痛、无法达到性高潮、性欲减退（对性的兴趣较

少）。[20] 在治疗结束之后出现性功能障碍可能是由于：阴道干燥或者
萎缩（药物绝经和芳香化酶抑制剂的影响比他莫昔芬严重），抑郁，
对治疗后的身体感到难为情，认为自己不受欢迎或者缺乏魅力，感
觉被自己的身体背叛，或者对另一半保持情感上的距离。不过对于
其中的很多问题，我们都有办法解决。

由阴道干涩和紧张造成的性交疼痛是一种常见的情况。解决办法
之一是购买扩阴器，将紧缩的阴道逐渐扩张开来。每天使用含水或者
硅酮的润肤膏和润滑剂，在性交过程中也可以使用。另外，阴道激光
能够刺激胶原蛋白的形成，通过几个疗程就可以改善阴道湿润程度，
你可以找妇科医生咨询。一项研究发现，69 名有乳腺癌病史的女性
在使用了阴道局部用雌激素后，并未增加癌症复发风险，[21] 但这并
不是说你也要用，特别是还在服用芳香化酶抑制剂的时候。[22] 每种
激素的使用都需要肿瘤医生的批准，尤其是 ER 阳性乳腺癌患者，
激素应该是万不得已的选择。53% 尝试了非雌激素口服草药如"绝经
期奇迹"的患者表示，在服药后 12 周，阴道湿润程度有所改善。[23]

如果是情绪方面的原因导致性趣不高，就去征求一下专家的建
议。你可以和另一半一起，也可以单独去看心理医生、性治疗师或
者咨询师，他们会提供深刻的见地和解决方案，根据这些建议，你
可以回家实践，反馈真实效果。患癌之后，性欲和渴望的改变是很
正常的，所以重新慢慢尝试身体接触，美好的两性生活值得你付出
努力。你可以登录美国性教育工作者、辅导员和治疗师协会网站
（AASECT.org），查询你所在地区的性健康专家。

如果担心生育能力受影响，那么你一定要知道，化疗时的年龄
离绝经期越近，就越有可能永久抑制卵巢功能。由于只有 5% 的乳
腺癌出现在 40 岁之前，所以大多数有生育打算的女性可能到了需要
生育援助（例如体外受精）的年龄，癌症才会到来，同时也迫使我
们立即解决这一问题。在治疗之前，你要和另一半商量将来的生育

意愿，考虑冷冻卵子或者胚胎以备不时之需。另外，你还要知道，在化疗的过程中，如果服用亮丙瑞林这类能够抑制卵巢功能的药物，那么化疗药物就有可能对卵巢置之不理，当然也不会造成伤害，几个月后，你的卵巢会"自然苏醒"。虽然他莫昔芬会击败你本身的雌激素，但是卵巢仍然一直在大量产生激素，所以一旦停止服用他莫昔芬，你的生育功能马上就能恢复正常。

如果你打算将来再生小孩，那么就应该了解，回顾性研究证实了乳腺癌患者（包括患有雌激素阳性乳腺癌的女性）怀孕的安全性。[24] 患过乳腺癌的女性怀孕不会增加癌症复发率；[25] 母乳喂养也不会增加复发风险，更不会对新生儿的健康造成任何危害。[26] 我鼓励那些曾经接受乳腺癌治疗并且没有复发的女性，去勇敢追求生儿育女的梦想，不过记得和医生商量怀孕的时机。

● 失眠

结束癌症治疗后，如果你发现自己到凌晨 2 点还睡不着觉，那么别担心，你不是一个人。大约 70% 的转移性乳腺癌患者发现，她们在某段时间无法入睡或者易醒。[27] 不管怎样，想尽一切办法保证每晚 7～8 小时的睡眠，否则皮质醇和褪黑激素就会出现紊乱；我们还指望褪黑激素来为细胞唱"抗癌摇篮曲"呢。那该怎么办？一周 7 天，每天在同一时间入睡和起床，保持房间光线黑暗；睡前 1 小时关掉屏幕（电视、电脑、手机）；白天锻炼；尝试有意识的冥想活动来让大脑放松；加入自然疗法，补充镁、辅酶 Q10、人参或者虫草菇或许会有帮助。当这些办法都不起作用的时候，你可以考虑处方药。

● 治疗后的疼痛

在手术或者放疗后的前 3 个月，你会经历一些不由自主的、尖锐的刺痛，以及灼烧感、麻痛、压力或者麻木，这通常出现在神经从创伤和肿胀消退中"醒来"的过程。一些患者的疼痛感持续得更久，包括无法正常（或者彻底）恢复的神经受损或牵拉，以及连同乳房或者乳头缺失造成的幻肢感。在一项相关研究中，23% 的患者表示长期感觉疼痛，她们的普遍特征为：年龄小于 50 岁，接受了更多侵入式手术，术后疼痛，较少使用止痛药。[28] 做过腋窝淋巴结清扫或腋下放疗的女性都应该进行理疗来减少肩周炎和腋网综合征（是指从腋窝到内肘部的筋像吉他弦一样紧绷）。[29] 48% 接受了腋窝淋巴结清扫手术的女性都会出现腋网综合征，通常 12 周后，症状会自行消失。[30] 理疗、肌筋膜释放按摩、利多卡因贴剂或者针灸可以改善瘢痕组织引起的手术部位的局部疼痛，或者放疗造成的纤维化和肌肉酸痛。有氧运动、抗阻运动、水疗和补充疗法都有改善疼痛的效果。[31] 结合己酮可可碱、维生素 E 和氯膦酸盐，或许可以减轻放疗引起的神经病变。[32] 你还可以尝试涂抹辣椒碱软膏来缓解刺痛，[33] 闷痛则最好使用加巴喷丁、文拉法辛、阿米替林等药物。[34] 疼痛的疤痕或者瘢痕瘤可以通过直接类固醇注射、硅胶片/凝胶、冷冻疗法（液氮）、激光或者辣椒碱软膏来治疗。[35] 如果这些都不起作用，你可以考虑对切除过的触痛区域进行手术修正，或者调整再造手术的结果，通常能有所缓解。

● 心脏毒性作用

抗癌疗法，特别是蒽环类药物（表阿霉素）、HER2 导向的单克隆抗体、他莫昔芬/芳香化酶抑制剂、左侧乳房化疗等，都有不到 5% 的可能性造成可逆或者不可逆的心肌功能障碍、心力衰竭和（或）心血管死亡等明显的心脏问题。[36] 医疗团队会采取措施来监测、预防或者减轻治疗对心血管的损伤。

● 化疗脑

关于"我感觉脑子没有之前那么灵活"的研究表明，脑雾会影响 16%～50% 的乳腺癌患者，[37] 但是思维敏锐度似乎会随着时间推移而有所改善。在一项前瞻性研究中，8.1% 的乳腺癌患者不到一年就达到了认知障碍的标准。[38] 认知衰退有多种表现形式，包括视觉和言语记忆、反应时间、注意力、专注力和处理速度方面的损伤。有时，直至感觉到压力、疲倦或者一心多用，你可能才会发觉自己犯糊涂了。（或者直至你意识到孩子们在占你便宜："妈妈，昨天你答应今天给我买车来着。"你答应了吗？）

脑磁共振、正电子发射断层扫描和脑电图证实了化疗后大脑结构和功能的变化，[39] 尽管它叫作"化疗脑"，但并非完全是高剂量和过长时间的化疗造成的。[40] 影响认知的因素非常多。光绝经就能让你的思维变得迟钝，所以想象一下，绝经期的时候碰上了"情绪化"的癌症，再加上全身麻醉和化疗也来"凑热闹"，内分泌治疗又"不离不弃"地伴随了 10 年，大脑怎么可能不受影响呢。[41] 有趣的是，引起认知衰退和最初癌症发病的风险因素是一样的，比如氧化应激和细胞因子，它们会造成 DNA 的损伤和炎症。[42] 针灸和运动可以促进大脑供血。另一种方法就是认知康复，包括与治疗师一起进行记忆和注意力的训练，学习补偿策略（例如制订清单，不要一心多用）、减压、放松和解决问题的技巧。[43]

🔵 非乳腺癌的恶性肿瘤

非乳腺癌恶性肿瘤的产生有多种原因，其中之一就是初始乳腺癌治疗后的并发症。例如，子宫尚存的女性绝经后服用他莫昔芬可能会筛查出子宫内膜癌（发病率为 1‰～2.6‰）；发现任何阴道出血的症状都应该告诉医生。[44] 正如第 6 章所讨论的，遗传基因突变（如利弗劳梅尼综合征和林奇综合征）增加了其他器官患癌的风险，所以医生会遵循美国国立综合癌症网络指南的规定采取适当的监测方法。如果你还没有咨询过基因测试或者进行过筛查，那么一定要主动提出来。荷兰的一项研究在用 5.4 年随访了 58 000 多名乳腺癌患者后发现，每 20 人中就有 1 人在 10 年内诊断出下列非乳腺癌恶性肿瘤之一：食道癌、胃癌、结肠癌、直肠癌、肺癌、子宫癌、卵巢癌、肾癌、膀胱癌、软组织肉瘤、黑色素瘤、非霍奇金淋巴瘤和急性骨髓性白血病（简称 AML）。[45]AML 是已知的化疗导致的一种疾病，出现在接受烷化剂（环磷酰胺）和针对拓扑异构酶的靶向药物（蒽环类药物）的患者身上。在这些患者中，没有接受放疗的患 AML 风险为 0.5%，接受放疗的患 AML 风险为 2.5%。[46]发现感染、疲劳、瘀伤、出血等症状应及时就医检查。对于接受放疗的患者，第二次患上的癌症可能为肺癌、食道癌、甲状腺癌和肉瘤等，治疗后的 10～15 年是发病的高峰期。[47]虽然遗传和辅助疗法是患恶性肿瘤的主要原因，但是抑制乳腺癌发病的生活方式，往往也能对这些癌症产生影响。也就是说，健康的生活方式（例如控制体重，戒烟、戒酒）可以降低第二次患癌的风险。

● 感情分歧

治疗后出现的抑郁、焦虑和全身不适是由多种原因引起的极为普遍的现象。要知道，任何让你感到沮丧的理由不仅正当合理，而且值得和专业人员进一步探究，这样你的恢复过程才会尽可能地彻底和圆满。

统计数字不会说谎。20%～30% 的乳腺癌幸存者在确诊后的一年里表现出了明显的焦虑和（或）消沉，5 年后多达 15% 的患者出现抑郁的症状。[48]职场和其他场合"不问不说"的原则经常使得经历过癌症、需要解决情感和生存问题的女性无所适从，甚至造成她们的工作和人际关系遭受不利影响。有一位患者玛琳做完癌后检查，我正准备离开时忽然发现她十分沮丧。"出什么事了吗？"我问道，"你似乎很难过。"她号啕大哭起来，说刚和丈夫离婚了。"我认识城里最好的婚姻顾问。"我对她说。4 年后，她和丈夫破镜重圆。别等着医生去关注你的心理需求；如果你需要帮助，就主动咨询转诊，寻求顾问、互助小组和压力管理机构的支持。

抑郁的一个常见原因就是女性对手术结果感到不满意。难看的疤痕或者乳房变形、不对称，影响的可不仅仅是外在。沉浸在自己的世界里愁眉苦脸会加剧抑郁、孤僻、性功能障碍和人际关系的紧张，而且这些问题可不是穿一件超大号的运动衫就能解决得了的。虽然一项大型的多种族幸存者调查显示，无论选择保留还是切除乳房，66%~80% 的人对外观、[49] 肿瘤位置和大小、剩余乳房大小、放疗、并发症和对美感的期待表示总体满意——但是最重要的还是你照镜子时的想法。如果你不开心，就跟手术团队提出来，他们有的是改进的方法和工具。

另一个主要原因是对病情复发的恐惧。你会担心："既然我得过一次癌症，那很有可能还会得第二次。"多达 70% 的癌症幸存者表示，即便在初次确诊多年以后，他们仍然害怕癌症的复发。[50] 引发这种恐惧的导火索可能是听闻哪个名人或者好友癌症复发，或者新闻报道癌症研究的重大突破，又或者仅仅是和出诊的医生碰面。我所有定期复查的患者一拿到乳腺 X 线摄影结果，就会马上找我做临床检查，因为她们知道我会和放射科医生一起先查看拍片结果，这样在我推开检查室的大门时，就能直接告诉她们（如果是真的）："你的 X 线摄影检查没有问题！"

最后，重返正常生活在一定程度上就等于重返职场，但是它并不总像听起来那么轻松或者受欢迎。《美国残疾人保护法》保护你在受雇和解雇的时候免遭歧视，并获得负担得起的医疗保险。诚然，大多数肿瘤医生对此不是太了解，但是如果需要的话，你可以诉求法律援助和经济资助。雇主在你成功重返职场的过程中起着关键的作用。[51] 不要害怕和老板谈论职场的适应问题，多向同事求助，这样你才能最大限度地发挥自己的能力。我有一个患者，她的同事把自己的带薪休假转给了她，大大改善了她的经济状况。

癌症复发

我们在前面的章节里讨论过，第一次患癌之后可能还会再次患上两种乳腺癌。一种是对侧乳腺癌，这是新发癌症，出现在第一次患癌部位的另一侧乳房中。一旦你得过癌症，那么平均终身患对侧乳腺癌的风险为 7%，对于年轻女性或者有不良生理特性的人来说还要更高一些。一般来说，患对侧乳腺癌的可能性比得其他新的癌症都要高。如果你不幸患上对侧乳腺癌，别忘了自己战胜过癌症，就算硬着头皮，你仍然能够再次打败它。

另一种是癌症的局部复发，即恶性肿瘤又出现在第一次患癌的部位：乳腺组织、皮肤、肌肉或者腋下／锁骨上淋巴结。你和医生可能都会注意到新的肿块、皮肤增厚、皮疹，或者在成像结果中发现间隔变化。甚至就算做过乳房切除手术（不论是否接受过再造术），也有复发的可能——通常会在皮肤里面、下面或者淋巴结里以结节的形式出现。[52] 75% 局部复发出现在最初治疗后的 5 年内（也是人们通常庆祝"5 年无癌纪念日"的意义所在）。

不论你是隐约预感到这一天可能会来，还是认为自己已经刀枪不入，在得知癌症复发的那一刻，还是会感觉如同天塌下来了一般。是医疗团队水平不行吗？是你做错了什么，想错了办法，还是吃错了东西吗？是治疗的方法不够好吗？好吧，都有可能，而且如果确实是这些原因的话，你就应该感到庆幸，因为你至少已经知道需要在哪些方面做出改变或者补充来防止病情恶化了。如果不是的话，那你就只能怪肿瘤的生理特性，显然不管你使出什么招数对付它，它天生就喜欢故地重游。我们称出现在第一次患癌部位附近的恶性肿瘤为同侧乳房内复发（简称 IBTR）；如果肿瘤重新出现在第一次癌变部位且大小超过 2～3 厘米，或者如果它出现在邻近的淋巴结中，那么我们称之为局部治疗失败（简称 LRF）。在持续 10 年的阴性淋巴结治疗过程中，IBTR 和 LRF 出现的可能性分别为 6.4% 和 1.9%；如果原来是阳性淋巴结，那么 IBTR 和 LRF 出现的可能性分别上升至 8.7% 和 6.0%。[53] 表面看起来这些概率很低，但是一旦癌症重新回到你的乳房，那就成了 100% 的事实，而且这种打击令人难以承受。LRF 的生存率比 LBTR 要低（5 年生存率前者为 34.9%，后者为 76.7%），当复发出现在第一次患癌后的 2 年内时，生存率就更加不容乐观了。[54]

你的治疗计划必须是有效果的。确保医生会考虑下面 4 步关键行动：

（1）乳腺磁共振检查；

（2）全身扫描（PET/CT、骨骼、大脑）来排除Ⅳ期疾病；

（3）检查血液中的肿瘤标志物；

（4）检查复发癌症的肿瘤特征（ER、PR、HER2、Ki-67）。

如果化疗不是最优选择的话，那么我们就切除肿瘤。对于那些剩余乳腺组织比较充足的人，可以和医生商量再一次接受肿块切除手术，然后进行局部或者全部乳房放疗（你可以在第一次患癌的时候就对另一侧乳房进行放疗）。[55] 除此之外，如果你的胸部比较小，或者认为"应该做乳房切除手术"，那么就切除乳房。如果你已经做过乳房切除，那么就让医生切除癌变组织，缝合好皮肤，或者从你身体的其他部位移植组织，此外别忘了放疗（如果你还没做过的话）。不论是否切除乳房，任何腋下或者锁骨上淋巴结出现复发都需要切除淋巴结，可能还需要靶向放疗（如果之前没有做过的话）和全身治疗［化疗和（或）内分泌治疗］。

最大的恐惧

遗传和后天的基因突变、保健行为、社会经济环境、医疗服务和所处环境都会不同程度地影响每个人，从而增加或者减少个人乳腺癌复发的风险。任何因素都不能单独决定你的命运，我们也无从得知它们之间复杂的相互作用。

尽管我们尽了最大的努力，但是在最初确诊为早期乳腺癌（非Ⅳ期）的女性中，大约有 28% 最终癌细胞转移到了其他器官，比如肺、肝、大脑或者骨骼。[56] 美国大约有 155 000 名健在的身患转移性乳腺癌的女性，她们当中的 75% 最初处于 I 期到 III 期，其中超过 11% 能活 10 年以上。[57] 患者有时会把转移复发当成另一种癌症，比如她们以为新得的是肝癌。要这样理解转移性乳腺癌：一个美国人就算去了巴黎，也不会变成法国人；即使站在埃菲尔铁塔的底座上，他仍然长着美国人的容貌，嘴里说着英语。同样，转移到肝脏的乳腺癌表现出的仍然是乳腺癌的特征，而不是肝癌。

事实上，有些癌症本来就很难治愈，而且治疗也无法对所有患者起作用或者一直起作用。在最初被确诊以后，患者有可能在几十年内都存在复发的风险，那么我们能查清楚谁的癌症更容易复发吗？可以，因为肿瘤详情、基因性质和治疗手段都会对复发产生影响。例如，在对 1985—2000 年接受治疗的超过 110 000 名女性的分析中，化疗将死亡率降低了 38%（50 岁以下）和 20%（50～69 岁），服用他莫昔芬还能进一步降低 31%；最终死亡率分别降低了 57% 和 45%（如果使用当前更多治疗手段还能降得更低）。[58] 换句话说，治疗提高了生存率，而这种保护作用可以持续 15 年。

除了治疗，还有什么能影响癌症复发？较大的肿瘤、更多的阳性淋巴结、更高的分级、ER/PR——这些都会导致较高的复发率。[59] 有趣的是，如果你患的是 ER 阳性乳腺癌，那么在被确诊后 4 年都不会复发，但是在 7.7 年之后就会对你不利；ER 阴性患者的癌症复发可能相对出现得更早——每年复发率 6.5% 乘以 3 年，而 ER 阳性 3 年的复发率只有 2%——但是一旦 ER 阴性患者挺过了关键的前 3 年，那么复发率就变得和 ER 阳性差不多，而在确诊后 7~8 年，ER 阴性肿瘤的复发率就只有 ER 阳性的一半。塞翁失马，焉知非福。7~8 年之后，那些对你"不利的情况"的风险反而下降了，而原本"有利的情况"的风险却明显上升，这种模式同样还出现在大肿瘤和小肿瘤、阳性和阴性淋巴结、[60] 高分级和低分级、[61] 有利的亚型和糟糕的亚型（管腔 A 型 /B 型 /HER2/ 三阴性乳腺癌）、[62] 高风险和低风险的基因测试评分（基因复发评分[63] 和基因检测）之间。[64] 另外，在最初 5 年表现出攻击性的癌症，通常会受制于治疗（如果没有，就会复发），但是在 5 年之后，较为有利的癌症反而恶化的势头会加剧。

或许你认识一个 20 年前患乳腺癌的人，然后有一天，你听说癌细胞又出现在了她的肝脏上。这是怎么回事？关键原因就在于肿瘤生命的最初几年。不考虑生长速率，恶性肿瘤从单个细胞开始以恒定的速率生长，在很长一段时间里（几年到几十年）不会被仪器或者人手触摸察觉，甚至有可能在被检测到之前就发生了转移。另外——这里是重点——如果它没有被你的免疫系统消灭，那么转移癌会以和原发肿瘤大致相同的速率生长。[65] 这就像兔子和乌龟：当"兔子"转移癌快速分裂或者具有像 HER2 受体这样的目标时，我们的药物就能轻而易举地消灭它；但是一旦治疗失败，那么通常在被确诊后的几年里，"兔子"随时都会突然动起复发的歪脑筋。为什么？就像它的亲代细胞一样，那些转移癌细胞经常抵抗治疗且快速分裂。在另一边，缓慢前行的"乌龟"癌不容易被一心破坏快速分裂细胞的化疗药物识别，但是内分泌疗法能够减缓其进程。尽管如此，一些"乌龟"仍然坚持不懈，决心在乳腺以外的地方觅得一块休养生息的场所，它们的 0～5 年复发率为 9.9%，5～10 年复发率为5.4%，10～15 年复发率为 2.9%，15～20 年复发率为 2.8%，20～25年复发率为 1.3%。[66]

转移性乳腺癌可表现为孤立或者数量众多的转移病灶，见于一个或者多个器官，最显著的是骨、肺、肝和大脑（按频率从高到低排列）。总的来说，转移性乳腺癌的生存率每年增加 1%～2%，[67] 主要得益于更先进、更有效的化疗手段和激素制剂。[68] 最常见的转移部位是骨，通常是三阴性以外的所有亚型，三阴性更偏爱大脑、肺部和远端淋巴结。[69] HER2 阳性也会转移至大脑。大部分转移性乳腺癌对于常规治疗的反应是短暂的，大多数患者的病情会在初始治疗的 1～2 年出现恶化。[70] 但是，有的乳腺癌在化疗后会彻底缓解，甚至 20 多年后仍处于这种状态。我曾接手的一些转移性乳腺癌患者比她们之前的医生还要长寿。转移性乳腺癌患者中有一类独特的群体，她们发生的是寡转移，也就是说，单独或者几个转移病灶被限制在某个器官内，这种有可能治愈的 IV 期癌症出现在 1%～10% 的转移性乳腺癌患者中。[71] 假设你在脊柱上的某个部位发现了寡转移病灶，那么就可以通过全身立体定位放射治疗，将放射线集中在病灶处，进行 5 次简短的治疗，它几乎不会造成任何间接伤害，减轻了疼痛，而且使（该部位的）癌症 100% 痊愈。[72]

如果新确诊的是转移性乳腺癌，那么我们需要做下面这几件事。首先，重新检查确定癌症分期，以找到发生转移的全部范围。如果可能的话，我们会对转移癌进行活检，看看它的性质是否与多年前的乳腺癌一致。如果你之前的肿瘤 70% 都是 ER 阳性，那么这次复发的可能是其余 30% 的 ER 阴性。随着科学家对肿瘤 DNA 研究的深入，单个肿瘤具有遗传多样性的广度令人震惊。[73] 为此，一些机构采用我们前面提到过的液体活检，分析从癌细胞中分离出来的肿瘤细胞游离 DNA，寻找基因突变和其他促进肿瘤生长的因素。

在个性化医疗时代，液体活检让我们能够选择针对个体复发最有效的治疗方法；而且液体活检只需要抽血，方便我们监测治疗的效果，并且在细胞游离 DNA 发生变化时，及时改变治疗策略。[74] 我们要做的是将靶向药物、全身化疗、免疫治疗和内分泌疗法直接作用于你现在的而非之前的肿瘤上。手术和放疗可以用来控制局部症状（如疼痛），或者消除孤立的肿瘤，但是对于肿瘤附近存在微转移细胞的转移性乳腺癌，我们就需要利用全身治疗来消灭它们。我建议你翻回第 9 章，重温我们在这场新战争中可能会用到的几种"化学武器"。医生通常会坚持一种治疗方案，直到病情恶化或者标志物增加，才会采取新措施。我们的兵器库里有的是锦囊妙计，所以不要轻易放弃希望。你要咨询医疗团队，看是否有适合你的开放临床试验，也可以登录 breastcancertrials.org 进行查询。美国国立综合癌症网络官网有免费的"患者乳腺癌转移性（Ⅳ期）指南"小册子，上面评估了所有可用的药物治疗方法。

除了打击癌细胞，你还需要保护健康的细胞，同时也要注意在应对转移性乳腺癌时，容易造成的身体损伤和情绪方面的问题。面对令人沮丧的现实，人们很难一直保持乐观的态度，但是你要知道，社会心理层面的干预能缓解内心抑郁，而这会间接延长你的生存时间，所以可以考虑寻求互助小组的支持帮助。在关于支持性治疗的一项随机试验中，125 名转移性乳腺癌患者在 1 年里抑郁指数有所改善的平均生存了 53.6 个月；而没有改善的仅生存了 25.1 个月。[75]

支持性治疗有多种形式。由于骨是最常见的转移部位，所以骨痛是转移性乳腺癌最常见的症状，此外还会非常容易骨折，患上脊髓压迫症和血钙含量高情形。双膦酸盐类药物是防止骨折、减轻疼痛和预防骨折的处方药，其中有唑来膦酸（择泰，每 3～4 周静脉注射 15 分钟）和帕米膦酸盐（阿可达，每 3～4 周静脉注射 2 小时）。除此之外，你也许还需要补充维生素 D 和钙，狄诺塞麦（Xgeva 或者保骼丽，每 4 周皮下注射一次）也能阻止骨吸收。[76] 但是这些药物可能会对颌骨产生不良影响（下颌骨坏死），这一点提醒了我们，想方设法延长寿命可能会牺牲你的生活质量。和医生谈谈，平衡好癌症治疗和症状控制之间的关系，考虑自己承担间接损伤的意愿。在这段时间内，一定要给你的身体所需要的支持：药物、营养、心理，根据实际情况增 / 减治疗贫血、焦虑、便秘、抑郁、感染风险、失眠、食欲不振、恶心 / 呕吐、神经病变和抑制疼痛的药物。

你知道我们怎么解释一些寡转移的疾病能被治愈，有些女性能活过 20 年吗？——所有转移性乳腺癌中只有 1%～3% 会出现这种情况。[77] 许多前瞻性临床试验调查了针对转移性乳腺癌的所有治疗效果。尽管最初有效，但是大多数患者在 12～24 个月内病情就会恶化；出现抗药性后的生存率中位数为 18～24 个月，而且生存 5 年的患者还不到 5%。[78] 根据我们所掌握的信息，从医疗团队那里寻求合理的治疗方案是非常紧迫的，对于自己在最后 2～4 年里想做的事和想要的东西应该给予充分的重视。不要误会我——我天生是个乐观主义者，当然希望你属于那 1%～3%，但是我必须要说，谎称大多数转移性乳腺癌女性患者都能活几十年，会给那些提前知道自己只能活 3 年的人带来沉重的打击。你要选择与你的愿望相适应的治疗方案。最后我还要强调，你不是一个统计数字，也不是中位数或者亚型：你就是你，你说了算。

积极寻求支持和安慰

来自伴侣的亲密关怀，来自朋友和社会的支持，这些都能带来治愈的力量。那么到底是什么安抚了我们的内心，修复了人际关系，填补了痛苦和失去，甚至治愈了我们的乳房和身体？无论癌细胞已经扩散复发，还是永远成了过去，在癌症治疗结束后那段脆弱的日子里，对我们来说最重要的就是爱。

● 风雨同舟的伴侣

被确诊患有乳腺癌的那一刻，患者的另一半也会和他们的妻子一样备受打击。关于婚姻关系的某大型研究发现，在被确诊 10 个月后，伴侣的支持并不能减轻乳腺癌患者生理或者心理上的痛苦。研究证实，在巨大的压力之下，亲密关系的效用是有限的。[90] 这突显了夫妻双方在核心家庭之外拥有社会支持关系的重要性。

丈夫们不必揣摩如何成为妻子的坚实后盾，因为我们有现成的方法。同时驾驭大量的情感是很困难的，有时甚至极其危险。举个例子，前一刻还在讨论乳房切除手术的利弊，几小时后，两人就可能因床笫之欢产生了矛盾。对于任何关系都一样，沟通是关键，这就需要怀有高度的同理心，低调收回不该说的话，做一名合格的倾听者。[91] 腾出时间，找一个适合交流的环境：公园、餐厅或者家里沙发上。如果感觉难以开口，可以把自己的感受和期望写下来，与爱人分享。和专家一起，或许可以帮助你更顺利地沟通。

在抗癌的旅途中，伴侣应该携手并肩。一项研究列出了丈夫每天的基本任务：协助穿衣（37%）、吃饭（31%）、洗澡（21%）、购物（66%）、外出（42%）、服药（46%）、管理财务（49%）和看病预约（41%）。[92] 在这项研究中，丈夫们表示，他们所承受的最大负担首先是社交障碍，其次是性和亲密关系、工作、家庭问题、亲戚关系。

我在诊所见过不少这样的例子，当然其他研究也一再证实了这一点：一旦患上乳腺癌，夫妻关系就再也无法回归患癌前的状态。他们可能会变得更加亲密，也有可能渐行渐远。[93] 但是，他们的离婚率并不会比其他夫妇更高。[94] 婚姻咨询提供了一个很好的途径来学习有效应对的策略，探索实用的交流技巧（即使是借助简单的话语，也可以消除一些误解）。下面这个事实相信大家都感同身受：当夫妻双方能够良好沟通以解决家庭矛盾，并且健康的一方和孩子有更多互动的时候，学龄儿童的成长就会更健康。[95] 疾病的风暴过后，许多幸存者和家人表示整个旅途中最大的收获就是积极地改变生活，并在创伤后继续成长。[96] 通常下面这几种情况能够良好地维系婚姻：

（1）夫妇对癌前关系表示满意；

（2）较少的手术（肿块切除）；

（3）另一半的支持。[97]

⬤ 值得信赖的人际关系

我们和家人、朋友、社会的关系，是生活中不可或缺、至关重要的一部分——处理好这层关系对健康来说大有裨益，反之则会贻害无穷。事实上，相对其他患者，被确诊前就"缺乏社会支持"的乳腺癌幸存者在治疗后 6 个月会表现出更严重的疼痛、抑郁症状，血液中的炎性标志物（白细胞介素 –6）也更多。[98] 在 65 岁以上的癌症幸存者中，"缺乏社会支持"的人在 7 年随访中表现出情绪、身体和认知功能方面的加速衰退。[99] "癌症流行病后的生活研究"随访了超过 2 200 例患有早期癌症的女性 10.8 年。其中社会支持水平较低和缺乏社会参与度的人，死亡率相对要高出 58%。这一点很关键：社交网络对于那些习惯付出和照顾他人的癌症患者来说更重要。也就是说，社会支持有助于抵消家庭责任带来的生理和心理负担。[100]

人际关系会影响你的行为、压力水平和信念，所以要学会明智地择友。你应该与催人奋进、真诚有爱的朋友交往，这样的人盼望看到你健康快乐。如果朋友明明知道你为了抗癌下决心减肥，那么她就不应该横加阻拦，说："你看起来挺好的。休息一会儿，再来点儿软糖吧。"[101]

猜猜看，谁能给新确诊的患者带来她们最渴望的情感和信息支持，帮助她们好好生活，走出抑郁呢？乳腺癌的幸存者。对"坚强活着基金会"调查的回应称，癌症能从以下几方面给她们的生活带来积极影响：71%的人帮助其他癌症幸存者；85%表示愿意做更多的事来帮助其他幸存者；86%倡导癌症筛查；94%希望分享她们的个人故事。参与推特论坛的幸存者表示，多学到了43%～85%的关于生存、转移性乳腺癌、癌症类型和性质、临床试验和研究、治疗方案、乳房成像、基因测试和风险评估，以及放疗的知识；67%的女性最初呈现"高水平或者极端的"焦虑，在参与活动之后变得"低水平或者不再"焦虑（顺便说一下，没有人的焦虑程度显著增加）。[102]

确诊乳腺癌是一件令人痛苦的事，"全副武装"消除痛苦的人挺过去了。我有一个计划：这个世界需要你，你将会感到非常幸运，以至于会认为这一切从一开始都是关于你的。我想邀请每一个被新确诊患上乳腺癌的人，以及每一个在抗癌之路上感觉被疏远的人，一同加入"乳房伙伴"（pinklotus.com/breastbuddies）。这个在线的场所为全世界所有患乳腺癌的女性和男性朋友提供了一个免费、安全的避风港，让他们从中获得情感和社会的支持。没人在乎你曾经是舞会皇后还是班上的书呆子，没人在乎你有一口烂牙还是每月花500美元护理头发，没人在乎你开破旧汽车还是住百万豪宅；每个人关心的是与团体的联系——与一个对你所面对的恐惧感同身受的姐妹或者兄弟的联系。"乳房伙伴"通过用户选择分享的内容进行匹配，下面这些都是可选的内容：癌症阶段、肿瘤特性、接受的治疗、年龄、关系状态、子女、语言等。不谈政治，不含偏见，无所畏惧……这就是"乳房伙伴"。欢迎来到神圣的幸存者社区——找到你的"乳房伙伴"，分享一杯咖啡，一起笑谈生活的美好。

不要给癌症创造滋生的环境

癌细胞像种子一样在你的血液中流窜，伺机寻找一片沃土安家。你要做的就是让它们永远也找不到这样的机会，直到它们耗尽自己最后的能量，或者被你的主动防御系统识别摧毁。怎么做？让它们在恶劣的地形中无法生长。"种子"因素赋予肿瘤生长的能力源自其生理特性：恶性细胞能够循环、外渗、增殖，并产生它们自己的血液供应（血管生成）。[103] 任何癌细胞种子企图生根的地方就是它们的"土壤"：可能回归乳房，也可能跑到肝脏、肺、大脑和骨骼之中。[104]

你还记得我们讨论过的老鼠研究，证实一个方糖大小的乳腺肿瘤每天如何将 320 万个细胞注入你的血液中吗？[105] 种子和土壤就像精子和卵细胞。2 亿~5 亿个精子竞相奔向卵细胞，但是只有一个能成功进入，其余的都会死亡。然而，尽管以 5 亿分之一的概率胜出，仍有 50% 的"胜出精子"不会和卵细胞结合。身体需要完美的土壤与种子结合，然后植入胚胎，一直支撑着那个小生命直到它呱呱坠地。因此，你体内某处数百万个脱落的肿瘤细胞或者潜在的掉队者也是一样——它们需要土壤来生根、生长，对你造成伤害。想想造物主多么神奇：同样的养料能够滋养你，也能遏制那些生命的杀手：心脏病、糖尿病、中风、阿尔茨海默症、肥胖症——当然，还有乳腺癌。

那么，如何把土壤微环境变成扼杀这些种子的荆棘之地呢？

绕了一大圈，我们又回到了原点。朋友们，你需要重温一下第3~5 章。同样的饮食习惯和健康的生活方式有助于预防癌症的第一次发作，也有助于阻止它卷土重来。下面是一些已经证实的可以预防乳腺癌复发的食物。一项随机的双盲对照实验在乳腺癌手术前 5 周里，让一组患者食用亚麻籽松饼，而另一组服用安慰剂，结果显

乳房健康手册

示亚麻籽中的木脂素（植物雌激素）可显著降低肿瘤分裂率和 HER2 表达，同时促进了细胞凋亡（细胞死亡）。[106] 较高的木脂素可以提升血管中的内皮抑素——一种有效的肿瘤血管生成抑制剂；[107] 亚麻籽可以有效降低 ER 阳性和 ER 阴性乳腺癌患者 42%～71% 的复发率和死亡率。[108] 那么大豆预防癌症的效果如何呢？来自食物中的大豆（而不是补充剂）可以使乳腺癌复发率下降 60%，死亡率下降 29%。[109] 还记得西兰花中的萝卜硫素和西兰花芽菜吗？它们能完全消除老鼠体内被植入的乳腺肿瘤中的癌症干细胞（"主谋细胞"，被认为是转移发生的根源）。[110] 十字花科蔬菜是菜中之王。研究人员发现，在接受缩胸手术前 1 小时喝下西兰花芽菜汁（相当于 1/4 杯的芽菜），其组织样本会存在萝卜硫素，似乎这些干细胞杀手非常明确应该去哪里。[111] 超过 75% 的癌症幸存者都没有摄取充足的维生素 D，所以或许你需要一些强化食品、补充剂，还要多晒晒太阳。[112] 反式脂肪和饱和脂肪（奶酪、比萨饼、甜甜圈、冰激凌、鸡肉、红肉）分别使癌症的复发率提升了 78% 和 41%，[113] 应尽量减少摄取。

芬克医生的"打倒乳腺癌"武器库

- 以天然食品、素食为主，优先考虑蔬菜、水果、100% 全谷类和豆类（豌豆、扁豆）、天然大豆、碾碎的亚麻籽；拒绝所有肉类、禽类、鱼、乳制品和鸡蛋；尽量减少饱和脂肪、单糖、加工食品和精制谷物。

- 锻炼：每周 5 小时适度锻炼，或者每周 2.5 小时出汗的剧烈运动。

- 尽量减少饮酒或者戒酒：每周 7 杯或者更少，4~8 盎司红葡萄酒更好。

- 不吸烟。

- 压力管理：每天最低限度 20 分钟（祈祷、冥想、太极拳、瑜伽、意象导引、集中精力呼吸）。

- 社会联系：每天最低限度 30 分钟（和他人在一起的时候，远离电脑、电话或者屏幕）。例如：约会之夜、以咖啡会友、教会团体、网球队、正能量的在线社区、桥牌学会。

- 每个月进行乳房自检，每年进行临床乳腺检查、乳腺 X 线摄影检查，以及额外的成像检查（超声、磁共振）和必要时的临床检查。

- 加分项：微笑、大笑、回报社会。

一项研究比较了 6 295 例乳腺癌幸存者（5 年 ER 阳性 I 期到 III 期）的生活方式和癌症复发率、死亡率的关系。[114] 下面是适合"土壤"的抗癌肥料：

（1）不要变胖，体重增加超过 10%＝5 年后癌症复发率增加 24%；

（2）保持健康的身体质量指数，肥胖（指数等于或者超过 30）＝复发率增加 40%；

（3）尽量减少酒精摄入，每天喝酒＝复发率增加 28%；

（4）运动，长期不活动＝复发率增加 29%；

（5）不要吸烟，吸烟＝5 年后复发率增加 30%。

可能你还想知道是否需要定期服用阿司匹林。护士健康研究对阿司匹林的服用和生存情况进行了分析。在 4 164 例女性乳腺癌患者中（不考虑癌症分期、BMI、是否绝经或者 ER 状态），每周服用阿司匹林 2～5 天的人比没有服药的，死亡率减少了 71%。[115] 同样，2 292 名每周服用布洛芬 3 天或 3 天以上的女性，复发率减少了 44%。[116] 先和医生确认一下，允许的话，每 2～3 天服用 325 毫克阿司匹林和 200 毫克布洛芬。

控制生活中的可控因素；从自然灾害到你被确诊的日期，没有人知道在我们影响范围之外有着多么广阔的天地，所以千万不要一意孤行。无论你思索多久，都无法改变现实。专注于你所能掌控的事物，重视生活中的方方面面——精神、身体、情感、关系。远离那些有害的行为、食物、思想或者人，因为毒素对你身体的这片"土壤"没有好处。一项心理干预试验将 227 名患有早期乳腺癌的女性随机分配，其中有的只接受 26 次常规心理评估，有的额外增加心理学家指导的干预措施，比如渐进式肌肉放松减压和其他改善情绪和健康状态的方法。11 年后，干预组的癌症复发率相比对照组减少了 45%，死亡率减少了 56%。[117] 如果你经常感觉压力很大，就要想办法释放。改变你的生活方式，或者改变一个你知道会酿成"错误土壤环境"的坏毛病。养成习惯之后，再改变下一个。

也许最为重要的是拓宽和深化人生的意义。研究表明，人生的意义可以在回馈世界的创造性活动中找到。[118] 用你与生俱来的天赋、爱好或者职业来报答社会。我呼吁乳腺癌患者们将自身的技能付诸行动，可以成为全职理疗师、瑜伽教练、心理学家、肿瘤专业的美容师和专注于乳腺癌幸存者的作家。我认识美容行业的女性，她们提供化疗前的理发和化疗后的造型服务，还有专门为患者提供的化妆课程。一位音乐家患者为幸存者创作了冥想 CD，还有人设计了粉红主题的太阳镜，并将所有收入全部捐赠给了粉红莲花基金会（pinklotus.com/foundation），这个组织为低收入、没有参保的女性提供 100% 免费的乳腺癌筛查、诊断和治疗。你也可以通过主办一场有趣的活动这种简单的方式来支持自己喜爱的慈善事业。我见过幸存者带头举行办公室高尔夫球比赛、网球循环赛、电影放映会、点心义卖、签名售书、珠宝展台和品酒会。比赛跑步也不错，如果觉得累的话，那就散个步……或者坐下来，和"乳房伙伴"一起开怀大笑。（你想要额外加分的，对吧？）

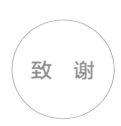

致　谢

致安迪（Andy）。你是我人生的方向、我的真爱，谢谢你成为我赖以生存的氧气。

致伊桑（Ethan）、赛巴斯蒂安（Sebastian）和贾斯汀（Justin）。没有比成为你们的母亲更加荣幸的事了。如果生活中缺少了骑自行车、通宵打游戏、在"堡垒"里过夜、放屁，那该多无聊？

致我的父亲和母亲。你们给予我的爱比 1 000 个太阳还要耀眼。说真的，这爱几乎要"闪瞎"我的双眼了。

致杰奎琳·布斯（Jacqueline Busse）、黛安娜·富兰克林（Diana Franklin）、唐娜·拉普森（Donna Rapson）、娜塔利·拉扎维（Natalie Razavi）和费尔南达·卡瓦略（Fernanda Carvalho）。你们一如既往饱含祈祷和鼓励的短信让我在写作的过程中充满热情。

致我的患者。谢谢你们让我陪同，一起走过你们人生中最黑暗的日子，直到"重见光明"。我真的深感荣幸！你们是最美的。

致我的外科导师。小约翰·A. 瑞安医生（Dr. John A. Ryan Jr.）让我领略到外科手术的卓越之处，并教会我拥有临床上与众不同的敏锐感；爱德华·H. 菲利普斯医生（Dr. Edward H. Phillips）将我从食道科的职业生涯中解脱出来，并开启了我的乳房事业。

致世界各地的医疗研究人员。每个简单结论的背后，都包含你们几年甚至一生呕心沥血的付出。与为了揭开生死之谜而默默奉献的你们相比，我真是感到自惭形秽。

致迈克·道医生（Dr. Mike Dow）。一次偶然的相遇，下一秒你就鼓励我写了这本书。你建议我写作时要心怀读者，我是这么做的，也做到了。

致克丽茜（Chrissy）和 J. D. 罗斯（J. D. Roth）。万事皆有因，感激。

致黛西·布莱克威尔·赫顿（Daisy Blackwell Hutton）、洛丽·克劳德（Lori Cloud）、米汉·波特（Meaghan Porter）和马克·肖恩瓦尔德（Mark Schoenwald），我的出版大家庭满腔热情；致我的清洁员——克里斯蒂娜·葛丽仕（Kristina Grish）；致两位优秀的著作代理人——塞莱斯特·法恩（Celeste Fine）和约翰·马斯（John Maas）。让我们救死扶伤，创造奇迹吧！

扫码进入中信书院页面查看注释部分

乳房健康手册